Carl-Auer

Gerhard Wolfrum

Brainspotting in der Praxis

Traumatherapie, wo reden nicht reicht

Mit einem Vorwort von Gunther Schmidt

2026

Themenreihe »Reden reicht nicht!?«
hrsg. von Michael Bohne, Gunther Schmidt, Bernhard Trenkle
Reihengestaltung: Uwe Göbel
Umschlaggestaltung: B. Charlotte Ulrich
Umschlagmotiv: © istockphoto
Redaktion: Veronika Licher, Alexander Eckerlin
Satz: Drißner-Design u. DTP, Meßstetten
Printed in Germany
Druck und Bindung: CPI books GmbH, Leck

MIX
Papier | Fördert gute Waldnutzung
FSC® C083411
www.fsc.org

CPI klimaneutral
Mehr Bäume. Weniger CO_2

Erste Auflage, 2026
ISBN 978-3-8497-0625-8 (Printausgabe)
ISBN 978-3-8497-8574-1 (ePUB)

Bibliografische Information der Deutschen Nationalbibliothek:
Die Deutsche Nationalbibliothek verzeichnet diese Publikation in der Deutschen Nationalbibliografie; detaillierte bibliografische Daten sind im Internet über http://dnb.d-nb.de abrufbar.

Informationen zu unserem gesamten Programm, unseren Autoren und zum Verlag finden Sie unter: **https://www.carl-auer.de/**

Inhalt

Vorwort

Zum Bereich der Trauma-Psychotherapie gibt es seit den letzten 20 Jahren eine Flut von sehr wertvollen Veröffentlichungen, was längst notwendig war. Das Konzept des Brainspottings allerdings, das nach meiner Erfahrung therapeutisch sehr wirksam ist und dazu von vielen Klient:innen als äußerst respektvoll und würdigend erlebt wird, ist vielen Interessierten noch kaum oder gar nicht bekannt. Deshalb bin ich sehr froh, dass Gerhard Wolfrum dieses Buch geschrieben hat, und ich freue mich, dass ich aus meiner hypnosystemischen Sicht einige Perspektiven dazu beitragen kann.

Gerhard Wolfrum hat – als der führende Experte für Brainspotting im deutschsprachigen Raum – schon in seinem Werk *Das Lehrbuch Brainspotting. Ein neuer Weg in der Traumatherapie* in hervorragender Weise eine umfassende, sehr systematische und anschauliche Darstellung des Brainspotting-Konzepts in Theorie und Interventionspraxis geliefert. Es hat zu einer größeren Bekanntheit des Brainspottings im deutschsprachigen Raum beigetragen.

Das hier vorliegende Buch liefert nun eine wichtige und äußerst hilfreiche, vertiefte Fundierung der Brainspotting-Arbeit. In vielen Publikationen zu psychotherapeutischen Konzepten sind ausführliche und anschauliche Darstellungen von ganzen Verläufen einer therapeutischen Kooperation rar. Wie ich häufig in von mir geleiteten Supervisionsgruppen erlebe, führt das nicht selten zu dem Glauben, die oft auch als »Tools« bezeichneten Techniken würden an sich schon die erhoffte Wirkung bringen. Therapeut:innen werden dann schnell zu »Tooligans« (Matthias Ohler).

Detailliertere Darstellungen, in denen Schritt für Schritt der gesamte Prozess beschrieben wird, machen es für Praktiker:innen und Interessierte, die noch keine umfangreiche Ausbildung in einem Verfahren haben, aber auch für sehr Erfahrene erst konkret vorstellbar, was da abläuft, worauf differenziert zu achten ist usw. Erst so kann ein überschaubares Bild des Vorgehens entstehen. In diesem Buch beschenkt uns der Autor mit beeindruckend hilfreichen Falldarstellungen, die eingebettet sind in erhellende Meta-Kommentare zu den jeweiligen Interventionsschritten und Prozessverläufen. Die anschaulichen und oft auch berührenden Fallbeispiele vermitteln die vielfältigen Möglichkeiten und Chancen des Brainspottings, und sie ermöglichen es Interessierten, sich ein konkretes Bild von diesen beeindruckenden Prozessen zu machen.

In der Arbeit mit Menschen, die an belastenden traumatisierenden Erfahrungen leiden, zeigt sich praktisch immer, dass noch so differenzierte kognitiv orientierte Interventionen nicht hilfreich genug wirken. Aus meiner Sicht ist das leicht erklärbar: Mit hypnosystemischen Netzwerk-Modellen kann systematisch beschrieben werden, wie menschliches Erleben erzeugt wird (unabhängig von den jeweiligen inhaltlichen Zusammenhängen). Mit diesen Netzwerk-Modellen lässt sich präzise zeigen, dass jedes Erlebnisphänomen im unbewussten »inneren Erlebnisraum« eines Menschen ganz genau platziert ist, man schaut also gewissermaßen unbewusst immer in eine bestimmte Richtung der »inneren Landkarten«, aus denen das Erleben entscheidend erzeugt wird.

Da diese Prozesse oft ohne Vernetzung mit Sprache geschehen, sind Interventionsangebote, die sich auf körperliche Dynamik beziehen, meist deutlich nützlicher als solche, die sich auf sprachlichen Ausdruck beziehen. Dieser wird durch die zunächst nonverbalen Zugangsweisen erst allmählich wieder aktiviert. Ihn dann mit den emotionalen und körperlichen Prozessen wieder zu vernetzen bringt entscheidende Hilfe. Brainspotting setzt all dies sehr systematisch um und wird so zu einer großen Hilfe der Integration dieser unbewussten Prozesse. Brainspotting ist übrigens nicht nur bei Traumata sehr wirksam einsetzbar. In der sysTelios-Klinik wenden wir es in spezifischer Ausformung z. B. auch in der Arbeit mit Menschen mit massiven chronischen Schmerzprozessen an, ebenfalls mit sehr guten Ergebnissen.

Wenn jemand Symptome (z. B. Traumatisierungen) erleidet, kommt es dazu durch eine konflikthafte, antagonistische Interaktion zwischen Bewusst-Willentlichem (dem bewussten »Ich«) und unwillkürlichen Prozessen (dem »Es geschieht ganz unwillkürlich«). Das »Ich« will ein bestimmtes Erleben, das »Es« wirkt aber in eine ungewünschte andere Richtung. Das kann auch heißen, dass man bei einem Problemerleben eigentlich unbewusst abwechselnd in zwei Richtungen schaut. Leid drückt immer eine unwillkürlich erlebte Ist-Soll-Diskrepanz aus, im Sinne von »So, wie es gerade im unwillkürlichen Erleben abläuft, soll es nicht sein«.

Der Leidensprozess entsteht dabei nicht dadurch, dass ungewünschte unwillkürliche Prozesse auftauchen, sondern durch den (verständlichen) Kampf des Bewusst-Willentlichen gegen das Unwillkürliche. Da Unwillkürliches aber immer schneller und stärker wirkt als Willentliches, »verliert« das bewusste »Ich« diesen Kampf und erlebt sich als ohnmächtig ausgeliefertes Opfer der ungewünschten unwillkürlichen Prozesse. Dann bewertet das »Ich« sich selbst meist als inkompetent, »gestört«, womöglich als »krank«, mit fatalen Folgen für das Selbstbild, den Selbstwert und für das Erleben von Selbstwirksamkeit. Leider werden solche Sichtweisen, Erklärungen und Bewertungen auch in vielen Therapiekonzepten vertreten – im sogenannten »Gesundheitssystem« und durch Krankenkassen besonders stark. Daraus werden dann sowohl von Betroffenen als auch von vielen Therapeut:innen Lösungsversuche abgeleitet, die Leid induzierende und Defizit-Sichtweisen stärkende Prozesse (den Kampf »gegen etwas in der leidenden Person«) noch stabilisieren oder gar verstärken. Das könnte dazu anregen, das »Gesundheitssystem« eher als »Krankheitssystem« zu bezeichnen.

Da man unwillkürliche Prozesse nicht einfach löschen (»wegmachen«) kann, sollte als entscheidender Prozess für konstruktive, heilsame Entwicklungen angestrebt werden, dass Bewusst-Willentliches und Unwillkürliches zu einer konstruktiven und alle auftretenden Impulse eher nutzenden Kooperation geführt werden können. Dafür ist sowohl die Arbeit »nach innen« als auch die Arbeit im »interaktionellen Raum« notwendig. Psychotherapie wirkt nie nur durch Techniken, sie ist vor allem Beziehungsarbeit, das zeigt uns der Autor hier sehr überzeugend.

Die Forschungsergebnisse zum autobiografischen und zum Episodengedächtnis liefern deutliche Belege dafür, dass auch Menschen mit lang andauernden und sehr leidvollen Traumatisierungen über das intuitive Wissen dafür verfügen, was sie brauchen, und welches die hilfreichen Entwicklungsschritte für sie als einzigartige Wesen sind. Dabei muss aber beachtet werden, dass dieses intuitive Wissen während des Leidensprozesses (»Problem-Trance«) oft zunächst noch nicht bewusst zugänglich ist. Die quasi »schlummernden«, zunächst noch dissoziierten Kompetenzen können aber wieder reaktiviert und für zieldienliche Lösungen nutzbar gemacht werden, meist eher durch zunächst nonverbale, körper- und emotionsfokussierende Maßnahmen wie z. B. das Brainspotting in der hier vorgelegten Form. Dafür sollten bisher leidvolle Symptomimpulse übersetzt werden in Informationen über wertvolle Bedürfnisse. Sie sollten nicht als »krankhafte Störungen« bewertet werden, sondern indirekt sogar als kompetentes, bisher eher unbewusstes Wissen und wertvolles Informationsfeedback, bezogen auf diese Bedürfnisse. Dann werden anstelle von Lösungsversuchen im Sinne von »Kampf gegen ...« solche sinnvoll, mit denen man die unwillkürlichen Impulse bedürfniserfüllend nutzt.

Wenn man dann noch die Erkenntnisse der modernen Hirnforschung berücksichtigt, die klar belegen, dass Erleben immer ausschließlich autonom, von innen heraus durch jeden Menschen selbst erzeugt wird, kann daraus sogar gefolgert werden, dass die »eigentlichen Therapeut:innen« die Klient:innen selbst sind, denn sie gestalten das Lösungserleben autonom, niemand sonst. Für die Rolle von Therapeut:innen folgt daraus, dass sie sicher nicht die alleinigen kompetenten Expert:innen in einer Therapie sein können, sie sollten sich eher verstehen als zuarbeitende Kolleg:innen der Klient:innen-Therapeut:innen. Betroffene Menschen, auch wenn sie an massiven Traumatisierungen leiden, sollten also gesehen werden als kompetente gleichwertige Kooperationspartner:innen.

Alle diese wichtigen Aspekte und daraus abgeleiteten Haltungen berücksichtigt die hier dargelegte Arbeit konsequent. Sehr bedeutsam dabei: Oft werden Menschen mit massiven Traumatisierungen gesehen und behandelt als »gestört«, defizitär, als ob ihnen nur wenige Ressourcen zugänglich wären, Therapien mit ihnen sehr langwierig und oft mit wenig Erfolgsaussicht verbunden wären und als ob man mit ihnen nicht auf Augenhöhe reden könne. Das bewirkt Interaktionen, die auch bei den Betroffenen zu einseitiger Fokussierung auf Defizite führen können und ihre vielfältigen Kompetenzen nicht mehr wahrnehmbar und nutzbar machen. Der Autor zeigt überzeugend, dass gerade auch diese Menschen über viele wertvolle Ressourcen verfügen und wie sie diese mit seiner behutsamen Unterstützung selbst nachhaltig wirksam reaktivieren können, sodass auch schwere und komplexe Traumata noch relativ schonend konstruktiv transformiert werden können. Gerhard Wolfrum lässt uns teilhaben an zahlreichen Fallbeispielen, bei denen er es in einfühlsamer Weise schafft, diesen so wichtigen Kompetenzfokus in eine optimale Balance zu bringen mit gleichzeitiger empathischer, achtsamer, achtungsvoller und behutsamer Unterstützung und würdigender Begleitung des Leids. Auch dieses Vorgehen kann ich nur entschieden unterstützen.

In bestimmten lösungsfokussierenden Konzepten wird empfohlen, sich am besten gar nicht groß mit dem Problemerleben eines Menschen zu beschäftigen, sondern sich stringent auf seine lösungsförderlichen Kompetenzen zu fokussieren. Menschen mit leidvollen Traumata erleben dies oft als Missachtung ihres Leids und als Entwürdigung. Das Leid sollte empathisch gewürdigt und begleitet werden, mit Achtung dafür, dass die Betroffenen sich immer wieder auch darauf beziehen dürfen. Gerade dies schafft Vertrauen und auch die notwendige Integration der innerlich gespaltenen Prozesse. Denn das Leid entsteht ja gerade durch die Fragmentierung der Erlebnisprozesse, zu denen eben auch die als »Problem« erlebten Prozesse gehören. Das »Zusammenwachsen, was zusammengehört«, die Integration des Fragmentierten, bringt die entscheidende hilfreiche Wende. Dafür muss auch »problem talk« einen ausführlichen, würdigenden Raum erhalten. Das von Gerhard Wolfrum so schön genutzte Pendeln zwischen Problem-Punkt und Ressourcen-Punkt bewirkt sehr wirksame Neuvernetzungen und damit hilfreiche neue Muster.

Auch in dieser Hinsicht kann man aus diesem Buch viel lernen. Auf die vom Autor beschriebene Art aktiviert Brainspotting wirksam die autonome unwillkürliche Selbstorganisation des Organismus, und zwar ohne direkte bewusste Bemühung darum. Diese Form des Vorgehens bestätigt übrigens eine zentrale Prämisse der Arbeit von Milton Erickson, die auch direkt in das hypnosystemische Modell übernommen wurde, nämlich dass unwillkürliche Prozesse völlig autonom, ohne bewusste Beteiligung in hilfreicher Weise wirken können, umso mehr wenn sie gezielt aktiviert werden.

Gerhard Wolfrum betont in seinem Buch immer wieder zu Recht, dass Therapeut:innen dem klugen Wissen der Klient:innen folgen sollten, wofür er die anschauliche Metapher vom »Kometenkopf« zitiert (das wären die den Prozess führenden Klient:innen) und vom »Kometenschweif« (die dem folgenden Therapeut:innen). So schön diese Metapher auch wirken kann, finde ich, dass er da seine wertvollen eigenen Beiträge in der Kooperation zu bescheiden beschreibt. Ich stimme ihm zu, dass das, was an Zielen, hilfreichen Ressourcen und den Schritten dahin ausgewählt wird, letztlich immer die Klient:innen angeben. Dafür sind nur sie die Expert:innen, und sie sind sozusagen auch den Therapeut:innen im Prozess hierarchisch vorgeordnet. In vielen seiner Fallbeispiele bietet der Autor aber ganz wichtige Anregungen, Angebote zu hilfreicher Umfokussierung, zu wertschätzender Bewertung bisher abgewerteter Prozesse und zu entsprechenden Lösungsstrategien und viele weitere sehr hilfreiche Unterschiedsbildungen zu den bisherigen Sichtweisen der Klient:innen an.

Hypnosystemisch gesehen entsteht Veränderung immer durch das Einführen von Unterschieden in vorher dominierende andere Netzwerke. So werden dissoziierte hilfreiche Netzwerke aktiviert. Sie bewirken entscheidende Hilfen für die Klient:innen, welche diese dann wieder autonom für den weiteren Prozess nutzen, was sie wahrscheinlich nicht so gekonnt hätten ohne die entsprechenden therapeutischen Angebote. Aus meiner Sicht wird für solche Schritte im Kooperationsprozess der »Kometenschweif« vorübergehend auch zum »Kometenkopf«. Zwischen Kopf und Schweif entsteht so eine sehr nützliche, zirkuläre Wechselwirkung.

Leider bieten viele Therapeut:innen solche Vorschläge eher aus der Haltung an, als ob sie wüssten, was das Richtige für die Klient:innen sei, womit sie sich als die »Wissenden« über die Klient:innen stellen. Um dieser Gefahr zu begegnen, habe ich schon vor vielen Jahren das Konzept des »Realitätenkellners« entwickelt. Es bedeutet, dass Therapeut:innen immer nur Hypothesen bilden können, das Wissen über das Passende liegt ausschließlich bei den Klient:innen. Diese Hypothesen sollten den Klient:innen immer als fragende »Einladungen« angeboten werden, ähnlich den Empfehlungen von Kellner:innen, welche die Wahl dann achtungsvoll den Gästen überlassen. Bei solchen »Einladungen« wird aus der Gefahr einer abwertenden Zwickmühle eine große, die Wahlmöglichkeiten und Flexibilität ständig erweiternde Chance, mit der die Kompetenz beider Seiten im Kooperationsprozess kokreativ nutzbar wird. Gerhard Wolfrum gestaltet seine Angebote und Perspektiven den Klient:innen gegenüber kongruent immer genau auf diese Weise. Das verdient höchste Anerkennung und ist aus meiner Sicht viel mehr als nur »Beiträge aus dem Kometenschweif«. Seine Fallbeschreibungen zeigen, welche unterschiedlichsten und widersprüchlichsten Reaktionen man in einer Therapie bei komplexen Traumatisierungen erwarten kann und wie man mit kontinuierlicher Verlässlichkeit und liebevoller Begleitung gerade auch mit diesen Ambi- bzw. Multivalenzen eine würdigende und Sicherheit schaffende Zusammenarbeit mit den betroffenen Klient:innen meistern kann.

Ausgezeichnet finde ich auch, wie uns der Autor an seinem umfassenden Wissen über ganzheitliche Traumatherapie teilhaben lässt, die z. B. körperorientierte Interventionen wie die Myoreflex-Therapie berücksichtigt. So hilft er den Leser:innen, den Blick weit über den Horizont des Brainspottings und sonstiger üblicher Therapiezugänge hinausgehen zu lassen und Lust auf die Integration vieler wertvoller Ansätze zu machen.

Mit seiner hier so eingängig dargestellten Arbeit bietet Gerhard Wolfrum uns viele ermutigende Anregungen dafür, wie man es schafft, nicht nur wichtige Hoffnung bei Betroffenen zu stärken, sondern auch die Sicht von Therapeut:innen auf solche Prozesse positiv zu verändern. Klient:innen werden dann endlich noch mehr als autonome und sehr kompetente Kooperationspartner:innen gesehen, was sich wieder als stärkere Hilfe für sie auswirken kann.

Aus meiner kompetenzfokussierenden hypnosystemischen Sicht, die individuelles Erleben immer im relevanten Interaktionskontext der Klient:innen betrachtet, freut es mich besonders, wie der Autor diesen Kontextbezug konsequent beachtet. Er setzt in jedem Schritt seiner Arbeit in Orientierung an Gottfried Fischer kongruent das Verständnis um, dass Traumata zu bewerten sind als »normale, grundsätzlich gesunde Antwort der Persönlichkeit auf eine verletzende bzw. extrem kränkende Erfahrung« und als Beleg für krank machende Kontexte, nicht für »kranke« Klient:innen. Da kann ich nur sagen: Lieber Gerhard, danke, ich fühle mich verstanden.

Und ich würde jedem betroffenen Menschen wünschen, mit Therapeut:innen zusammenarbeiten zu können, die ihnen aus diesem Geist und mit dieser Kompetenz begegnen, wie das Gerhard Wolfrum uns hier so beeindruckend vermittelt.

Dr. med. Dipl. rer. pol. Gunther Schmidt
Milton-Erickson-Institut Heidelberg
Ärztlicher Direktor der sysTelios-Klinik für psychosomatische Gesundheitsentwicklung Siedelsbrunn

Einleitung

Brainspotting als ein in Europa noch wenig bekanntes neuropsychotherapeutisches, körper- und gehirnbasiertes Traumatherapieverfahren bietet viele Vorteile bei der Behandlung sowohl singulär traumatisierter als auch komplex traumatisierter Patient:innen. Es nutzt die Entdeckung von David Grand (2013a, 2013b, 2014, 2019), dass therapierelevante Belastungserfahrungen mit bestimmten Augenpositionen korrespondieren und sich über das Gesichtsfeld zielgerichtet aktivieren lassen. Der therapeutische Prozess wird über die Körperebene angestoßen, etablierte Muster von Stress- bzw. Traumareaktionen lassen sich dadurch umstrukturieren. Die Fähigkeit des Gehirns zur Selbstregulation kann aktiviert werden. Grundsätzlich ist Brainspotting patient:innen- und therapeut:innenschonend, aber es müssen bestimmte Grundsätze beim Einsatz des Verfahrens beachtet werden, und bei komplex traumatisierten Patienten sollte phasenorientiert vorgegangen werden.

Der Pionier der Psychotraumatologie in Deutschland, Gottfried Fischer (Fischer u. Riedesser 1999), empfahl für die Behandlung von Patient:innen die Berücksichtigung der Phasenabfolge von »Dekonstruktion«, »Konstruktion« und »Rekonstruktion«. Mit *Dekonstruktion* bezeichnete er die Phase, in welche Patient:innen zu Therapeut:innen kommen, nachdem ihre Lebensplanung zusammengebrochen ist, sie unter erheblichen Alltagsbelastungen leiden oder darüber klagen, dass sie trotz großer Bemühungen nicht in der Lage sind, bestimmte Ziele im Leben zu erreichen oder sich wichtige Wünsche zu erfüllen. Mit *Konstruktion* wird die Phase bezeichnet, in welcher Patient:innen bereit sind, ein therapeutisches Arbeitsbündnis einzugehen und Vertrauen in den Prozess und die Therapeut:innen zu entwickeln – auch wenn noch keinerlei Problemlösung in Sicht ist. Erst wenn beide Voraussetzungen erfüllt sind, kann die Phase der *Rekonstruktion* beginnen, in der Patient:innen und Therapeut:innen anfangen, Hypothesen zur Ätiologie zu entwickeln und wie Detektive auf Spurensuche zu gehen. Dabei empfiehlt es sich, sich ebenso an der von Fischer (2007) entwickelten »Nosologischen Pyramide« (siehe Abb. 1) zu orientieren und zu eruieren, welche Ätiologie im Vordergrund steht: die *Übersozialisation* mit einem »Zuviel« an Erziehung und Grenzen, die

Untersozialisation mit einem »Zuwenig« an Erziehung, Aufmerksamkeit und Grenze – also eher Verwahrlosung – oder eine *biologisch angeborene bzw. erworbene Schädigung* – etwa durch eine Frühgeburt oder Brutkastenerfahrungen – sowie schließlich eine *psychotraumatologische Ätiologie.* Natürlich gibt es zwischen allen vier Ätiologien Überschneidungsbereiche, entscheidend ist aber, welche im Vordergrund steht und wie die entsprechende Pathogenese aussieht. Im Falle einer Trauma-Ätiologie unterscheidet man bekanntlich zwischen singulären oder sequenziellen Ereignissen und schließlich der Komplex-Traumatisierung sowie zwischen durch Menschen verursachte Traumata (engl. *man-made desaster*) und Naturkatastrophen.

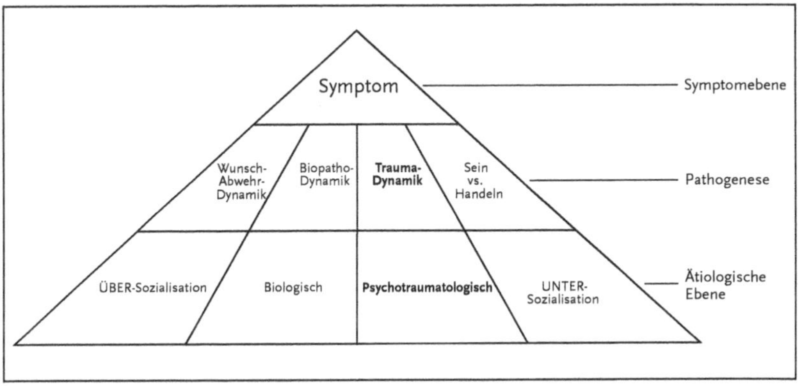

Abb. 1: Die nosologische Pyramide (nach Fischer 2007)

Bei multi- und erst recht bei komplex traumatisierten Menschen muss zusätzlich die *Schädigung der Bindungssysteme* berücksichtigt werden. Die Menschen werden dementsprechend länger brauchen, eine vertrauensvolle Beziehung in ein soziales Unterstützungssystem aufzubauen, wie dies ambulant arbeitende Traumatherapeut:innen anbieten. Gehen aber gerade von diesen Störungen oder Irritationen aus, so wird dies der vielleicht lebenslangen Erfahrungen angelastet werden, dass sowieso auf niemanden in der Welt Verlass ist und dass man sich besser wieder nur auf sich selbst verlassen und in das eigene Schneckenhaus zurückziehen sollte.

Ausdrücklich soll hier auch darauf hingewiesen werden, dass Trauma-Patient:innen – anders als die Mehrzahl der Neurose-Patient:innen – aufgrund lebensgeschichtlicher Erfahrungen von man-made desaster, also Schädigungserfahrungen, die ihnen überwiegend durch andere Menschen, meistens nahestehende Bezugspersonen, zugefügt wurden, über keine emotionale Stabilität und daher über wenig Selbstberuhigungsmöglichkeiten verfügen. Sie stehen zudem allen Übertragungsangeboten zu Recht sehr misstrauisch gegenüber, um nicht erneut von anderen Menschen enttäuscht zu werden. Der oder die Traumatherapeut:in muss daher damit rechnen, von den Patienten immer wieder neuen Vertrauenstests unterzogen zu werden, um zu prüfen, ob diese verlässlich und sicher sind und ob sie es verdienen, Vertrauen geschenkt zu bekommen. Eine aggressive oder konfrontative Auseinandersetzung würde somit nicht nur dem widersprechen, was Gottfried Fischer *minimale Differenz* (Fischer u. Riedesser 1999) genannt hat – Therapeut:innen müssen sich wenigstens »minimal« und später »optimal« anders verhalten als die vorangegangenen Bezugspersonen –, sondern würde auch den im therapeutischen Arbeitsprozess anwachsenden Vertrauensgewinn und die Stabilität eines vertrauensvollen Arbeitsbündnisses massiv beschädigen oder vielleicht sogar zerstören sowie zum Beziehungsabbruch und zur Beendigung der Therapie durch die Patient:innen führen. Dies heißt gleichzeitig, dass sich Traumatherapeut:innen nicht als Übertragungsobjekt zur Verfügung stellen sollten und auch nicht tatenlos zusehen dürfen, wie sich eine entsprechende Übertragung auf sie entwickelt, sondern sie müssen diese möglichst frühzeitig ansprechen und klarmachen, dass sie den Patient:innen als Coach auf Augenhöhe zur Verfügung stehen, als empathische Begleiter:innen und Unterstützer:innen im Sinne *parteilicher Abstinenz* (Fischer u. Riedesser 1999).

Sollten Therapeut:innen also bemerken, dass sich Übertragungsphänomene anbahnen, ist es empfehlenswert, möglichst frühzeitig nachzufragen, ob sie nicht gerade mit einer Bezugsperson aus der Vergangenheit verwechselt werden. Umso wichtiger wird dann, dass Therapeut:innen bereit sind, die Patient:innen so lange bedingungslos zu begleiten, bis diese selbst in der Lage sind, sich nicht nur besser affektiv zu steuern, sondern auch die zugefügten seelischen Verletzungen allmählich zu überwinden, dass sie nicht mehr von Schädigungen der Vergangenheit in der Gegenwart beeinträchtigt (»angetriggert«) werden und auch nicht mehr im *Desillusionierungsschema* (»Weder die Welt noch andere Menschen sind vertrauenswürdig«) gefangen bleiben. Darüber hinaus müssen Therapeut:innen willens und in der Lage sein, das erlittene Leid durch empathische Begleitung anzuerkennen und zu würdigen, denn sonst kann keine Heilung erfolgen.

Der bereits zitierte Gottfried Fischer, einer meiner wichtigsten Mentoren, sagte sehr häufig: »Erlittenes Leid muss Anerkennung finden, sonst kann es nicht heilen!« (Fischer u. Riedesser 1999). Eine wichtige Maxime für die Behandlung vor allem von schwerstverletzten Menschen.

Eine aggressive Konfrontation würde also den notwendigen Beziehungsaufbau massiv schädigen, denn anders als bei Neurose-Patient:innen müssen sich bei Trauma-Patient:innen die Traumatherapeut:innen aktiv um den Aufbau des therapeutischen Arbeitsbündnisses bemühen sowie zumindest eine minimale Differenz zur traumatischen Erfahrung herstellen und aufrechterhalten. Anderenfalls wird das therapeutische Setting an das *Traumaschema* assimiliert und die Therapie gerät insgesamt zur Retraumatisierung der Patient:innen. Ergebnisse der Misserfolgsforschung lassen erkennen, dass dies in traditionellen Behandlungen keineswegs selten passiert. König-Fuchs (1991, S. 381) hat dies so zusammengefasst: »Der Misserfolg findet statt, aber ohne den Therapeuten.« Sie weist darauf hin, dass Therapeut:innen den Erfolg einer Psychotherapie in der Regel internal attribuieren – also überwiegend sich selbst zuschreiben, den Misserfolg jedoch external – also störenden Umweltfaktoren und natürlich den Patient:innen selbst.

Neben der Forderung eines Primates der Beziehungsgestaltung vor Technik soll als Folgerung aus dem Bisherigen zusammenfassend darauf hingewiesen werden, dass die Orientierung an der Phasenabfolge der *Mehrdimensionalen Psychodynamischen Traumatherapie* (Abk. MPTT), wie sie Fischer (2000a, 2007) entwickelt hat, nach den bisherigen therapeutischen Erfahrungen bei multi- und komplex traumatisierten Patient:innen außerordentlich hilfreich ist.

Im Wesentlichen geht es um folgende Phasenabfolge:

1) Ich-Stärkung und Aufbau des Arbeitsbündnisses
2) kognitives Durcharbeiten mit Erarbeitung eines sog. *Traumatogramms*[1]
3) *Gestaltbildung* als Übergangskriterium, wo die traumatischen Erfahrungen eine »Gestalt« und dabei eine Grenze bekommen

1 Das Traumatogramm wird später detaillierter vorgestellt. Dabei handelt es sich um eine sachliche Auflistung aller bisherigen lebensgeschichtlichen Belastungsereignisse.

4) emotionales Durcharbeiten und Rekonstruktion der traumatischen Erfahrung(en)

5) Integration und Implementierung in die Lebensgeschichte.

Je komplexer Traumaschädigungserfahrungen sind, desto sorgfältiger muss das therapeutische Vorgehen gestaltet werden. Dies gilt auch für den Einsatz von Brainspotting als körper- und gehirnbasiertem Therapieverfahren, besonders wenn Traumaerfahrungen außerhalb des *Toleranzfensters* liegen, d. h., wenn diese schlimmen Erfahrungen extrem intensiv und langanhaltend oder vor den ersten zwei Lebensjahren stattgefunden haben.

Die nachfolgenden Fallstudien (siehe Kap. 1) sollen dies in unterschiedlicher Detailliertheit verdeutlichen. Dabei ist natürlich immer der Therapieauftrag der Klient:innen entscheidend – sofern traumatische Lebenserfahrungen nicht beeinträchtigend für den Alltag eines Menschen sind und Klient:innen sich nicht damit auseinandersetzen wollen, sollten Therapeut:innen die Klient:innen damit auch in Ruhe lassen. Handelt es sich um singuläre traumatische Erfahrungen, genügen oft wenige Sitzungen, um das Stressverarbeitungssystem von Altlasten zu befreien. Handelt es sich um multiple oder noch schlimmer komplexe Traumatisierungen, ist deutlich mehr Geduld und Behandlungszeit notwendig. Dies soll die ausführliche Behandlungsdarstellung (siehe Kap. 2) zeigen, die über mehrere Jahre ging und diejenige Behandlung war, die mich in meiner über 40 Jahre andauernden therapeutischen Praxis am meisten erschütterte und vor einige ungeahnte Herausforderungen stellte. Sie soll verdeutlichen, dass man mit viel Geduld, Empathie, Zeit und richtiger Dosierung und Titrierung[2] sowie einem Bottom-up-Verfahren, wie Brainspotting es darstellt, auch in hochkomplexen Behandlungsfällen Menschen weiterhelfen kann.

Hinweis: Bei der Schilderung der Brainspotting-Prozesse werden Grundkenntnisse des Brainspotting-Verfahrens vorausgesetzt. Eine kurze Einführung in die Grundprinzipien für noch wenig Erfahrene oder auch Laien ist aber auf den nachfolgenden Seiten zu finden, mehr Details finden Sie in meinem *Lehrbuch Brainspotting* (Wolfrum 2020).

2 Titrierung entspricht dem Prozess einer Dosisanpassung.

Verzichtet wurde jeweils auf eine Anmerkung, ob das »äußere« oder das »innere Fenster« verwendet wurde, auf das spontane Auftauchen von *Gazespots* wurde jedoch hingewiesen, weil es oft auf Wichtiges aufmerksam macht. Soweit notwendig wurde immer der Einsatz von *Ressourcen-Brainspots* (auch: »Ressourcenspots«), also Körperressourcen, benannt, welche sich im weiteren Verlauf der Behandlung im Sinne des Ressourcen-Modells[3] als zwingend notwendig zeigten. Die Sitzungen, in denen Brainspotting zur Anwendung kam, wurden durchnummeriert.

Trigger-Warnung: Im Verlauf der Behandlungen kam vieles ans Tageslicht, was für den Leser schwer verdaulich sein könnte und Illusionen über das Gute in der Welt zerstören kann. Die Leser:innen sollten bei diesen Warnungen durch Überfliegen des Textes prüfen, ob sie sich alle Einzelheiten zumuten wollen.

3 Das Ressourcen-Modell von David Grand geht grundsätzlich davon aus, dass es sich bei Brainspotting um die Möglichkeit handelt, das Stressverarbeitungssystem von affektiven Altlasten zu befreien und damit neue Ressourcen zu ermöglichen.

Das Wichtigste über Brainspotting

Eine Vorbemerkung

Wer zum ersten Mal Brainspotting-Therapeut:innen beobachtet, wie sie den Patient:innen gegenübersitzen und mit ihrem *Pointer,* einem ausziehbaren Zeigestock, das Gesichtsfeld auf der Horizontal-Achse »abscannen«, wird sich fragen, was dies mit Psychotherapie zu tun haben soll. Möglicherweise wird er das Ganze als ziemlichen Unsinn abtun, sofern er nicht entdeckt, dass darüber deutliche Reaktionen bei Patient:innen auslösbar sind. Dann sollte er sich vielleicht näher mit dieser Methode beschäftigen.

Das Besondere von Brainspotting

Brainspotting ist ein innovativer, neuropsychotherapeutischer Ansatz, der davon ausgeht, dass therapierelevante physiologische und emotionale Empfindungen mit bestimmten Augenpositionen korrespondieren und über das Gesichtsfeld zielgerichtet aktiviert werden können. Hierdurch eignet sich Brainspotting nicht nur zur Bearbeitung traumatischer Erfahrungen, sondern ist auch in der Lage, Leistungsblockaden zu reduzieren. Brainspotting nutzt zwei Wirkmechanismen: zum einen die »fokussierte Aktivierung« impliziter Gedächtnisinhalte und zum anderen die sogenannte »fokussierte Achtsamkeit« im therapeutischen Prozess. Das Brainspotting-Modell ist einerseits beziehungsorientiert und andererseits neurobiologisch ausgerichtet – Grand nennt dies *dual attunement.* Brainspotting ist ein offenes Modell, das Therapeut:innen erlaubt, es in ihre jeweils zuvor erlernten Methoden zu integrieren (Grand 2011a).

Ein bedeutsamer positiver Aspekt von Brainspotting zeigt sich im stark reduzierten Risiko für indirekte Traumatisierungen der Therapeut:innen. Die Prozessaktivierung, -veränderung und -regulation dominiert. Traumatische Inhalte müssen deswegen oft gar nicht ausgesprochen oder beschrieben werden. Eine kontrollierte, effektive Prozessaktivierung (mit der damit korrelierenden neurophysiologischen Aktivierungsebene) scheint eine Umstrukturierung einmal etablierter Stress- bzw. Trauma-Reaktionsmuster und somit eine Zunahme an

Regulationsfähigkeit und Kontrolle zu ermöglichen. Darüber hinaus können durch die Aktivierung des »Körper-Gedächtnisses« auch vorsprachliche Erfahrungen prozessiert werden. Vor allem bei allen negativen Intimitätserfahrungen ist es äußerst hilfreich, dass der oder die Patient:in nicht alle Details sexueller Übergriffe schildern muss, sondern dass es völlig ausreichend ist, den Prozess anzustoßen und schweigend zu begleiten.

Brainspotting kann darüber hinaus zur Anwendung kommen

- in der Kinder- und Jugendlichenpsychotherapie mit meist schnellen und überraschenden Veränderungsprozessen
- in der Sportpsychologie bei Sporttraumata und körperlichen Sportverletzungen
- in der Schauspielkunst und Musik zur Performance-Steigerung und bei Auftrittsängsten sowie
- in der Schmerztherapie.

Das Gehirn als selbstreferenzielles, sich selbst organisierendes, nichtlineares und komplexes System (Schiepek 2013; del Monte 2016) kommuniziert überwiegend mit sich selbst, die intern ablaufenden dynamischen Prozesse sind eigentlich nicht vorstellbar. Hirnforscher und Neurowissenschaftler (wie z. B. Gerhard Roth oder Damir del Monte) behaupten, dass auf einen von innen nach außen bzw. von außen nach innen laufenden Informationsablauf 100.000 Informationsaustausch-Prozesse innerhalb des Gehirns stattfinden. Wenn man sich dies vor Augen führt, sollte man als Psychotherapeut:in also etwas mehr Demut an den Tag legen und nicht davon ausgehen, dass man Patient:innen jetzt gerade eine tolle Intervention präsentiert und diese sich deswegen verändert haben – die wichtigsten Prozesse scheinen in der internen Selbstregulation zu bestehen. Diese günstig zu beeinflussen, sollte vor allem darin bestehen, Bedingungen zu schaffen, unter denen durch äußere Stabilität, d. h. eine tragfähige und vertrauensvolle therapeutische Arbeitsbeziehung, der Patient in der Lage ist, Instabilität zuzulassen und dem Stressverarbeitungssystem zu helfen, sich neu und besser zu regulieren.

Tatsächlich hat unser Körper Selbstheilungskräfte, denn auch das gebrochene Bein heilt nicht durch die Interventionen der Ärzt:innen, das macht der Körper selbst. Aber Ärzt:innen können und müssen günstige Bedingungen für die Heilung herzustellen versuchen. Die

Bedeutung der Selbstregulation macht auch das absolut zurückhaltende Vorgehen von David Grand im therapeutischen Prozess deutlich – im Sinne des von ihm so benannten »Ungewissheitsprinzips« (engl. *uncertainty principle*) folgen Therapeut:innen »im Schweif des Kometen« den Patient:innen als »Kometen-Kopf«: Die Patient:innen bestimmen, wohin die Reise geht, die Therapeut:innen folgen und intervenieren so wenig wie möglich, um den selbstreferenziellen und sich selbst organisierenden Prozess nicht zu stören. In diesem Zusammenhang sind auch die Ausführungen von Hartmut Schröder, Elisabeth Grunwald und Marlen Schröder (2023) interessant, die in ihrem Buch *Der Valebo-Effekt – warum wir zu Experten unserer eigenen Gesundheit werden sollten* postulieren, dass »alle Heilung eigentlich Selbstheilung« ist.

Nur kurz soll hier die Geschichte der Entdeckung von Brainspotting durch den analytisch ausgebildeten New Yorker Social Worker David Grand dargestellt werden. Es sollen ganz knapp die verschiedenen von ihm entwickelten Zugangsmöglichkeiten zu einem sogenannten Brainspot dargestellt werden; das praktische Vorgehen bei Brainspotting wird theoretisch erläutert; die verschiedenen Fallbeispiele beschreiben das praktische Vorgehen. Es wird natürlich erklärt, was unter einem *Brainspot* zu verstehen ist und was das Besondere von Brainspotting als körper- und gehirnbasiertem Therapieverfahren ausmacht. Neben den Grundprinzipien und der therapeutischen Grundhaltung wird auch ansatzweise auf physiologische Hintergründe und erste – noch unbewiesene – Hypothesen eingegangen.

Die Entdeckung von Brainspotting

Brainspotting wurde 2003 von David Grand bei der Behandlung einer 16-jährigen Eiskunstläuferin entdeckt und wird von ihm seitdem systematisch als Methode zur Behandlung von Traumata und anderen Belastungserfahrungen weiterentwickelt. Er lebt und arbeitet als analytisch orientierter Psychotherapeut in New York, war ehemals Mitarbeiter des EMDR-Institutes von Francine Shapiro und beschäftigte sich intensiv auch mit Peter Levines *Somatic Experiencing (SE)®*. Er beschreibt sich als beeinflusst von Sigmund Freund, Carl Rogers, Erik H. Erikson und dem russischen Schauspieler und Theaterregisseur Sergejewitsch Stanislawsky.

Grand ist ein international anerkannter Experte in der Psychotraumatologie, er engagierte sich intensiv bei Opfern des 11. September 2001, beim Wirbelsturm Katrina 2005, bei Schulmassakern und auch in der Behandlung von Sporttraumata sowie bei Leistungsblockaden von Künstler:innen. Er ist sehr engagiert in der methodologischen und neurowissenschaftlichen Weiterentwicklung von Brainspotting. Als Master-Trainer leitet er Seminare zur Trauma-Behandlung und zur Leistungssteigerung *(performance enhancement)* auf allen Kontinenten und sorgt für internationale Verbreitung der noch relativ jungen neuropsychotherapeutischen Methode. Mittlerweile hat er über 50.000 Therapeut:innen und etwa 100 internationale Trainer:innen in der Brainspotting-Methodik ausgebildet. Letztere werden von ihm selbst ausgesucht und persönlich trainiert.

Grand ist auch Entwickler und Produzent von CDs zur akustischen biolateralen Stimulierung (https://brainspotting.com/shop/) und Buchautor – auch zu EMDR und zur Arbeit mit Brainspotting für Sport-Traumata (Grand 2011a; 2011b).

In seinem 2014 auf Deutsch erschienenen Brainspotting-Buch schreibt er, dass er damals im Jahre 2003 keineswegs auf der Suche nach einer neuen Therapieform gewesen sei – die Entdeckung sei einfach geschehen. Bis dahin habe er erfolgreich die Methoden anderer genutzt. Ursprünglich habe er Anfang der 1980er-Jahre eine Ausbildung als psychoanalytischer Psychotherapeut absolviert, 1993 eine weitere in EMDR (Abk. für engl. *Eye Movement Desensitization and Reprocessing*), einer eher verfahrensorientierten Gehirn-Körper-Technik gemacht. 1999 habe er Somatic Experiencing kennengelernt, eine stark körperorientierte Methode. Er habe schließlich Psychoanalyse, EMDR und SE zum von ihm so genannten *Natural Flow EMDR* integriert, einer therapeutischen Methode, die auf alle drei Ansätze zurückgreift. Diese integrative Methode beschreibt er in seinem ersten, in deutscher Sprache veröffentlichten Buch (Grand 2011b) *EMDR – Ein Durchbruch in der Psychotherapie*, das elf Tage vor den Anschlägen auf das World Trade Center am 11. September 2001 erschien.

Unmittelbar danach habe er mit mehr als 100 Überlebenden – »einem nicht abreißenden Strom von Überlebenden der Terroranschläge« – traumatherapeutisch gearbeitet. Dies habe ihn sehr intensiv damit konfrontiert, wie Menschen kollektiv und individuell von außergewöhnlichen, überwältigenden und schrecklichen Ereignissen betroffen sein können. Mit jedem Leidtragenden habe er diese katastrophale

Erfahrung aufs Neue aus verschiedenen Blickwinkeln mitdurchleben müssen – bis er sich schließlich so ausgebrannt gefühlt habe, dass er auf der Suche nach Wegen, sein inneres Gleichgewicht wiederzufinden, auf die kreative Idee gekommen sei, ein Theaterstück mit dem Titel *I witness* (dt. »Ich bin Zeuge«) zu schreiben.

Auf diese Weise habe sich seine ohnehin bereits geschärfte Beobachtungsgabe noch weiter verfeinert. Er habe gelernt, sowohl bewusst als auch unbewusst die physischen und physiologischen Hinweise und Signale von Klient:innen so scharf zu beobachten, dass es ihm manchmal fast schien, als wüsste er bereits, was kommen würde, bevor es tatsächlich geschah. In diesem Zustand erhöhter Aufnahmebereitschaft und Aufmerksamkeit, in dem er sehr genau auf seine Klient:innen eingestellt war, habe er Brainspotting entdeckt.

Später bezeichnete er, wie bereits erwähnt, diese wichtige Grundvoraussetzung als dual attunement – die Bereitschaft und Fähigkeit, sich auf der Beziehungsebene emotional auf die Klient:innen einzulassen – und damit die Grundvoraussetzung für ein vertrauensvolles Arbeitsbündnis herzustellen – sowie gleichzeitig höchst wachsam auf die physischen und physiologischen Signale des Klienten zu achten und ihn sozusagen bei seinen Verarbeitungsblockaden »abzuholen«.

David Grand ordnet Brainspotting unter die körper- und gehirnbasierten Therapien ein – anders als die jahrzehntelang praktizierten Varianten gesprächsorientierter Psychotherapien, die mit Sigmund Freuds »Redekur« (engl. *talking cure*) ihren Anfang nahmen. Die meisten dieser Ansätze sind seiner Meinung nach zwar beziehungsbasiert und verlangen, dass Therapeut:innen in hohem Maße auf ihre Klient:innen oder Patient:innen eingestimmt sind, sie sind jedoch in der Mehrzahl nicht fokussiert und es braucht monate- oder jahrelange Sitzungen, bis eine Entlastung oder Veränderung eintritt.

Die meisten eher »technischen«, d. h. von Techniken geprägten Therapien (einschließlich EMDR) legen seiner Meinung nach den Schwerpunkt auf Verfahrensweisen, die die Klient:innen zu befolgen haben; sie sind meistens manualisiert und stark strukturiert und damit weniger beziehungsorientiert – sie verlangen, dass die Therapeut:innen die Klient:innen durch bestimmte vorgegebene Schritte leiten. Durch das Maß an Aufmerksamkeit, das der Technik geschenkt wird, so meint David Grand, wird aber die Aufmerksamkeit vom eigentlichen Kern der Beziehung zwischen Klient:innen und Therapeut:innen abgelenkt.

Im Gegensatz hierzu baut das von ihm entdeckte und entwickelte Brainspotting auf einem Modell auf, bei dem Therapeut:innen auf die Klient:innen und gleichzeitig auf deren Gehirnprozesse eingestimmt sind (dual attunement). Bei Brainspotting muss also weder das relationale Eingestimmtsein noch das Eingestimmtsein auf die Gehirn-Körper-Prozesse der Klient:innen zugunsten des jeweils anderen Bereiches geopfert werden. Die zufällige Entdeckung, dass die Freisetzung blockierter Belastungserfahrungen über das Abscannen des Gesichtsfeldes möglich ist, bleibt das Verdienst von David Grand, womit er – meiner Überzeugung nach – einen Paradigmenwechsel in der Psychotherapie eingeleitet hat. Vielleicht bestätigt der von ihm entdeckte neurobiologische Zugang mit sehr wohl psychologischen Konsequenzen und Auswirkungen auf die radikalste Weise, dass das alte Descartes'sche Leib-Seele-Problem als überholt betrachtet werden kann: In Wahrheit dürfte es sich wohl eher um zwei Seiten einer Medaille handeln – Leib und Seele sind weder trennbar noch gehören Hardware und Software verschiedenen Welten an, sondern bedingen sich gegenseitig. Nicht nur Gerald Hüther, auch andere Hirnforscher:innen betonen immer wieder, dass »das Gehirn Struktur gewordene Erfahrung ist«: Jede bedeutsame Erfahrung wird zur morphologischen Struktur. Wenn es tatsächlich so ist, dass das Hirn mit seinen 84 bis 128 Milliarden (!) Neuronen, 100 bis 500 Billionen Synapsen und der Möglichkeit, 10_{150} unterschiedliche Vernetzungszustände zu generieren, in der Lage ist (nach Roth u. Strüber 2014), auf der Basis unserer genetischen Ausstattung psychosoziale Erfahrungen als morphologische Struktur niederzuschreiben, die dann unser weiteres Denken und Handeln bestimmt, wo ist dann die Grenze zwischen Psyche und Soma?

Zugangsmöglichkeiten zu einem Brainspot

David Grand spricht im Englischen von *accesses,* was man wohl am besten mit »Zugängen« übersetzen kann, wenn er die von ihm nach und nach entdeckten Möglichkeiten, einen Brainspot ausfindig zu machen, benennt. Bei der Eiskunstläuferin Karen »scannte« er ihr Gesichtsfeld mit einer sehr langsamen Handbewegung, während sie sich ihr Scheitern beim dreifachen Rittberger auf der Eisbahn vorstellen sollte. Er beobachtete also »von außen« ihre Reaktionen und entdeckte an einer ganz bestimmten Stelle das, was er als Einfrieren und Flattern der Augen beschrieb. Instinktiv behielt er seinen Arm mit der Hand und dem Finger, auf den die Patientin starrte, unbewegt an dieser Stelle, für mindestens 20, wenn nicht 30 Minuten. Später nannte er dieses methodische Vorgehen das »äußere Fenster«. Er beschrieb, dass das Auffinden dieses Brainspots eine Sturzflut von traumatischem Material ausgelöst hätte. Entdeckt hatte er diesen Zugang zu bislang blockiertem traumatischem Material wie erwähnt von außen, über die unwillkürlichen Reaktionen im Gesichtsfeld der Eiskunstläuferin. Was ihn dabei am meisten überraschte – so schreibt er –, war, dass mit dem Entdecken des Brainspots all das an traumatischem Material freigesetzt und gelöst wurde, was in dem ganzen vorangegangenen Jahr mit jeweils 90-minütigen Sitzungen nicht gelungen war, wovon er jedoch geglaubt hatte, es bereits durchgearbeitet zu haben. Am nächsten Morgen habe ihn Karen angerufen, um mitzuteilen, dass sie den dreifachen Rittberger mittlerweile bereits mehrfach geschafft hätte – ohne jedes Problem (*»I did it again and again – without a problem«*). Dies sei die Geburtsstunde von Brainspotting gewesen.

Später ging Grand dazu über, die Klient:innen beim langsamen Abscannen ihres Gesichtsfeldes zu fragen, ob sie eine signifikante Reaktion ihres Körpers bei der Blickverfolgung des Pointers eher auf der rechten, der linken Seite oder in der Mitte spüren würden. Dies nannte er das »innere Fenster«, denn hier werden die Klient:innen befragt und aufgefordert, die eigenen Körper-Reaktionen zu beobachten. Tatsächlich ist es in den meisten Fällen beim Abscannen des Gesichtsfeldes höchst verblüffend, wie genau einem die Klient:innen sagen, wo der Brainspot liegt: »Bitte noch ein kleines bisschen weiter nach rechts oder links und ein bisschen weiter nach oben oder unten.« Letzteres entspricht dann nicht nur dem Finden des Brainspots auf der x-Achse, sondern auch auf der y-Achse, der Vertikalen. Später entdeckte Grand noch weitere Möglichkeiten, so die sogenannte z-Achse, um die räumliche Nähe bzw. Distanz zu den Klient:innen mit entsprechenden Effekten zu nutzen, wie auch das *Dreamspotting*, bei dem im Traum entstandene Bilder und Filmabläufe zur weiteren Verarbeitung genutzt werden.

Sehr spontan und ziemlich unbewusst geschieht oft das, was David Grand als *Gazen* bezeichnet, das spontane Starren oder »Glotzen« auf einen bestimmten Punkt, wenn ein belastetes Thema zur Sprache kommt, ohne dass Betreffende dies wahrnehmen – Grand entwickelte hieraus das *Gazespotting* als weitere Zugangsmöglichkeit zu gespeicherten Blockade-Erfahrungen. Die meisten Menschen sind erstaunt, wenn man sie darauf aufmerksam macht, dass sie während des Erzählens einer belastenden Erfahrung einen bestimmten Blickpunkt fixiert gehalten haben.

Angeregt durch Frederic Schiffers »Dual-Brain-Psychologie« (Schiffer 2007) und Experimente mit halb durchlässigen Brillen nahm David Grand später noch das *One-Eye-Spotting* hinzu, die therapeutische Arbeit mit Brillen, welche die Möglichkeit bieten, jeweils ein Auge abzudecken und damit zu ermitteln, welches Auge das »Aktivierungs-Auge« und welches das »Ressourcen-Auge« sein könnte. Diese Auswahl-Möglichkeit ist gerade für hoch belastete Klient:innen sehr hilfreich, um die Aktivierung in einen tolerablen Bereich zu bringen. Das Gesichtsfeld bietet über Brainspotting also vielfache Möglichkeiten, einen Zugang zu belastendem Material zu finden und dem Hirn zu helfen, traumatisches Material »abfließen« zu lassen. Oder besser gesagt: dem Hirn zu helfen, aus einer bestehenden Dysregulation in eine bessere Selbstregulation zu kommen.

Praktisches Vorgehen bei Brainspotting

Eine Brainspotting-Sitzung beginnt damit, dass die Therapeut:innen die Klient:innen fragen, woran sie heute arbeiten möchten, und dann feststellen, ob sie in Bezug auf dieses Thema »aktiviert« sind. Gehirnaktivitäten zeigen sich in »ruhendem« Zustand anders, als wenn entsprechende Netzwerke aktiviert sind. Die Klient:innen müssen aktiviert sein, damit Brainspotting funktionieren kann – sie müssen Sensationen im Körper spüren, z. B. Missempfindungen, Spannungen oder Schmerzen. Brainspotting-Therapeut:innen fragen die Klient:innen dann: »Wo fühlen Sie die Aktivierung *jetzt* in Ihrem Körper?« Dieses »jetzt« ist wichtig, weil wir möchten, dass die Klient:innen sich auf das Hier und Jetzt und die Aktivierung der neuronalen Netzwerke einlassen, die mit dem angesprochenen Thema oder den aufgerufenen Erinnerungen verbunden sind. Was auch immer die Klient:innen darauf antworten, akzeptieren wir als Therapeut:innen, ohne es zu hinterfragen oder irgendwie in Zweifel zu ziehen.

Nachdem die notwendige Aktivierung erfolgt ist, wird das Ausmaß der Aktivierung mithilfe der SUD-Skala (engl. *Subjective Units of Disturbance Scale*) nach Wolpe (1969) quantifiziert, wobei »null« für keinerlei Beeinträchtigung steht und »zehn« der maximal vorstellbaren und aushaltbaren Beeinträchtigung entspricht. Die im Körper spürbare Reaktion sollte wenigstens bei 3 SUD-Punkten liegen, damit Brainspotting wirksam werden kann. Anschließend kann die Suche nach dem Brainspot erfolgen.

Als Brainspot (von engl. *brain* = Gehirn; *spotting* = erspähen, erblicken) wird diejenige relevante Blickorientierung bezeichnet, die angesichts der Aktivierung belastender Erfahrungen mit der stärksten Körperreaktion der Klient:innen einhergeht und dementsprechend auf die Aktivierung stress- bzw. traumaassoziierter Hirnprozesse schließen lässt. Im Sinne einer Aufmerksamkeitsverschiebung unterstützt die fokussierte Augenposition den Abruf belastungsrelevanter Gedächtnisinhalte (traumaassoziierte Netzwerke und Reaktionsmuster). Der methodische Einsatz des Visualsystems (Blickrichtung, Fokus, Aufmerksamkeitsverschiebung nach innen) scheint – so das hier vertretene Modell – im kontrollierten Rahmen der besonderen therapeutischen Beziehung die Stress- und Traumaverarbeitung und somit die Regulationsfähigkeit des Stressverarbeitungssystems zu unterstützen.

Von Anfang an erhalten die Klient:innen über Kopfhörer langsame, zwischen linkem und rechtem Kanal alternierende auditive Stimulation in Form von leiser Musik oder entspannenden Naturgeräuschen – natürlich nur, wenn sie dazu bereit sind. Niemand wird hierzu gezwungen. Die Klänge dienen als sanfte, beruhigende bilaterale Prozessbegleitung und Unterstützung und stammen noch aus den EMDR-Zeiten von David Grand. Sie sollen den Informationsaustausch zwischen linker und rechter Hirnhemisphäre unterstützen.

Die Klient:innen werden nun gebeten, das aktuelle Problem oder Thema detailliert zu schildern und sich, so gut es geht, emotional »hineinzuversetzen« und darauf einzulassen. Sie können sich auch an den Moment zu erinnern versuchen, in dem klar wurde, dass etwas Traumatisches passieren würde, meistens fragte man deshalb nach dem »schlimmsten Moment«.

Während des Erzählens, d. h. während der Aktivierung mit belastendem Material, achten Therapeut:innen sehr genau auf die Augenpositionen der Klient:innen. Diese geben Auskunft darüber, wo sich ein Brainspot befinden könnte, der mit dem Belastungsthema in Verbindung steht. Beim »äußeren Fenster« beobachten die Therapeut:innen aufmerksam auftauchende Reflexe der Klient:innen, während diese ihre Augen – dem langsam horizontal geführten Zeigestab der Therapeut:innen folgend – z. B. von links nach rechts (auf der x-Achse) bewegt. Dabei beobachten die Therapeut:innen die Augen, das Gesicht und soweit möglich den Körper der Klient:innen. Jeder Reflex wird wahrgenommen, egal ob subtil oder ausgeprägt. Die Therapeut:innen merken sich die Stellen, an denen die Reflexe am deutlichsten zu bemerken sind. Dort, wo sich bei der Bewegung des Zeigestabs die Reflexe wiederholen, befinden sich meistens Brainspots.

Reflexe können sich zeigen als Zuckungen der Augen, Lidflattern, Blinzeln, Fixierungen, Pupillenerweiterung oder -verengung, Zuckungen im Gesicht, Stirnrunzeln, Schnauben, Gähnen, Husten, als unwillkürliche Mundbewegungen (Lächeln), Räuspern, Kopfnicken, Hand- oder Fußbewegungen und Veränderung der Körperhaltung. Der stärkste, subjektiv wiederholt wahrgenommene Reflex kann einen Brainspot anzeigen.

Während einer Verarbeitung mit Brainspotting werden die Klient:innen gebeten, mit ihrer Augenposition auf dem von den Therapeut:innen ruhig gehaltenen Zeigestab zu bleiben, während die diese ihrerseits nicht nur aufmerksam und entspannt den Blickkontakt zu den Klient:innen halten, sondern auch die Gesichtsreflexe weiter beobachten und den ablaufenden Verarbeitungsprozess begleiten – mit möglichst wenig störenden Interventionen. Die Therapeut:innen leiten die Klient:innen an, ihren inneren Prozess aufmerksam zu beobachten, wo immer er auch hinführt. Die Klient:innen werden ermuntert, neugierig und offen zu sein; es wird ihnen nahegelegt, keinerlei Erwartungen zu haben. Die Hauptintervention könnte also lauten: »Fokussieren Sie die Spitze des Zeigestabes und nehmen Sie neugierig-beobachtend alles wahr, was auftaucht: Bilder, Erinnerungen, Gefühle, Körperempfindungen, und schauen Sie, wo der Prozess Sie hinführt. Beobachten Sie, was als Nächstes kommt, vertrauen Sie Ihrem Instinkt und den Selbstregulationskräften Ihres Gehirns.« David Grand betont hierbei oft das Vertrauen in den Prozess: »*Trust the process.*«

Der Unterschied zum »inneren Fenster« besteht lediglich darin, dass Therapeut:innen ihre Klient:innen bitten mitzuteilen, wo und bei welchem Blickwinkel für sie die Belastung oder Aktivierung am stärksten spürbar wird: »Wo in Ihrem Körper fühlen Sie die Belastung/das Thema jetzt am deutlichsten oder stärksten?« Hier wird also ebenso über den *felt sense* (Gendlin 1978) – d. h. eine gefühlte Körperempfindung – ein Brainspot auf der Horizontalen (x-Achse) identifiziert. Zusätzlich wird die vertikale Achse des Gesichtsfeldes (y-Achse) eingesetzt, um zu prüfen, ob die gefühlte Belastung eventuell weiter oben oder weiter unten noch stärker wird. Ist der Brainspot gefunden, halten die Therapeut:innen den Zeigestab wiederum an genau der von den Klient:innen angegebenen Stelle ruhig und unbewegt. Der Verarbeitungsprozess kann beginnen.

Gazespotting als Spontan-Phänomen kann sehr gut genutzt werden, indem Therapeut:innen sehr genau darauf achten, ob die Klient:innen unmittelbar mit Beginn des Gesprächs über relevantes, aktivierendes Material unbewusst auf einen bestimmten Punkt starren. Therapeut:innen sollten dies sehr genau registrieren und sich merken, wohin die Klient:innen am häufigsten schauen, wenn sie über entsprechend emotional geladene Themen sprechen. Die Therapeut:innen können dann ihre Klient:innen bitten, auf diesem Punkt im Raum zu bleiben, und sie fragen, wie hoch der SUD-Wert aktuell ist, wo sie die stärkste Aktivierung im Körper spüren. Die Klient:innen können auch dazu auch ermutigt werden, für etwa eine Minute den Blick darauf gerichtet zu lassen, ohne weiterzusprechen. Falls der jetzt angelaufene Prozess nicht zu sehr gestört wird, können Klient:innen auch gefragt werden, ob sie zur Unterstützung zusätzlich Kopfhörer mit Bilateral-Musik haben möchten, um die Verarbeitung zu erleichtern. Die freie Wahl sollte aber völlig den Patient:innen vorenthalten bleiben, denn manche fühlen sich hierdurch überfordert oder finden die Musik scheußlich. Dann wird dieser Brainspot gehalten, bis der Belastungsgrad nahe null erreicht ist.

Bei hochaktivierten Klient:innen mit komplexen Traumata und dissoziativen Störungen gibt es noch die Möglichkeit, Brainspotting mit einer Körperressource durchzuführen, also einen Ressourcenspot zu finden. Wie üblich wird das aktuelle Thema aktiviert, was aber unter Umständen mit mehr Behutsamkeit betrieben werden sollte und vielleicht auch besser ohne akustische Bilateral-Stimulation: Für manche stark belastete Patient:innen könnte die zusätzliche bilaterale Stimulation zu einer Überflutung oder Überstimulation führen, deshalb müssen diese immer gefragt werden und immer die Wahl haben, ob sie die Kopfhörer einsetzen wollen oder nicht. Die nächste Frage bezieht sich darauf, wo im Körper sie die Belastung am stärksten fühlen. Anschließend soll der SUD-Wert auf der Belastungsskala angegeben werden. Anschließend bekommen die Patient:innen die Aufforderung: »Scannen Sie Ihren Körper – am besten mit geschlossenen Augen – langsam vom Kopf bis zu den Fußsohlen und eventuell wieder zurück nach dem Ort oder der Körperregion ab, an der Sie sich besser verankert, zentrierter, mehr geerdet, ruhiger, neutraler oder einfach mehr okay fühlen.« Hier wird also das »innere Fenster« benutzt, um die Augenposition oder den Brainspot zu finden, der mit Stärke oder einem positiven Gegenwartserleben dieser Körperressource korrespondiert. Der hierzu korrespondierende Ressourcen-Brainspot wird gesucht und die Klient:innen aufgefordert, auf diesem zu bleiben. Gleichzeitig werden sie gebeten, die Aufmerksamkeit auf das aktivierende Thema und die Belastung im Körper zu richten. Die Verarbeitung geschieht also auf dem *Ressourcenspot*, was für stark belastete Patient:innen besser auszuhalten und entlastender ist. Auch hier wird gewartet, bis der SUD-Wert gegen null geht. Anschließend geschieht das übliche »Auspressen der Zitrone« (engl. *squeezing the lemon*).

Beim sogenannten »Zitroneauspressen« werden Klient:innen gebeten, zum Ausgangspunkt zurückzugehen, um zu sehen, ob hierdurch die Aktivierung nochmals ansteigt. Dies wird durchgeführt, bis der SUD-Wert nahe null ist und eventuell erneut wiederholt, bis keine Restbelastung mehr vorhanden ist.

Vielleicht sollte hier auch einmal die Frage gestellt werden, wozu wir überhaupt ein Gehirn brauchen? Um Probleme zu lösen? Um uns in der Welt zurechtzufinden? Um körperliche Prozesse zu koordinieren? Die wichtigste und existenziellste Aufgabe unseres Gehirns dürfte darin bestehen, unser Überleben zu sichern. Dazu dient der Überlebensinstinkt, auf den man sich normalerweise auch verlassen kann. Darüber hinaus ist das Gehirn, vor allem in den tieferen Zentren des Stammhirns, in jeder Sekunde 24 Stunden am Tag und sieben Tage in der Woche damit beschäftigt, interne Regulationsprozesse vorzunehmen. Von diesen nehmen wir im Normalfall wenig wahr, sie funktionieren vollautomatisch. Aber jede äußere oder innere Veränderung muss vom System »gegenreguliert« werden, bei jeder Nahrungsaufnahme muss das Säure-Basen-Gleichgewicht des Magens neu einreguliert werden, bei jeder körperlichen Anstrengung müssen der Blutdruck oder die Homöostase zwischen dem aktivierenden Strang des vegetativen Nervensystems, dem Nervus sympathicus, und seinem Gegenspieler, dem Nervus parasympathicus, wieder einreguliert werden. Das Gleiche gilt für das Immunsystem und eine sehr große Anzahl interner Regulationssysteme – würde das Bewusstsein dies alles mitbekommen, wären wir völlig überfordert.

Traumatische Lebenserfahrungen scheinen jedoch diese systemimmanente Regulationsfähigkeit unseres Stressverarbeitungssystems außer Kraft zu setzen oder zumindest partiell zu blockieren und damit aller Wahrscheinlichkeit nach zu energetischen »Schieflagen« zu führen – das System ist aus eigener Kraft nicht mehr in der Lage, eine *Homöostase,* ein Gleichgewicht der Systeme herzustellen. Hält diese Schieflage dauerhaft an, folgt daraus sehr häufig eine Symptomentwicklung oder im Extremfall eine Persönlichkeitsveränderung, deren Ätiologie selten jemand hinterfragt. Sehr schön und verständlich dargestellt finden Sie diese Zusammenhänge in dem kleinen, sehr lesenswerten Buch *Siebeneinhalb Lektionen über das Gehirn* von Lisa Feldman Barrett (2024). Weiteres hierzu finden Sie in den Büchern von Achim Peters (2012, 2018) oder einem umfangreicheren Titel von Lisa Feldman Barrett, *Wie Gefühle entstehen* (2025), in dem sie sich dezidiert für den Neurokonstruktivismus einsetzt.

Fallbeispiele aus der Praxis

Beispiel 1: Brainspotting-Sitzungen sind immer wieder überraschend

David Grand weist immer wieder auf das *Ungewissheitsprinzip* hin – die Ungewissheit, dass weder Klient:innen noch Therapeut:innen wissen, wohin die Reise bei Brainspotting-Sitzungen gehen wird. Dies ist auch nicht wirklich überraschend, denn das Gehirn als »ultimativer Scanner« und das Stressverarbeitungssystem »wissen« in der Regel sehr viel besser als alle noch so schlauen und gut ausgebildeten Therapeut:innen, wo die Anfänge und Ursachen der Stressverarbeitungsstörung zu finden sind. Diese Ungewissheit ist sowohl für Klient:innen als auch Therapeut:innen – zumindest am Anfang – oft schwer auszuhalten.

Ein eindrucksvolles Beispiel hierfür lieferte eine junge Klientin, die mehrmals während der Woche mit ihrem Fahrrad zur Arbeit fuhr. Sie war sich der Gefahren im Großstadtverkehr durchaus bewusst und versuchte sich mit ihrem E-Bike immer den Verkehrsverhältnissen anzupassen, gerade weil sie, wie sie angab, sich vom Straßenverkehr oft gestresst fühlte. Obwohl sie sich gerade am Unfalltag vorgenommen hatte, so stressfrei wie möglich in die Arbeit zu fahren und das Fahrradfahren zu genießen, sei sie an einer abschüssigen Stelle zu schnell gefahren und aufgrund einer drohenden Kollision mit einem abbiegenden Pkw beim heftigen Abbremsen ihres Fahrrades gestürzt. Dabei habe sie sich den Schienbeinkopf gebrochen. Dieser habe operiert werden müssen und sie habe hierdurch ihr Vertrauen zu sich selbst und zu anderen Verkehrsteilnehmer:innen verloren. Auch habe sie sich selbst Vorwürfe gemacht, denn sie sei zu schnell gefahren und habe dementsprechend zu heftig bremsen müssen, wodurch es zum Sturz und zur Verletzung gekommen sei. Der Autofahrer selbst hatte dann doch rechtzeitig gebremst. Aber sie sei jetzt mit dem Straßenverkehr total überfordert, sei sehr schreckhaft und habe ständig Angst, sie würde angefahren. Da ihr das Fahrradfahren sehr wichtig sei, wollte sie wieder mehr Sicherheit im Straßenverkehr bekommen.

Wie vorher besprochen wurde der Klientin bereits in der zweiten Sitzung angeboten, den schlimmsten Moment des Unfalls und des

Sturzes mit Brainspotting zu prozessieren. Sie beschrieb bei dieser ersten Fokussierung auf den schlimmsten Moment ein Gefühl von Kontrollverlust – sie habe das Rad nicht mehr halten können und hätte nicht gewusst, ob der Autofahrer sie anfahren würde. In der Sitzung wurden für sie jetzt starke Beklemmungen im Brustbereich und viele Tränen spürbar, ein »innerer Aufruhr«, selbst schuld zu sein, machte sich bemerkbar. Die Trauerreaktion nahm sehr plötzlich und massiv zu – Trauer, dass sie durch den Unfall mit dem Sturz »dem Körper etwas angetan« habe, dass sie sich nicht gut um ihn gekümmert habe. Sie schien von Trauer und Schmerz überwältigt und berichtete schließlich auf Nachfrage mit tränenerstickter Stimme, dass man in der Familie sehr laut habe kundtun müssen, wenn einem etwas nicht gutgetan hätte – bestenfalls die zehn Jahre ältere Schwester habe sich gekümmert. Die Kindheit sei sehr schwierig gewesen, denn sie sei ohne Vater aufgewachsen und die Mutter sei wohl angesichts von fünf Kindern ziemlich überfordert gewesen. Und dann habe es auch noch ein Familiengeheimnis gegeben, von dem alle gewusst hätten, was aber von niemandem angesprochen oder gestoppt worden sei – was sie hier aber nicht preisgeben wolle.

Völlig erschöpft und offensichtlich über sich selbst überrascht kam die Klientin langsam zur Ruhe und meinte, es habe gutgetan, diese Emotionen zu spüren, sie trage als impulsiver Mensch viel Wut in sich, die sie aber immer kontrollieren müsse.

In der Folgesitzung berichtete sie von einer leichten Verminderung der Angst beim Radfahren, eine erneute Fokussierung des Unfalls zeigte nur noch wenig unfallbedingte Aktivierung. In dieser und einer weiteren Sitzung ging es mehr um ihr Lebensgefühl, das von Wut gleichermaßen wie von Lebensmüdigkeit geprägt wäre. Ich konnte ihr da nur ans Herz legen, sich in einer weiteren Therapie mit diesen Thematiken zu befassen, was sie aber ablehnte. Ein knappes halbes Jahr später berichtete sie, der Körper fühle sich inzwischen deutlich mehr entlastet an, im Straßenverkehr sei sie aber noch immer mit erhöhter Aufmerksamkeit unterwegs.

Beispiel 2: Wie Brainspotting den Körper entlasten und die Selbstwahrnehmung verändern kann

Diesen Erfahrungsbericht stellte eine erfahrene Brainspotting-Therapeutin nach Rücksprache und mit Einverständnis ihrer Klientin zur Verfügung. Diese schrieb: »Zu meiner Erfahrung mit Brainspotting:

»Im Alter von sechs Monaten wurde ich aufgrund einer Skoliose im Brustwirbelbereich einer orthopädischen Behandlung unterzogen. Der Skoliose musste entgegengewirkt werden, sodass mir eine Gipsliegeschale angepasst wurde. Um den Gipsabdruck anzupassen, musste ich narkotisiert werden. In der Gipsschale war ich dann täglich 23,5 Stunden fixiert: in liegender Haltung, den rechten Arm über den Kopf gebogen, an Armen und Beinen angegurtet. Die Behandlung hatte eine Dauer von 18 Monaten.

Meine Herkunftsfamilie bestand damals aus meinen Eltern und einer 13 Monate älteren Schwester. Meine Mutter war mit der damaligen Situation überfordert. Ihre Überforderung äußerte sich in zeitweiligem Zorn und Gereiztheit, wie sie mir später schilderte. Auch ärgerte sie sich darüber, wenn Außenstehende mir Mitleid entgegenbrachten, worauf sie zickig oder aggressiv und abweisend reagierte. Sie war extrem gestresst in ihrer damaligen Situation.

Mein Vater, der einen Laden betrieb, hatte meiner Mutter in seiner Verliebtheit versprochen, dass sie nie werde arbeiten müssen. Zur Gründung des Geschäfts hatten sich meine Eltern entschlossen, ein fünfstöckiges, schwer renovierungsbedürftiges Haus zu kaufen. Meine Mutter, gelernte Säuglingsschwester, versorgte uns Kinder, half im Laden mit und kam den regelmäßigen Terminen beim Orthopäden nach. Mein Vater leitete das Geschäft, bildete Lehrlinge aus und renovierte in den Abendstunden das Haus. Raum um Raum, um über Mieteinnahmen weitere Einkünfte für die Familie zu schaffen.

Die damaligen Umstände brachten meine Mutter in eine extreme Belastungssituation. Dazu kam die Nichterfüllung des Versprechens, nie arbeiten zu müssen, worüber sie sich ihr Leben lang beklagte. War meine Mutter im Laden, wurden meine Schwester und ich stundenlang alleine gelassen. Darunter litt meine Mutter, was sich immer in Gereiztheit äußerte, so berichtete sie. Mein Vater sprach nie davon, dass er jene Zeit überfordernd erlebt hätte, er blickte eher stolz auf das Erschaffene.

Im Laufe meines Lebens habe ich innerfamiliär in sehr vielen Bereichen Verantwortung übernommen, die nicht meinem Zuständigkeitsbereich und meiner Rolle des Kindseins entsprachen. Aufgrund zunehmender, nicht enden wollender vielschichtiger Anforderungen bis Überforderungen innerhalb der Familie erwiesen sich meine

Kompetenzen als sehr nützlich und hilfreich. Woraus sich häufig eine Zuteilung dementsprechender und verantwortungsvoller Aufgaben ergab, die ich auch gerne aufsuchte. Durch mein empathisches Wesen konnte ich innerfamiliäre Konfliktsituation recht schnell analysieren, Vorkommnisse oder auch Gefühle und Stimmungen altersgemäß benennen.

Die Beziehung zu meiner Mutter entwickelte sich ambivalent, für uns beide – in Konkurrenz stehend. Als Kind und Jugendliche lud meine Mutter regelmäßig unvorhersehbar und unbegründet ihren Zorn an mir ab. Nie konnte ich verstehen, warum. Immer hatte ich den Eindruck, weil ich es war. Weil ich existierte. Somit fühlte ich mich immer mehr motiviert, sie in ihren Schwachstellen zu provozieren, was mir gut gelang. Mein Vater bestätigte mein Empfinden, als Blitzableiter zu fungieren. Ob es diesbezügliche Vieraugengespräche unter den beiden gab, weiß ich nicht.

Als Erwachsene wurde ich einerseits bedrohlich und andererseits Halt gebend für meine Mutter. Ich fungierte als Ratgeberin, Macherin, Konfliktmanagerin und Notfallversorgerin. Alle mir zugeteilten Aufgaben wurden immer zufriedenstellend erledigt. Für mein Handeln wurde mir viel Vertrauen entgegengebracht. Meine Mutter war extrem eifersüchtig auf mich, auf mein Leben, auf meine Freundschaften, auch auf meine Beziehung zu meinem Vater. Ich hatte mich zu einer mutigen und kämpferischen Frau entwickelt, die keine Verantwortung scheute.

Während meiner letzten zehn Lebensjahre quälte mich zunehmend die Empfindung, zu viel Verantwortung übernommen zu haben. Tatsächlich hatte ich keine Vorstellung, wie ich das Gefühl des Zuständigseins loslassen könnte. Die Biografie-Arbeit in der Ausbildung zur Kunsttherapeutin eröffnete mir, zum ersten Mal, den Blick auf mögliche Auswirkungen meiner Zeit im Gipsbett.

2020 begab ich mich auf die Suche nach einer Therapeutin, nachdem meine Eltern verstorben waren und mich einige quälende Fragen bedrängten. Meine Suche richtete sich nach der Methodenvielfalt der Therapeutin wie EMDR oder Hypnotherapie und nicht zuletzt nach ihrer Erscheinung. Mir war bewusst, ein Trauma erlitten zu haben.

In den Sitzungen habe ich viel über die konflikthafte Beziehung zu meiner Mutter und in den letzten Jahren auch zunehmende Konflikte mit meiner Schwester berichtet. Darin erfuhr ich sehr hilfreiche Beratung und die Aussicht, dass mir geholfen werden kann. Meine

Therapeutin stellte mir die Frage, ob ich Schuld übernommen habe. In der darauffolgenden Sitzung konnte ich die Überlegung mitbringen, mich schuldig gefühlt zu haben, weil ich durch meine Geburt und mein Dasein viel Unheil über die Familie gebracht hätte. Ich vermutete, dass dies dazu führte, dass ich Schuld für mein Dasein abarbeiten musste, helfen musste, wo es nur ging.

Meine Therapeutin schlug mir vor, Brainspotting durchzuführen. Ein frühkindliches Trauma könne durch Brainspotting Entlastung erfahren. Bis dahin hatte ich keine Erfahrung mit Brainspotting gemacht. Die Methode war mir nicht bekannt.

Mein Empfinden während des Brainspottings verlief folgendermaßen: In der therapeutisch angeleiteten Vorbereitung zur Durchführung von Brainspotting empfand ich recht schnell tiefe Trauer und emotionale Erregtheit. Als ich dem Zeigestab mit meinen Augen folgte, gab es eine Stelle, an der sich eine Art Schmerz und starkes Unbehagen zeigten. Die Anwendung dauerte ungefähr 20 Minuten. Zwischendrin hatte ich den Eindruck, irgendetwas loslassen zu wollen, wozu ich mir etwas Zeit nehmen musste und was mich ein wenig Überwindung kostete. Ich fühlte mich erst einmal erleichtert sowie erschöpft. In den darauffolgenden Tagen veränderte sich mein Empfinden als entlastend und erleichternd, ich konnte dieses aber nicht genau zuordnen, vielmehr war es eine Gesamtstimmung.

In der Nachwirkung half mir, die Verantwortung/Schuld sukzessiv loslassen und verabschieden zu können. Dies erleichterte mir, Aufgabenbereiche freizugeben, ohne mich schuldig zu fühlen, Menschen im Stich zu lassen oder nicht meiner ›Pflicht‹ nachzukommen. Mein grenzüberschreitendes Verhalten wurde mir noch bewusster sowie die kontrollierenden Aspekte. Gleichzeitig zeigte sich, dass sich mein bis dato auftretendes Obrigkeitsempfinden überraschend veränderte. Autoritätspersonen erschienen mir gleichgestellter. Die Sorge oder Angst, nicht berechtigt zu sein, Anliegen bei Autoritätspersonen vorzubringen, löste sich nahezu auf. Nichtsdestotrotz habe ich vorher meine Interessen immer vertreten. Jedoch handelte ich eher angespannt, häufiger aus dem Gefühl heraus, nicht berechtigt zu sein. Das ist unerwarteterweise verschwunden. Dadurch hat sich auch mein Empfinden in Teamsitzungen verändert. Wenn ich fachliche Einwände oder Ideen vertrete, wenn kontrovers diskutiert wird, kann ich dies heute tun, weil ich mich gleichgestellt, gleichwertig und berechtigt fühle.«

Beispiel 3: Schwerwiegende Schicksalsschläge mithilfe von Körperressourcen besser verarbeiten

Die Teilnehmerin einer Ausbildungsgruppe berichtete:

»Thema der Arbeit mit Gerhard Wolfrum war der überraschend plötzliche Tod meines Mannes vor ca. einem Jahr. Zu Beginn der Brainspotting-Sitzung wurde ich gefragt, um was es gehen solle, an welchem Thema ich arbeiten möchte. Ich schilderte den sehr plötzlichen Tod meines Mannes vor ca. einem Jahr, er war erst 51 Jahre alt. Wir waren 28 Jahre ein Paar und 21 Jahre verheiratet. Es gab keinerlei Anzeichen für eine Erkrankung meines Mannes. Sein Tod kam völlig unvorhergesehen und hat mich und meine damals 17-jährige Tochter zutiefst erschüttert und schockiert.

Ich schilderte Herrn Wolfrum die Umstände dieses Schocktraumas und spürte schon beim Erzählen, dass innere Anspannung und Nervosität wuchsen. Mein Herz fühlte sich schwer an und Tränen rannen über mein Gesicht, als ich mich den Erinnerungen stellte. Herr Wolfrum hörte aufmerksam und zugewandt zu und ich fühlte mich in seiner Präsenz angenommen. Ich erwähnte, dass meine Mutter vor 39 Jahren ganz ähnlich gestorben war wie mein Mann. Auch sie hatte einen Herzinfarkt im Alter von 50 Jahren erlitten. Ich war damals 13 Jahre alt und erlebte die Situation und die Umstände ihres Sterbens mit.

Als mich Herr Wolfrum nach dem schlimmsten Moment des Geschehens fragte, als mein Mann starb, konnte ich dies direkt beantworten. Es war der Gesichtsausdruck des jungen Arztes, der mir in der Klinik schließlich die Nachricht überbrachte, dass mein Mann, trotz 90-minütiger Reanimation, den Herzinfarkt nicht überlebt hatte. Gefühlt war ich mitten in der damaligen Situation und als Herr Wolfrum mich nach dem Grad meiner Aktivierung fragte, wusste ich sofort, dass es die höchstmögliche Aktivierung war, 10 von 10 Punkten.

Herr Wolfrum bot mir daraufhin an, zuerst einen *Ressourcenpunkt* zu installieren, und fragte mich nach einer Stelle in meinem Körper, die sich, trotz der Aktivierung in meinem System, ruhig, entspannt oder geerdet anfühlte. Das Erste, was ich in meinem Körper wahrnahm, waren Stress, kalte Hände, angespannte Beine, ein schweres Herz und Zittern im Inneren. Als ich jedoch, durch Herrn Wolfrum angeleitet, meinen Körper scannte und nach einer ruhigeren Stelle suchte, bemerkte ich, dass sich die Fußsohlen beider Füße im Bereich der Fußballen warm und entspannt anfühlten.

Ich fokussierte auf diese Stellen, während Herr Wolfrum mit dem Pointer einen Blickpunkt suchte, der die Entspannung und das Wohlgefühl noch stärker werden ließ. Es dauerte nicht lange und dieser Ressourcenpunkt war gefunden und ich spürte, wie sich unmittelbar Entspannung in meinem Körper ausbreitete. Von den Fußsohlen beginnend stiegen Wärme und Wohlgefühl in mir auf. Herr Wolfrum bat mich mehrere tiefe, freundliche Atemzüge zu nehmen und ›aufzutanken‹, was mir sehr guttat. Mit dieser Ressource konnte ich mich der Belastung stellen und wir suchten mithilfe des Pointers entlang des Gesichtsfeldes auf der x-Achse einen zweiten Punkt, der die Aktivierung verstärkte bzw. wo ich den besten Zugang zu den alten Erfahrungen spürte.

Auch dieser Punkt war rasch gefunden und ich spürte unmittelbar, wie starke Emotionen in mir aufstiegen. Heftiges Weinen kam in mir auf sowie Zittern und Anspannung in den Beinen. Herr Wolfrum fragte immer wieder nach den Empfindungen in meinem Körper, was mich in den gegenwärtigen Moment zurückbrachte. Der Aktivierungspunkt löste starke Emotionen und eine Flut von Erinnerungsbildern aus. Die Fragen nach der körperlichen Empfindung waren wie ein Anker in der gegenwärtigen Situation.

Herr Wolfrum machte mich darauf aufmerksam, dass ich nicht alleine im Raum sei, dass er da sei und die Gruppe auch, in der jetzigen Situation sei ich nicht alleine. Ich konnte zwar in meinem Prozess keine einzelnen Personen um mich herum ausmachen, aber diese verbale Erinnerung daran, nicht alleine zu sein, fühlte sich erleichternd an. In dieser vertrauensvollen Atmosphäre gelang es mir leicht, mich auf meinen inneren Prozess einzulassen. Meine Empfindungen waren sehr stark und ich war dankbar um den zweiten Punkt, den Ressourcenpunkt, zu dem ich selbstständig immer wieder zurückkehrte, um mich von den Strapazen des Aktivierungspunktes zu erholen. Es fühlte sich an wie ›Urlaub‹, auf dem Ressourcenpunkt zu verweilen und zu fühlen, wie sich unmittelbar eine Entspannung im gesamten Organismus ausweitete. Jedes Mal, wenn diese Erholung in mir aufstieg, bemerkte ich, wie Anspannung und Unruhe in meinem Inneren deutlich zurückgingen und ich tief und ruhig atmen konnte.

Nach ein paar Durchgängen des Wechsels zwischen Aktivierung und Ressource kamen Bilder aus der Situation meiner Kindheit hoch, als meine Mutter starb und ich dies damals beobachten musste. Herr Wolfrum fragte nach der Situation und ich erzählte. Beim Erzählen tauchte ein Schuldgefühl in mir auf, das in der damaligen Situation sehr präsent gewesen war. Herr Wolfrum fragte nach diesem Schuldgefühl und warum es damals da war. Als er dies aussprach, tauchte eine weitere Erinnerung in mir auf, nämlich die an den Suizid meines Vaters vor vier Jahren. Mir wurde zum ersten Mal bewusst, dass alle drei Todesfälle in meinem Organismus miteinander verknüpft waren.

Herr Wolfrum wies darauf hin, dass es ja insgesamt eine heftige Geschichte sei, da ich drei Verluste sehr naher Personen erlitten habe. Diese Aussage hat mich sehr berührt und das Bewusstsein in mir dafür sensibilisiert. Nach wie vor hatte ich immer wieder starke körperliche Reaktionen im Prozess, die von Zittern im ganzen Körper und heftigem Weinen begleitet waren. Ich wechselte zwischen meinem Ressourcenspot und dem Aktivierungspunkt hin und her. Jedes Mal, wenn die Aktivierung zu intensiv war, war ich dankbar für die Möglichkeit der Erholung beim Ressourcenspot.

Behandlungstechnischer Hinweis: Der erste Vorteil des Arbeitens mit zwei Spots (Aktivierungs- und Ressourcenspot) besteht für die Klienten in der Möglichkeit, nun selbst zu bestimmen, in welchem Ausmaß sie die Aktivierung zulassen wollen und auszuhalten bereit sind und ab wann sie zum Ressourcenspot wechseln wollen – um besser titrieren und dosieren zu können und sozusagen »Urlaub« zu machen, wie die Klientin es ausgedrückt hat. Der zweite Vorteil besteht in den nun bestehenden Wahlmöglichkeiten und der wiedergewonnenen Selbstwirksamkeit – welche unter den ursprünglichen traumatischen Situationsbedingungen niemals bestanden haben: Unter Traumabedingungen ist man immer hilflos (ohne Hilfe von außen), ohnmächtig (ohne Macht und Kraft) und damit den äußeren Bedingungen ausgeliefert – eine sehr fatale Bedingung für uns Lebewesen. Und wenn drittens die Klienten auch noch spüren können, dass sie in der therapeutischen Situation und im Verarbeitungsprozess nicht alleine sind – wie damals –, dann können oft auch noch weiter zurückliegende Erfahrungen abgerufen und verarbeitet werden.

Herr Wolfrum meinte, dass der Tod meines Vaters ja auch erst vier Jahre zurückliege und durch seinen Suizid zudem eine große Belastung darstelle. Diese Worte berührten mich sehr und ich fühlte mich verstanden und angenommen. Ein Suizid im engen familiären Umfeld ist meist mit Scham verbunden, und die konnte ich in der Situation auch spüren. Die empathische Begleitung ermutigte mich deshalb, mich in meinem Prozess zeigen zu dürfen. Es tauchten Bilder und Erinnerungen bezüglich des gewaltsamen Todes meines Vaters auf und ich erzählte davon. Auf einmal spürte ich, dass ich dieser traumatischen Situation gegenüber eher Wut in meinem Körper wahrnehmen konnte statt Trauer, wie bei der Erinnerung an den Tod meines Mannes und den Tod meiner Mutter. Ich wurde ermutigt, die Wut zuzulassen, was mir möglich war, und so ließ ich mich auf die körperliche Anspannung, die deutlich spürbar war, ein und verstärkte sie noch. Kurz darauf entstand eine unwillkürliche Abreaktion in meinem Körper und ich zitterte und schüttelte Arme und Beine.

Nachdem dieser Prozess abgeklungen war, wechselte ich erneut zu meinem ›Urlaubs-Punkt‹ auf dem Ressourcenspot und spürte dann eine noch tiefere Entspannung und eine sich ausbreitende Ruhe in meinem ganzen Körper. Ich verweilte einige Zeit an diesem Punkt und nahm die Erholung in mir auf. Ich spürte eine angenehme Müdigkeit und Erschöpfung. Ein letztes Mal wechselte ich zum Aktivierungspunkt. Dort war eine leichte Trauer weiterhin spürbar, die sich aber wie ein sanfter Schleier anfühlte, der sicher auch angemessen ist in Anbetracht der Gegebenheiten meines Lebens. Eine echte Aktivierung im Sinne eines deutlichen Stresses konnte ich nicht mehr wahrnehmen und wir beendeten die Sitzung. Es war, gemessen an der Situation, eine sanfte Erfahrung. Brainspotting und Herr Wolfrum haben mir die Möglichkeit gegeben, mich den schmerzhaften Ereignissen zuzuwenden und mich gleichzeitig sicher zu fühlen. Ich bin sehr dankbar für diese Erfahrung.«

Beispiel 4: Dank Brainspotting keine Symptomentwicklung

Die 45-jährige Heilerziehungspflegerin erfuhr von der Ermordung zweier Schutzbefohlener, die sie zehn Jahre lang betreut hatte und die für sie »wie ihre eigenen Kinder« gewesen waren.

Mit großer Betroffenheit hatte sie von dem schrecklichen Vorfall, den sie an ihrem Arbeitsplatz indirekt habe miterleben müssen, berichtet: Sie sei schon den ganzen Tag wegen des Verschwindens zweier älterer Damen ziemlich beunruhigt gewesen, für die sie zuständig gewesen sei. Sie habe diese beiden liebenswürdigen, aber etwas zwanghaften Damen sehr gut gekannt und auch gemocht und habe für deren Betreuung schon viele Jahre gearbeitet. Am späten Nachmittag habe sie einen Anruf von der Polizei bekommen, die beiden Damen seien in der Wohnung eines ihr ebenfalls bekannten Bewohners einer anderen betreuten Einrichtung erwürgt aufgefunden worden. Dies habe sie in einen Schockzustand versetzt, an weiteres Arbeiten sei nicht mehr zu denken gewesen, sie sei bei einem Durchgangsarzt vorstellig geworden, kleinste Belastungen hätten sie aus der Bahn geworfen, ständig sei sie in Tränen ausgebrochen. Der Täter habe sie ebenfalls gekannt, er habe als psychiatrisch auffällig, aber harmlos gegolten – dass er zu so etwas fähig gewesen sei, sei für sie unfassbar. Sie habe sich nun krankschreiben lassen und wolle von niemandem »betüttelt« werden, sondern brauche Ruhe und Abstand. In der Folgesitzung klagte sie über Schlafstörungen, wobei hier Medikation etwas geholfen hätte.

Eine Erfassung der aktuellen Symptombelastung mithilfe des Screening-Fragebogens *PTSS-10* (Skala zur Erfassung von Reaktionen nach Belastungen) ergab zehn Tage nach dem Vorfall den unter dem kritischen Grenzwert liegenden Belastungswert von 29 Punkten – ab 36 Punkten spricht man vom dringenden Verdacht auf das Vorliegen einer Posttraumatischen Belastungsstörung. Dabei zeigten sich am stärksten ausgeprägt Schreckhaftigkeit (auch bei Telefonklingeln oder Polizeifahrzeugen), gefolgt von Ein- und Durchschlafstörungen, depressivem Gedrücktsein (»Ich kann nicht mehr so, wie ich will«), *starken* Rückzugsbedürfnissen und Erinnerungsängsten (»Ich habe Angst vor Stellen und Situationen, die mich an das belastende Ereignis erinnern könnten«, z. B. die WG selbst, wo die Zimmer der beiden Opfer ausgeräumt werden sollten), gefolgt von gelegentlichen Albträumen und leichten Stimmungsschwankungen. Immer wieder müsse sie sich die Frage stellen: Wie sahen die letzten Minuten und Sekunden der beiden Mordopfer aus – habe der Täter beide gleichzeitig oder nacheinander erwürgt ...?

Diagnostisch dürfte es sich bei der Klientin um eine akute Belastungsreaktion (F43.0) gehandelt haben, die sich ohne weitere psychotherapeutische Unterstützung durchaus auch in das Vollbild einer Posttraumatischen Belastungsstörung hätte verändern können. Immerhin gab es Bindungen und Beziehungen, die ihr Halt gaben, und sie hatte die Fähigkeit, sich zu entspannen und für das eigene Wohlergehen zu sorgen – damals allerdings eingeschränkt. Im Sinne einer Ressourcenstärkung wurde der Klientin der Auftrag gegeben, nach Positiverfahrungen ihres Lebens zu suchen und danach, was ihr jetzt guttun würde, wobei sie erstaunlich fündig wurde. Die Beisetzung des ersten Mordopfers schien nach Schilderung der Klientin schrecklich unwürdig verlaufen zu sein, außerdem war sie hierbei erstmalig wieder voll mit dem Geschehenen konfrontiert gewesen. Vielleicht entwickelte sie auch deshalb in Folge dessen eine schwere Erkältung, die weiteres therapeutisches Arbeiten kaum möglich machte. Immerhin konnte aber mit imaginativen Verfahren eine weitere Ressourcenstärkung auf Körperebene erfolgen. In der vierten Sitzung berichtete sie von den Schwierigkeiten und Belastungen, wieder zu arbeiten und wieder mehr mit den schrecklichen Vorfällen konfrontiert zu sein. Aus diesem Grund bot ich ihr eine Sitzung mit dem ihr unbekannten Brainspotting-Verfahren an. Sie ließ sich darauf ein und beschrieb bei der Schilderung des Mordtages »Enge in der Brust« mit einem SUD-Score von 9, wollte aber keine Körperressource haben.

Nach dem Auffinden des Brainspots mithilfe des inneren Fensters zeigten sich – sehr zur Überraschung der Klientin – über mehr als 20 Minuten heftigste »Entladungen« im Körper in Form von »Switches«[4] – vor allem in der Muskulatur gespeicherte Anspannungen. Sie war ziemlich irritiert, wurde zu ihrem eigenen Entsetzen wiederholt regelrecht »vom Sitz gehoben« und fragte mehrfach, ob sie jetzt »verrückt« geworden sei, denn sie hatte offensichtlich keinerlei Kontrolle mehr über das, was nun im Körper ablief. Ich fragte sie während des Prozessierens nach dem *»emanation point«,* also dem Bereich im Körper, an dem die »Switches« ihren Ausgang nahmen. Zu ihrem Entsetzen verstärkten sich die »Switches« und sie benannte unter großer Anspannung die Innenseiten der Oberschenkel. Nachdem der »Spuk« nach mindestens 20 Minuten allmählich abgeebbt war und sie erschöpft im Sessel zurückfiel, wollte sie wissen, warum diese Entladungen aus dem beschriebenen Bereich gekommen seien. Ich erklärte ihr, ich können dies nicht genau wissen, würde aber vermuten, dass es sich um den Musculus iliopsoas, den Hüftbeuger, handeln könne. Dieser sorge normalerweise für die Körperaufrichtung, führe aber unter Stressbelastungserfahrungen sehr häufig zu Verkürzungen und oft nachfolgend auch zu Rückenschmerzen, was selten erkannt und verstanden würde. Insgesamt gesehen habe es

---

4 Von »Switches« spricht man, wenn traumabedingte Erstarrungszustände – gespeichert im Stammhirn – sich zu entladen beginnen. Im Stammhirn sind bekanntlich schwerpunktmäßig die Muster für Flucht und Kampf gespeichert – wenn beides nicht mehr möglich ist, weil die Situationsbedingungen beides nicht mehr zulassen, kann ein Lebewesen nur noch der Totstellreflexreflex, die komplette Erstarrung (»freeze«) helfen zu überleben (siehe unten).

sich wohl um die Entladung von Trauma-bedingten Freeze-Zuständen gehandelt (aus dem Hirnstamm kommend), wozu ich ihr während des Prozessierens zu ihrem Erstaunen immer wieder gratuliert hatte. Für sie selbst war das Ganze natürlich körperlich sehr anstrengend und sie gab in der darauffolgenden letzten Sitzung an, danach »völlig platt« gewesen, aber nicht mehr für Triggerreize, auch nicht am Arbeitsplatz, anfällig zu sein. Sogar in die Wohnung eines der Opfer habe sie fahren können – »es war gut«, auch sei sie nicht mehr in einem inneren Alarmzustand. Mit der Bitte, weiterhin mit sich selbstfürsorglich umzugehen, konnte ich sie nach insgesamt fünf Sitzungen verabschieden – nicht ohne das Angebot sich wieder melden zu dürfen, falls nochmals etwas Belastendes auftauchen sollte. Sie nahm dieses Angebot nicht in Anspruch.

Behandlungstechnischer Hinweis: Freeze-Zustände sind bekanntlich Reaktionen des Stammhirns, wenn die Möglichkeiten von Kampf oder Flucht für einen Menschen nicht mehr gegeben sind. Dann bleibt nur noch der »Totstellreflex« – ein Überlebensmechanismus, der bei Tieren gut zu beobachten ist, wenn sie keine Chance zur Flucht, Verteidigung oder zum Kampf mit bzw. gegen einen Angreifer sehen. Auf YouTube kann man hierzu viele Beispiele sehen, bei denen man als Betrachter nicht glaubt, dass das gezeigte Lebewesen noch lebt, so flach wird geatmet. Und erst wenn der Angreifer verschwunden ist, pumpt sich das Tier nach angemessener Zeit ins Leben zurück. Bei uns Menschen zeigen diese Abreaktionen in der therapeutischen Situation, dass jetzt Körpererinnerungen aktiviert wurden, wo es um Leben und Tod ging. Und wenn Klient:innen dies zulassen, können sie enorm viel für die Stressverarbeitung profitieren.

Beispiel 5: Brainspotting bei »komplexem Akuttrauma«

Warum die Überschrift kein Widerspruch in sich ist, werden Sie gleich verstehen: Ein 55-jähriger, sehr erfahrener Fernbusfahrer kollidierte mit einem Suizidanten, der sich von einer Autobahnbrücke fallen ließ. Er prallte gegen die Frontseite des Fernbusses und war sofort tot. Der Busfahrer war völlig geschockt, die Fahrgäste zum Teil – sie hatten zumindest einen dumpfen Aufprall gehört. Der Fahrer war nicht mehr arbeitsfähig und erfüllte im Erstgespräch alle Kriterien einer Posttraumatischen Belastungsstörung. Er benötigte nur fünf Sitzungstermine – drei davon mit Brainspotting – und verabschiedete sich erleichtert und weitgehend symptomfrei.

Er berichtete mit noch immer großer Betroffenheit davon, dass er mit seinem Fernbus gegen Abend durch einen sehr belebten Großstadtbereich unterwegs gewesen war. Er sei gen Westen gefahren, die Sonne habe gelegentlich etwas geblendet. Er habe mehrere relativ nahe beieinanderstehende Brücken unterqueren müssen und habe in letzter Sekunde auf einer dieser Brücken schemenhaft eine sich bewegende Gestalt entdeckt. Diese habe sich plötzlich und unerwartet fallen gelassen und sei gegen die Frontseite des Busses geprallt, die Frontscheibe sei gesprungen, aber nicht geplatzt. Er habe völlig geschockt aus voller Fahrt sofort gestoppt, die Warnblinkanlage angeschaltet und es sogar noch geschafft, die Fahrgäste zu beruhigen, denn diese hatten den dumpfen Aufprall gehört. Er habe vorsichtig nach hinten geblickt und Einzelteile des zerfetzten Körpers gesehen. Er habe einen Notruf abgesetzt und wisse nicht mehr, wie lange es gedauert habe, bis die Polizei, ein Rettungswagen und das Technische Hilfswerk eingetroffen seien, er wisse auch nicht, was er in der Zwischenzeit eigentlich gemacht habe.

Er könne den dumpfen Aufprallschlag auch jetzt noch hören, überall seien die »Überreste« des Suizidanten zu sehen gewesen. Nach dem Nothalt auf der Autobahn sei er von Rettungssanitätern in einen Rettungswagen geführt worden und habe gehört, wie diese sich lautstark über die gefundenen »Überreste« unterhalten hätten. In vielen Nächten wache er immer wieder schweißgebadet auf und habe diese Bilder vor sich, er könne in der Küche keinen Blumenkohl mehr aufschneiden und bat darum, dass das in der Praxis stehende Gehirnmodell aus Kunststoff entfernt würde. Nach dem Unfall sei er auf die von der Frontscheibe des Busses tropfende Hirnmasse aufmerksam gemacht worden – dies könne er innerlich nicht mehr loswerden. Auch von den weiteren »Resten« habe er zu viel gesehen und von der Kripo gehört, was alles gefunden worden sei. Er könne inzwischen auch seinen Hund nicht mehr mit Fleischresten füttern.

Eine Erfassung der aktuellen Symptombelastung mithilfe des Screening-Fragebogens *PTSS-10* (Skala zur Erfassung von Reaktionen nach Belastungen) ergab bezogen auf die letzten sieben Tage den kritischen Grenzwert von 35 Punkten – ab 36 Punkten spricht man vom dringenden Verdacht auf das Vorliegen einer Posttraumatischen Belastungsstörung. Dabei zeigten sich am stärksten ausgeprägt Schlafstörungen – er wache vier bis achtmal während der Nacht auf und müsse tagsüber viel schlafen, gefolgt von Albträumen, vor allem von den menschlichen Überresten auf der Autobahn und auch auf der Frontscheibe. Etwas schwächer, aber immer noch jenseits des Mittelwertes zeigten sich Schreckhaftigkeit, z. B. bei Blaulichtern und Verkehrsgeräuschen sowie Rückzugsbedürfnisse, vor allem nach Ruhe und Abstand, und Gereiztheit – schon bei Kleinigkeiten »explodiere« er – sowie Erinnerungsängste: Alles, was mit Springen, z. B. im Fernsehen, zu tun hätte, könne er nicht ertragen und sogar mein ihm gezeigtes Gehirnmodell könne er nicht anschauen. Im Mittelbereich zeigten sich depressives Gedrücktsein (»Ich drifte weg und habe ein Loch in mir«), etwas schwächer Muskelverspannungen vor allem im Rücken und Nacken sowie Stimmungsschwankungen zwischen Traurigkeit und Ruhebedürfnissen und auch Selbstvorwürfe, denn er hätte an diesem Tag auch die Wahl gehabt sich freizunehmen – aber er habe fahren wollen.

Diagnostisch dürfte es sich um das Vollbild einer Posttraumatischen Belastungsreaktion (F43.1) gehandelt haben, auch deshalb, weil der Vorfall nun bereits einige Wochen zurücklag, die Selbstheilungskräfte für eine Verarbeitung offensichtlich nicht ausgereicht hatten und sich die Symptomatik eher verfestigt hatte. Außerdem hatte er offensichtlich inzwischen eine gewisse Resignation entwickelt, geeignete Psychotherapeut:innen zu finden, weshalb er seine Lebensgefährtin gebeten hatte, herumzutelefonieren. Er selbst sei nicht mehr bereit, bei mehreren Anlaufstellen oder Psychotherapeuten seine Unfallgeschichte ausführlich zu erzählen, um dann doch keine wirkliche Unterstützung zu bekommen.

Bei der Frage nach Vorbelastungen benannte er den Tod einer früheren Freundin sowie eine Tinnitus-Reaktion im Rahmen seiner Techniker-Ausbildung. In den Folgesitzungen gab der Busfahrer an, am stärksten mit den Albträumen und Stimmungsschwankungen zu kämpfen zu haben, weshalb ihm angeboten wurde, den Vorfall mit Brainspotting zu bearbeiten. Es zeigten sich über das innere Fenster bei der Fokussierung des Unfallereignisses sehr schnell relativ hohe Belastungswerte (SUD = 7, ansteigend) mit Körperreaktionen in Form von Druck auf der Brust und im Kopf, Luftnot und Enge im Hals. Angesichts der starken Reaktion wurde ihm eine *Körperressource* angeboten – er wählte die Waden, was zu einer allmählichen Entspannung des Stressverarbeitungssystems führte. Überraschend war, dass er gegen Ende dieser ersten Brainspotting-Sitzung plötzlich von Gefühlen der Traurigkeit sprach und ich ihn dementsprechend fragte, ob er denn den Suizidanten gekannt hätte. Er verneinte, führte aber aus, er habe Ähnliches schon mal erlebt hätte: Die bereits erwähnte frühere Freundin sei nach einem Streit auf einer Party alleine nach Hause gegangen, sei überfallen und vergewaltigt worden und habe sich wenige Tage später vermutlich deswegen erhängt. Dies habe ihn damals schwer geschockt, auch habe er sich Vorwürfe gemacht, dass er sie habe alleine nach Hause gehen lassen. Ich erklärte ihm, dass ich ziemlich sicher sei, dass das Gehirn und das Stressverarbeitungssystem beide Vorfälle in einer »ähnlichen Schublade« gespeichert hätten – zumindest beides miteinander verbunden sei. Dementsprechend empfahl ich ihm, auch diesen Vorfall – auch wenn er schon lange zurückliege – durchzuarbeiten.

Tatsächlich ließ er sich in der dritten Sitzung darauf ein, gab an, dass er sich nach der Brainspotting-Sitzung »relativ entspannt« gefühlt habe, vor allem auch, weil er sich viel Ablenkung durch Außenaktivitäten verschafft hätte – was vorher nicht möglich gewesen sei. Die Nächte seien aber immer noch von Aufschrecken nach dem Aufprallknall und heftigen vegetativen Reaktionen gekennzeichnet. Er habe den Ablauf mehrfach aufgeschrieben, was wenig geholfen hätte. Da die Albträume weiter anhielten, zu variieren begannen und darin plötzlich auch seine kleine zweieinhalbjährige Tochter auftauchte, wurde ihm eine weitere Brainspotting-Sitzung mit den schlimmsten Bildern der Albträume, vor allem dem Sprung des Suizidanten, angeboten. Zweimal »durchkreuzte« ich im affektiv belastendsten Moment mit meinem Gesicht seine Blickachse, d. h., ich ging mit meinem Gesicht genau auf der von ihm gewählten Blickrichtung in direkten Blickkontakt mit ihm. Dies irritierte ihn in seinem affektiven Hochstress und führte zu einer Abnahme des »Albtraum-Spuks«. Zusätzlich bot ich ihm noch einen Ressourcenspot an, wobei er Kontakt zum rechten Zeigefinger, Arm und rechten Oberkörper fand. Der »affektive Spuk« im Körper reduzierte sich deutlich.

Er berichtete in der Folge, dass es ihm tagsüber besser ginge, dass er allerdings länger anhaltende Kopfschmerzen gehabt und sich eine Erkältung zugezogen hätte. Die Albträume seien nicht völlig verschwunden, sondern variierten in verschiedenen Verkehrssituationen, weswegen ihm erneut die Arbeit mit Brainspotting angeboten wurde. Da Albträume zumindest eine Art Vorstufe von Verarbeitung sind und damit ein wichtiges Zeichen dafür, dass der Verarbeitungsprozess angelaufen ist, war plausibel, dass die Aktivierung nur noch auf 6 bis

7 Punkte anstieg. Über den *Aktivierungsspot* meldeten sich Hals und Brustbereich, Gefühle von Hilflosigkeit, Trauer und Schuldgefühle wurden spürbar. Auch hier half eine Körperressource mit Kontakt zum rechten Bein und der rechten Wade, der SUD-Score sank allmählich. Der Suizid der Freundin habe damals sein Leben komplett verändert, die eigenen Eltern hätten davon gar nichts erfahren, die »Schwiegereltern« hätten ihm die Schuld am Tod ihrer Tochter zugesprochen. Die damalige Freundin sei von ihm schwanger gewesen, die jetzige sei es auch – eine besondere Brisanz. Vielleicht war deswegen die eigene Tochter im Albtraum erschienen.

Er berichtete von besseren Nächten, es habe inzwischen auch schöne Momente gegeben, es sei sogar mal wieder an einem Fluss gewesen. Der Tod der damaligen Freundin wurde erneut Thema, er schilderte, wie er sie kennengelernt hatte, dass sie schwanger von ihm gewesen sei und dass sie überlegt hätten zusammenzuziehen. Während der gemeinsamen Party habe es draußen einen Tumult gegeben, er sei aufgrund der Schreie zusammen mit dem Bruder der Freundin nach draußen gegangen, wo die Freundin inzwischen von sieben Angreifern überwältigt worden war. Er selbst und der Bruder hätten versucht, dazwischenzugehen, der Bruder habe ein Messer zwischen die Rippen bekommen und sei später daran verstorben. Er selbst sei ebenfalls verletzt und kampfunfähig geschlagen worden und habe hilflos und ohnmächtig zusehen müssen, wie die Freundin vergewaltigt worden sei. Der schlimmste Moment sei gewesen, zusehen zu müssen und nichts machen zu können. Erst im Rettungswagen sei er wieder aufgewacht – offensichtlich war er dissoziativ »ausgestiegen«, auch die Freundin sei ins Krankenhaus gebracht worden. Die Eltern der Freundin hätten den Zugang zu ihr verwehrt.

Die Fokussierung auf die schlimmsten Momente zeigten über einen Aktivierungsspot bei einem SUD-Score von 9 Punkten, heftige Sensationen in Hals und Brust, Atemprobleme und einen stechenden Schmerz im Hals. Auch jetzt zeigte sich ein »dissoziativer Ausstieg«, er beschrieb, die »Wände kämen auf ihn zu«, weshalb eine Unterbrechung der Brainspotting-Fokussierung erfolgte und angesichts der hohen Aktivierung erneut eine Körperressource angeboten wurde – wieder waren es das rechte Bein und die Wade und es gelang ihm, in der Gegenwart der therapeutischen Situation zu bleiben. Es entstanden innere Ruhe und Traurigkeit, er nahm aber auch heftige Aggressionsgefühle wahr, welche er nur beobachten sollte, ohne darauf zu reagieren. Wut und Trauer entstanden im Bauchbereich.

Diese fünf Sitzungen waren für ihn verständlicherweise nur schwer auszuhalten, er berichtete aber auch, irgendetwas sei zunehmend leichter geworden. Gelegentlich meldeten sich sowohl Gefühle von Hilflosigkeit, denn ein Busfahrer habe ja keine Chance, seinen Bus aus voller Fahrt rechtzeitig zum Stehen zu bringen, als auch Gefühle von Traurigkeit, Wut und Aggression über die Vorkommnisse von damals. Er wolle keine Einzelheiten aus dem Leben des Suizidanten wissen oder warum dieser sein Leben weggeschmissen und andere mit reingerissen habe. Insgesamt schien der 55-Jährige ruhiger geworden zu sein. Subjektiv fühle sich der Nachtschlaf besser an, die Partnerin habe ihm aber berichtet, dass er nachts doch immer noch sehr unruhig sei. Gleichzeitig bereite er sich nun auf die Wiedereingliederung vor, denn er wolle nicht in einer Vermeidungsschleife hängen bleiben. Deswegen wolle er sich jetzt auch wieder verabschieden und darauf hoffen, dass nun das eigene Stressverarbeitungssystem in der Lage sei, die »Restbestände« des Vorfalls selbst zu verarbeiten. Wenn ihm dies nicht gelinge, wolle er wieder kommen. Er tat es nicht – die fünf Sitzungen mit drei Brainspotting-Einheiten schienen ausreichend gewesen zu sein.

Nachbemerkung: Insgesamt waren die Verarbeitungsprozesse angesichts des Erlebten sehr heftig, zeigten aber, dass Verarbeitung mit gezielten Angeboten und unter geschützten Bedingungen relativ schnell Besserung ermöglichen. Ob der Suizid der Freundin und die vorangegangenen traumatischen Lebenserfahrungen sowie die Ermordung des Bruders der Freundin wirklich in dieser kurzen Zeit verarbeitet werden konnten, lässt sich im Nachhinein nicht beantworten. Dem Klienten war es jedenfalls wichtig, das aktuelle Ereignis zu integrieren und wieder seinem Beruf nachgehen zu können. Auf einer Trauma-Station (»Zentrum für Psychotraumatologie«), die ich zehn Jahre zuvor aufgebaut und geleitet hatte, benötigten wir in ähnlich gelagerten Fällen, z. B. bei Lokführern mit mehreren Überfahr-Traumata, die das Knacken der Knochen der Suizidanten noch im Ohr hatten, mithilfe der Screen-Technik zwischen acht und zwölf Wochen stationäre Aufenthaltsdauer, um sie einigermaßen von den Folgen zu befreien. Die oben geschilderte Behandlung mit den fünf Brainspotting-Sitzungen erstreckte sich über ziemlich genau vier Wochen und erfolgte nur ambulant. Eine Nachfrage ein Jahr später bestätigte, dass es ihm gut ging.

Beispiel 6: Warum bei Brainspotting die individuelle Prozessorientierung so entscheidend ist

Das Brainspotting-Verfahren erlaubt es, mithilfe einer vertrauensvollen Arbeitsbasis schützende Rahmenbedingungen herzustellen, die es Klient:innen ermöglichen, sich dem Verarbeitungsprozess in einer Weise zu überlassen, dass die jedem Menschen innewohnenden Selbstregulations- und Selbstheilungskräfte aktiv werden können. Kognitive Orientierungen und starres Festhalten an vorgegebenen Behandlungsmanualen wären angesichts der Nichtlinearität und Komplexität unseres Gehirns hinderlich. Dementsprechend folgen die Brainspotting-Therapeut:innen im Sinne der »Kometen-Metapher« dem Prozessverlauf mit Achtsamkeit und Empathie – egal, wohin dieser führt. Diese Ungewissheit ist für beide Seiten oft schwer auszuhalten, denn der Verarbeitungsprozess verläuft höchst individuell und ist bei jedem Menschen anders. Lesen Sie hierzu den persönlichen Erfahrungsbericht einer Klientin:

»Alleingelassensein und mich vom Leben und der Welt abgetrennt fühlen – das war lange Zeit das Grundgefühl auf meinem Lebensweg. Alleingelassen mit einem Polizeibeamten, der mir gerade die blutüberströmte Lederjacke meines Bruders in die Hand gedrückt hatte, die ich diesem zwei Jahre zuvor geschenkt hatte. Alleingelassen war ich mit allem, was danach kam und mit allem, was uns dorthin geführt hatte. Nicht das entsetzliche Geschehen selbst belastete mich. Mein Bruder war viele Jahre zuvor bei einem Autounfall tödlich verunglückt und ich hatte dies alles schon lange durchgearbeitet. Die Bilder machten mir nach den vielen Jahren gar nicht mehr zu schaffen. Aber ein Gefühl des Alleingelassenseins belastete mich zunehmend. Es ging mir nicht um den Tod meines Bruders an sich. Das war mir nicht mehr so präsent. Aber ich hatte körperliche Beschwerden entwickelt. Ich war sehr verspannt, manchmal konnte ich mich kaum bewegen und mir wurde schwindlig. Alles in allem fühlte ich mich unsicher in meinem Körper.

Ich hatte von Brainspotting gehört und wandte mich an Gerhard Wolfrum. Wir verabredeten einen ersten Termin. Ich war gespannt, ob mir diese Methode helfen würde, und konnte mich gleich in der ersten Sitzung gut darauf einlassen. Gerhard Wolfrum war ruhig, sachlich, ich fühlte mich sicher bei ihm und so begannen wir die Sitzung. Sobald ich an das Alleingelassensein dachte, spürte ich eine deutliche Aktivierung. Der Wert lag für mich bei 8 auf einer Skala von 0 bis 10, wenn 0 der niedrigste Wert ist und 10 der höchste. Gerhard Wolfrum bewertete das als hoch und fragte mich, ob ich anstelle des Aktivierungsspots lieber einen Ressourcenpunkt suchen wollte. Nein, es ging so. Schnell war ein Spot gefunden, an dem ich die Aktivierung deutlich spüren konnte. Es würde mich schon irgendwohin führen. Ich vertraute dem Prozess und blieb bei meinem Alleingelassensein. Ob ich dies Gefühl auch aus anderen Erfahrungen kenne, fragte Gerhard Wolfrum. Ja. Woher?

Es gab tatsächlich noch eine andere Geschichte. Mein Vater war plötzlich gestorben, als ich noch sehr klein war. Auch an dieser Situation hatte ich schon viele Jahre zuvor gearbeitet, allerdings mit EMDR. Seither hatte sie mich nicht mehr belastet. Die Bilder und Albträume, die mich deswegen als Kind geplagt hatten, waren lange schon in Vergessenheit geraten. Gerhard Wolfrums Frage, ob ich dieses Alleingelassensein auch aus anderen Situationen kenne, machte mir die Erinnerung an diesen Schrecken plötzlich wieder lebendig. Der Spot führte mich weiter und auch der Therapeut ließ sich führen. Irgendwann hörte ich ihn fragen, ob ich es denn noch aushalten könne. Mir war wirklich elend. Ich konnte mich kaum rühren. Plötzlich fiel mir wieder ein, wo ich war. Aushalten? Ja. Gerhard Wolfrum konnte die Grenze spüren. Er fragte mich, ob es denn in meinem Körper einen Ort gebe, an dem ich mich besser fühlte. Ich fand meine Füße wieder. Die fühlten sich gut an. Gerhard Wolfrum zog einen zweiten Pointer hervor. Damit war auch der Ressourcenpunkt blitzschnell identifiziert. Es war eine Wohltat. Augenblicklich machte sich Wärme in mir breit. Ich blieb innerlich dort, konnte ausruhen. Irgendwann kam ich auf die Idee, ich könnte noch einmal zum ersten Spot wechseln und ausprobieren, was passieren würde. Mit einem Schlag kam die Kälte zurück. Das beklemmende Gefühl in der Brust. Ich wechselte zurück. Dies geschah einige Male, bis Gerhard Wolfrum mich fragte, ob es denn noch einen Unterschied gebe zwischen den beiden Spots. Erstaunt stellte ich fest, dass ein Angleichungsprozess in mir stattgefunden hatte. Eine angenehme Pendelbewegung zwischen Spannung und Entspannung, die mich in die Distanz führte, in ein größeres Wohlbefinden, in einen tiefen Entspannungszustand. Gerhard Wolfrum fragte, ob wir beenden könnten. Ja.

In der folgenden Woche zu Hause, erlebte ich mich verändert. Ich war erstaunt, dass Brainspotting diese alte Geschichte noch einmal hervorholen konnte. Aber es war nicht die gleiche alte Geschichte. Ich hatte den Eindruck, dass wir an eine tieferliegende Schicht gelangt waren. Die Wirkung konnte ich vor allem in einem verbesserten Körpergefühl spüren. Das erstaunte mich. Von all den traumatischen Erlebnissen meiner Kindheit hatte ich eine Art innere Erstarrung, eine Unbeweglichkeit und Verspannung behalten, gegen die ich bisher kein Mittel gefunden hatte. Es half kein Training im Fitnesscenter, kein Radfahren, kein Laufen. Ganz im Gegenteil, manchmal dachte ich, ich arbeite gegen meinen eigenen Körper. Als sei er ein Gummiband, das ich zwar dehnen konnte, welches aber beim Loslassen wieder in den alten Zustand zurücksprang und nun spürte ich nach dieser einen Brainspotting-Sitzung eine Veränderung in meiner Bewegungsfähigkeit. Vielleicht war am Ende noch mehr drin?

In der zweiten Sitzung wollten wir an der Situation mit dem Tod meines Vaters weiterarbeiten. Vielleicht würde es gelingen, auch hier in eine tiefere Schicht zu gelangen und noch eine weitere Verbesserung in meinem Körpergefühl zu erzielen? Gerhard Wolfrum wirkte professionell, das überzeugte mich. Er war aufmerksam und zugewandt und so mochte ich mich ihm gerne anvertrauen.

Mein Vater war plötzlich gestorben. Diese Situation ist eine meiner frühesten Kindheitserinnerungen und eine der wenigen Erinnerungen, die ich überhaupt an ihn habe. Ich begann zu erzählen. Blitzartig öffnete sich mir, Jahrzehnte später, ein Fenster nach innen und Gerhard Wolfrum nahm den Pointer, um mit mir einen Spot für dieses Fenster zu suchen. Ich staunte wieder, über die Treffsicherheit, mit der man diese Spots finden kann. Mir kamen die Tränen, mein Bauch krampfte sich zusammen, ich geriet unversehens in die Angst, die ich damals als Kind empfunden haben musste. Der Prozess führte mich von einer zur anderen Empfindung in meinem Körper. Wieder bemerkte ich die Sicherheit, mit der sich auch Gerhard Wolfrum von diesem Prozess führen ließ. Er blieb unbeeindruckt von dem, was sich zeigte, fragte nach, griff meine inneren und äußeren Bewegungen auf. Ich spürte Schockwellen durch meinen Körper laufen, wusste kaum noch ein und aus. Gerhard Wolfrum hielt meine Aufmerksamkeit unermüdlich bei meinen Körperempfindungen. Irgendwann verschlug es mir die Sprache und ich brachte kein Wort mehr heraus. Ich ließ es geschehen, blieb mit dem Blick auf dem Pointer. Vieles geschah in diesem Prozess gleichzeitig. Bilder zogen vorbei, durch meinen Körper liefen Krämpfe und Schmerzen, gleichzeitig führten wir unser

Gespräch fort. Plötzlich verlor ich den Boden unter den Füßen. Das Alleingelassensein! Hier hatte es seinen Anfang genommen! Mir wurde wieder schwindlig. Es war, als tue sich der Boden unter mir auf. Ich fühlte mich ohnmächtig, hilflos dem Geschehen ausgeliefert.

Der Hinweis von Gerhard Wolfrum, unter uns gäbe es einen festen Betonboden samt mehrerer Stockwerke inklusive einer Tiefgarage, machte es noch schlimmer. Da war viel zu viel Luftraum zwischen dem Beton! Ich wusste nicht mehr weiter. Gerhard Wolfrum spürte, dass ich feststeckte, er zog eine Traumabrille[5] hervor, bei der ein Auge schwarz verklebt war. Ich solle es einmal damit versuchen. Manchmal sei der Spot mit einem Auge besser zu halten. Damit ging es tatsächlich besser. Aber langsam wurde es äußerlich unangenehm: Traumabrille, FFP2-Maske, Tränenströme. Egal, es half ganz offensichtlich, in eine Tiefe zu kommen, in die ich bis dahin nicht hatte gelangen können. Allmählich wich der Schwindel. Seit diesem Tag ist er aus meinem Leben verschwunden. Gerhard Wolfrum spürte, dass es genug war und ich mich irgendwo festhalten musste. Wo in meinem Körper, ich mich denn sicher fühle? In welchem Körper!? Ich musste weit weg gewesen sein, als ich diese Frage hörte. Sie brachte mich zurück. Die Füße konnte ich gut spüren, sie standen fest und sicher auf dem Betonboden – die vielen Stockwerke darunter störten mich nicht mehr. Wir suchten einen Ressourcenpunkt mit einem zweiten Pointer. Das half augenblicklich. Das sichere Gefühl aus den Füßen und Beinen breitete sich in mir aus. Ich blieb bei dem Spot, nahm die Brille ab. Zum Aktivierungspunkt mochte ich diesmal nicht zurückkehren. Dieses Pendeln zwischen Anspannung und Entspannung konnte ich auch so spüren, ich ließ es geschehen. Die Belastung nahm deutlich ab.

Die folgenden Tage brachten mir nochmals ein deutlich verbessertes Körpergefühl. Ich wusste gar nicht wohin mit meiner Energie. Trotz des regnerischen Winterwetters unternahm ich lange Spaziergänge und kleine Wanderungen. Es folgten noch einige weitere Sitzungen, aber dies waren wohl die wichtigsten.

Seither ist ein dreiviertel Jahr vergangen. Mein Leben hat sich verändert. Ich bin in Bewegung gekommen. Ohne Schmerzen, ohne Schwindel, und ich kann vieles ausprobieren, was vorher undenkbar gewesen wäre.«

---

5 Es handelt sich um halbseitig abgedunkelte Brillen, mit deren Hilfe man herausfinden kann, auf welchem Auge die Aktivierung höher oder auch niedriger liegt. Letzteres ist für eine schonendere Verarbeitung oft notwendig.

Beispiel 7: Suizidgedanken haben immer eine Geschichte

Der 45-jährige Sozialpädagoge klagte über Ängste, Schwindelzustände, Angst vor der Polizei und dem Rettungsdienst und berichtete, dass er vor mehreren Jahren in einer Münchener S-Bahn sitzend Zeuge einer Schießerei in einem S-Bahnhof geworden sei. Dabei sei einer Polizistin in den Kopf geschossen worden – sie befinde sich vermutlich bis heute im Koma. Er selbst habe sich ebenso wie alle anderen Fahrgäste beim Einfahren in den Bahnhof auf den Boden geworfen – niemand habe gewusst, ob und wann man den Zug verlassen könne und ob nicht Gefahr bestünde, selbst beschossen zu werden. Am beunruhigendsten sei für ihn allerdings, dass neben der erlebten Unsicherheit immer wieder der Gedanke auftauche, er könne sich selbst etwas antun und sich töten.

Die elf Sitzungen mit achtmaliger Anwendung von Brainspotting (jeweils mit innerem Fenster und teilweise auch einer Körperressource) schienen dem Patienten weitergeholfen haben – jedenfalls bestätigte er dies nachträglich.

Die beunruhigenden Gefühle und Gedanken hätten vor etwa einem halben Jahr begonnen – vielleicht würden sie auch schon länger bestehen, z. B. beim morgendlichen Aufwachen und der Frage, wie dieser Tag wohl werden würde. Beruflich sei er gut eingebunden und lebe seit zehn Jahren mit seinem Partner in einer eigentlich zu kleinen Wohnung zusammen, aber sie würden liebevoll miteinander umgehen. Er sei »sehr katholisch«, aber im Elternhaus sehr behütet zusammen mit zwei älteren Geschwistern aufgewachsen, nur sexuell eben »anders orientiert«. Außerdem habe er vor einem Jahr eine Frau auf dem Nachbarbalkon laut um Hilfe schreien gehört, denn ein Mann habe sie »niederzustechen« versucht, sein Freund habe die Polizei gerufen.

Insgesamt stehe er unter großem Druck – so könne es nicht weitergehen – sehr belastend seien die aufdrängenden Gedanken (»Ich bring' mich jetzt um«) und Essprobleme in der Vergangenheit wegen seines Coming-outs. Ebenso quäle ihn die Frage nach dem Sinn seines Daseins, er leide unter nächtlichem Zähneknirschen und habe Asthmaprobleme in der Kindheit gehabt. Der Mordversuch auf dem Nachbarbalkon und die Schießerei im S-Bahnhof würden ihn am meisten belasten – und es gebe auch noch Hänseleien und Mobbing-

Erfahrungen als Kind im Schulbus. Hilfreich seien bis jetzt Musikhören und der Lebenspartner gewesen, ein wenig auch die Meditation.

Er beschrieb in den weiteren Sitzungen wie die Emotionen auf- und abgingen, er spüre gelegentlich schnelleren Herzschlag und frage sich, warum er Angst vor dem Sterben hätte – vielleicht hänge dies mit Ablehnungserfahrungen zusammen. Dem Freund wolle er davon nichts erzählen, aber heute habe er wieder über sein Leben nachdenken müssen. Der »unglaubliche Wunsch, glücklich zu leben«, mache ihm sehr viel Stress – vielleicht habe dies mit seinem Wunsch nach der Freiheit, »so in seinem Anderssein als Homosexueller« akzeptiert zu werden, zu tun. In seiner Kindheit habe er sehr viel Ablehnung sowohl in der Schule als auch im Schulbus erleben müssen, mit dem er täglich gefahren war, weil er eben kein »harter Junge«, sondern eher feminin, »ein Feiner« und musisch interessiert gewesen sei.

Seit der Schießerei im S-Bahnhof habe sich sein Leben verändert – vorher sei »alles rosa« gewesen, jetzt erlebe er überall Angst, mit dem Tod konfrontiert zu sein – auch weil er Angst und Panik habe, dass seine Emotionen ihn überwältigen könnten, dass er völlig unkontrolliert wegrennen und sich etwas antun könne, was er eigentlich nicht wolle. In einer ersten Brainspotting-Sitzung (1) mit dem inneren Fenster wurde die Schießerei im S-Bahnhof mit dem schlimmsten Moment und einem Schrei »der hat eine Waffe« fokussiert. Es zeigten sich ein SUD-Score von 9 Punkten sowie Schwindelgefühle, Prickeln in Armen und Füßen und ein plötzlicher Aufschrei »Ich will zur Mama«. Er erinnerte sich an Asthmaanfälle als Kind, wo ihn die Mutter aber wohl nur unzureichend beruhigt hatte. In der Folgesitzung schien er einerseits fast euphorisch, berichtete aber auch von anhaltenden Schwindelgefühlen – vieles aus der traumatischen Situation sei nochmals hochgekommen, weshalb eine erneute Fokussierung in einer weiteren Brainspotting-Sitzung (2) erfolgte. Dabei tauchten plötzlich auch die Schreie der Frau auf dem Nachbarbalkon begleitet von heftigen Körperreaktionen (SUD = 8) auf und die Erinnerungen an die unangenehmen Erfahrungen seiner Phimose im elften Lebensjahr sowie der »Krach mit der Mutter«, weil er sich bzgl. seiner homosexuellen Orientierung geoutet hatte. Und schließlich meldeten sich auch die für ihn offensichtlich unerträglichen Rangeleien und Ausgrenzungserfahrungen beim täglichen Fahren im Schulbus – man habe den Zehnjährigen rumgeschubst, ihm keinen Sitzplatz erlaubt, ihn beschimpft und »niedergemacht« – und dies nahezu täglich.

Nach einer Woche Urlaub bei den Eltern berichtete er von erneuten Spannungszuständen und wieder zunehmenden Selbsttötungsfantasien. Alles würde sich zusammenziehen, Gefühle von Todesangst »Ich könnte sterben« aber auch Todessehnsüchte würden sich melden. Er frage sich warum? Könnte dies den S-Bahn-Erfahrungen, dem Mordversuch auf dem Nachbarbalkon oder den Phimose-Problemen geschuldet sein? Eine erneute Fokussierung der Situation in der S-Bahn mit Brainspotting (3) und einem SUD-Score von 12 (!) Punkten – weshalb schnell auch eine Körperressource angeboten wurde – ließ heftigen Tränenfluss und ein Zusammenziehen des ganzen Körpers (»Ich will hier weg«) sowie erneute Suizidgedanken im Sinne einer Todessehnsucht (»endlich Ruhe haben wollen«) entstehen. Mithilfe der Körperressource begann der Patient intuitiv sich selbst zu umarmen und zu trösten und das auszuführen, was man einen »Butterfly-Hug« (»Schmetterlingsumarmung«) nennt. Es kamen aber auch verzweifelte Gefühle und Gedanken hoch, sich selbst zu verletzen, um anderen zu zeigen, wie verletzt und verzweifelt er sich fühlen würde. Erneut tauchten die Todessehnsüchte auf – damit »endlich alles vorbei sein« würde und er »in Ruhe gelassen würde.«

In der folgenden sechsten Sitzung berichtete er, die Tage, an denen es ihm gut ginge, nähmen zu, obgleich er in der Arbeit viel Stress hätte. Dennoch könne er in Konflikten seine Gefühle besser bei sich behalten und sich vielleicht sogar stabilisieren. Aber es würde auch immer wieder das Gefühl von innerer Leere auftauchen, als würde ein Teil seines Bauches und seines Rückgrates fehlen. Geholfen habe dennoch auch ein wenig, sich mit den Mobbing-Erfahrungen der Kindheit und der fehlenden Unterstützung durch die Mutter zu beschäftigen. Da sich durch berufliche Veränderungen eventuell eine Neid-Debatte bzgl. seiner Position am Arbeitsplatz entzünden könnte – diesmal hatte er aber, anders als sonst, die Unterstützung der Chefin – wurde ihm vom Therapeuten vorgeschlagen, die Mobbing-Erfahrungen im Schulbus von damals in einer weiteren Brainspotting-Sitzung (4) zu fokussieren. Auch hier wurde sicherheitshalber zusätzlich eine Körperressource angeboten, dennoch entstanden sofort Gefühle von Wertlosigkeit, das dringende Bedürfnis wegzulaufen – was damals im Schulbus aber nicht ging – und die Verzweiflung, dass ihm niemand in seiner Not geholfen und auch gar nicht gesehen hätte, was mit ihm los war. Dank Selbstumarmungen im Sinne des Butterfly-Hug stieg der SUD-Score »nur« auf 5 bis 6 Punkte, aber es entstanden sofort Bauchkrämpfe, das Gefühl innerer Leere und Erinnerungen an die Anfeindungen im Bus, bei denen der Busfahrer nur sehr selten eingegriffen hätte, sowie daran, wie der Vater ihm wegen einer Lappalie den Po versohlt hatte.

Der Abstand durch einen Urlaub am Großglockner und in Venedig habe ihm gutgetan, aber die Todesangst aus der S-Bahn-Situation und die Verzweiflungsgefühle aus dem Schulbus würden ihn immer wieder einholen. Beides wurde dementsprechend in einer weiteren Brainspotting-Sitzung (5) fokussiert – nicht ohne eine Körperressource, von ihm »Herzbauch« genannt. Als »schlimmste Momente« zeigten sich die Schüsse in der S-Bahn, die Panik im Zug beim Nach-Hause-Fahren, die Schreie »runter, runter« beim Einfahren des Zuges in den Bahnhof und die Erinnerung, die Polizistin gesehen zu haben, bevor sie angeschossen worden war. Alles zusammen führte zu heftigen Erschütterungen des gesamten Körpers, bis hin zum Gefühl des Aufgebens und einem beinahe dissoziativen Ausstieg – »dann erschießt mich halt«. Er beschrieb, wie sich die Bauchdecke zudrücke, er tiefe Trauer um die Polizistin verspüre und von der Angst, selbst ein Familienmitglied zu verlieren. Fluchtimpulse sprangen an, die in der damaligen Situation aber nicht umgesetzt werden konnten. Die Trauer über die angeschossene Polizistin meldete sich erneut und Erinnerungen an den sieben Jahre älteren Bruder tauchten auf, der ihn oft in den Schwitzkasten genommen hatte und dem er immer unterlegen war. Das Prozessieren in dieser Sitzung war für ihn sehr heftig und auch mit vielen Tränen verbunden, aber die Belastungswerte sanken trotz großer Erschöpfung allmählich.

Vierzehn Tage später berichtete er, dass es ihm »ganz gut« gegangen sei, aber zwischendurch auch der innere Aufschrei »ich will nicht, ich will nicht« immer wieder aufgetaucht sei. Er habe viel geträumt und nachts mit den Zähnen geknirscht und kurz vor der jetzt achten Sitzung Höhenangst auf einer Dachterrasse erlebt – die Angst herunterzufallen oder heruntergestoßen zu werden. Diese Angst spüre er auch jetzt hier in der Sitzung noch und er vermute, dass diese mit den Schulbus-Attacken zu tun haben könnten. Dies bestätigte sich in einer weiteren Brainspotting-Sitzung (6), wo nochmals die schlimmen Erfahrungen zwischen dem zehnten und 14. Lebensjahr auftauchten: Das Herumgeschubstwerden, die Platzverweigerungen durch die Stärkeren, das Verlieren des Gleichgewichts, die Verbündung aller im Bus gegen ihn – es habe nur einen Freund gegeben, dieser habe sich aber immer rausgehalten und ihm nicht geholfen. Die massiven körperlichen Reaktionen steigerten sich plötzlich in blankes Entsetzen, weil erneut das innere Bild der Polizistin auftauchte, jetzt aber an der Bahnsteigkante, wo er »sah«, wie sie beim Einfahren des Zuges von dem oder den Tätern vor den Zug gestoßen werden sollte. Er beschrieb unaushaltbare Spannungen und Gefühle im ganzen Körper, vor allem den Schultern, aufsteigende Wut und das Bedürfnis, um sich zu schlagen, der SUD-Score stieg bedenklich und fiel nur langsam wieder ab.

In der Folgesitzung berichtete er, dass es ihm grundsätzlich gut ginge, dass ihn aber am Morgen Gefühle von Traurigkeit und Verzweiflung vermutlich wegen der Attacken im Schulbus und der angeschossenen Polizistin überfallen hätten. Dies habe sich gesteigert in ein Gefühl des Nichtgewolltseins. Eigentlich wolle er ein ganz normales Leben führen, aber könne »wegen des Schwulseins seinem eigenen Ich nicht entkommen«. Nochmals nach Unterstützung oder Trost gefragt berichtete er, dass er zu Hause weder von den Busattacken etwas habe erzählen können noch davon, dass er sich »anders« fühle und sich zum eigenen Geschlecht hingezogen fühle. Rückblickend werde ihm klar, dass die Eltern ihn emotional ziemlich alleine gelassen hätten, dass er sich an niemanden habe wenden können. Unter Tränen berichtete er, dass der kleine schmächtige Junge sehr alleine gewesen sei und viel mehr Zuwendung gebraucht hätte. Dies sei auch während seines Coming-out der Fall gewesen – die Mutter sei geschockt gewesen und habe begonnen, das Haus zu putzen, der Vater habe ihn ignoriert, bestenfalls die Schwester habe ihn etwas unterstützt.

Aktuell packe ihn die Angst vor der Zukunft, Ähnliches vielleicht wieder erleben zu müssen und wieder wehrlos zu sein. Wie viele seiner Freunde würden heute für ihn eintreten? Fordere er vielleicht zu wenig Unterstützung ein? Der eigene Freund könnte vielleicht überreagieren? Er selbst habe Angst, dass er angesichts seiner Wut über das erlittene Unrecht und Leid die Kontrolle verlieren und einen Gewaltdurchbruch inszenieren könnte. Der ältere Bruder habe ihn oft bis zur Weißglut gepiesackt, lediglich die Schwester habe ihn als Kind gelegentlich getröstet und ermutigt, während der Bruder meistens das Gegenteil tat. Sei er auch jetzt allein oder könne er sich wehren, ohne jemand anderem wehtun zu müssen? Beim Bruder habe er jedenfalls immer Wehrlosigkeit und das Gefühl, ausgeliefert zu sein, erlebt.

In der zehnten Sitzung berichtete er, dass er »heute Morgen mit Beklommenheit« aufgewacht sei, Herzrasen gespürt hätte und der

Kreislauf kurz vorm Kippen gewesen sei. Gleichzeitig sei das Gefühl, »Ich komme hier nicht weg«, angesprungen. Er erinnerte sich, dass er in der Pubertät vielleicht zu schnell gewachsen sei und das Stehen als Ministrant in der Kirche kaum habe aushalten können. Sehr oft habe er die Angst gehabt ohnmächtig umzufallen und den richtigen Zeitpunkt zu verpassen rauszurennen – was außerdem unangenehm aufgefallen wäre. Vielleicht sei sein Kreislauf auch wegen des Asthmas schlecht gewesen oder er habe den Weihrauch nicht vertragen? Dementsprechend wurde ihm vorgeschlagen auch diese Situationen von damals nochmals mit Brainspotting (7) zu fokussieren. Es tauchten die körperlichen Reaktionen eines käsebleichen Ministranten mit zwölf Jahren auf, der kaltschweißig und schwindelig im Kopf von der Frage gequält wurde »raus oder nicht« und der eigenen Forderung »auf keinen Fall umfallen«. Eine Person ihm gegenüber habe ihn dauernd mit Blicken aufgefordert, jetzt endlich rauszugehen. Hinsetzen hätte geholfen, aber er habe sich dies nur als letzte Rettung getraut. Tatsächlich dauerte es auch in dieser Sitzung relativ lange, bis die Aktivierung allmählich abfiel und er wunderte sich selbst, dass so viele Jahre später noch so viel an Anspannung, Aktivierung und inneren Kämpfen zu spüren seien.

Eine letzte Sitzung eröffnete er mit einem Traum-Bericht, wo vier ihm unbekannte Menschen in den Garten der Eltern eingedrungen und von ihm zur Rede gestellt worden seien. Er habe schnell gemerkt, dass dies Betrüger seien und habe sie auch so bezeichnet und des Gartens verwiesen: »Verschwinden Sie sofort, Sie sind doch Betrüger!« Zu seinem Erstaunen seien sie tatsächlich ohne die erwartete körperliche Auseinandersetzung gegangen – er sei erstaunt gewesen. Erst allmählich konnte er verstehen, dass er im Traum nicht zum Opfer geworden war, sondern sich hatte durchsetzen können, was in seinem Leben wohl eher selten der Fall gewesen war. Er freute sich darüber, beklagte aber, dass er etwas immer noch nicht verstehe: Immer, wenn er auf einem schmalen Steg oder an Bahngeleisen entlangliefe, würden Schwindelgefühle anspringen und die Angst hinunterzufallen – Ähnliches habe er auch vom Holzsteg am Pool der Eltern geträumt, von der Angst ins Wasser zu fallen und »dann ist alles vorbei«. Dementsprechend wurden auch diese Bilder und Körpergefühle mit Brainspotting (8) fokussiert. Er beschrieb mit anfänglichem und später deutlich ansteigendem SUD-Score von 4 Punkten wie ihn jemand an der Schulter stoßen würde, er keine Stabilität in der Wirbelsäule mehr hätte und dabei sei, die Balance zu verlieren, wie nicht nur heftige Spannungen in ihm aufsteigen würden, sondern auch erneut die Todessehnsucht, dass endlich alles vorbei sein möge, dass er »endlich seine Ruhe und seinen Frieden haben« wolle. Nachdem diese Gefühle und Körperempfindungen langsam abgeklungen waren, beschrieb er nochmals die Angst, dass er sich tatsächlich etwas antun könnte, bis ihm schließlich klar wurde, dass es dem kleinen Jungen wohl tatsächlich so ergangen sein musste und dass es sich hier um Körpererinnerungen handeln könnte. Wie schon mehrfach erlebt, begann er mit dem Butterfly-Hug sehr liebevoll und berührend dem inneren kleinen Jungen Trost und Anerkennung zukommen zu lassen – etwas, was dieser damals gebraucht, aber nie bekommen hatte. Intuitiv hatte er das begonnen, was man »Innere-Kind-Arbeit« nennt, ohne dass ich ihm das hätte vorschlagen müssen. Dennoch erklärte ich ihm, wie wichtig dies sei, auch in Zukunft genauso mit dem, was er vielleicht wieder erlebe, umzugehen und das anzuwenden, was er jetzt entdeckt habe. Wann immer entsprechende Gefühle und Zustände auftauchten, könnte man sagen, dass er »Besuch aus der Vergangenheit« bekommen würde – wie Gunther Schmidt vom Heidelberger Milton-Erickson-Institut dies immer beschreibt. Er wurde also nochmals darauf hingewiesen, dass er als der Erwachsene von heute durchaus in der Lage sei, dem kleinen Jungen von damals Trost, Schutz und Sicherheit zur Verfügung zu stellen, zumal er als Erwachsener natürlich viel wehrhafter sei denn als Kind. Auch die Wichtigkeit seines Traumes, wo er sich auch ohne Gewalt habe wehren können, wurde ihm nochmals verdeutlicht. Er konnte sich erleichtert verabschieden, weitere Sitzungen wurden ihm in Aussicht gestellt – sofern er dies für nötig halten würde – vielleicht könne er sich jetzt aber auch selbst weiterhelfen und im Sinne Viktor Frankls »Ja zum Leben sagen«. Nachträglich wurde ihm aber doch nochmals sehr klar, dass die Mobbing-Erfahrungen als »inescapable stress« so heftig gewesen sein müssen, dass er lieber tot gewesen wäre, als sie Tag für Tag aushalten zu müssen.

Beispiel 8: Wie Brainspotting auch einer Sechsjährigen helfen kann, schwierige Lebenserfahrungen besser zu integrieren

Kurz nach deren sechsten Geburtstag berichtete die Mutter von *Jasmin* von wiederholten Bauchschmerzen und erneutem Einnässen der Tochter. Nachdem die sorgfältige somatische Abklärung nichts ergeben hatte, lag die Vermutung nahe, dass ein Auslöser der Wegzug der Kindergarten-Bezugserzieherin von Jasmin sein könnte. Da Jasmin in deren letzter Arbeitswoche erkrankt war, hatte sie sich nicht verabschieden können. Außerdem löste das Ende der Kindergartenzeit Befürchtungen aus. Sie klagte über Angst vor dem »Lärm in der Schule«, denn sie wusste von den älteren Geschwistern, dass in den Klassen deswegen manchmal tatsächlich Lärmschutz-Kopfhörer ausgegeben würden, gleichzeitig schien sie sich aber auch auf das Lernen zu freuen.

Die Mutter griff ebenso wie die Tochter meinen Vorschlag auf, mit in die Praxis zu kommen, wobei sich Jasmin zwar sehr aufgeweckt, aber auch äußerst schüchtern und schamvoll zeigte. Die Mutter hatte Jasmin vorher erklärt, dass sie in die Praxis fahren würden, »um Punkte zu suchen, die ihr helfen könnten, damit das Bauchweh besser« werden könne. Bereits im Lift hoch zur Praxis sei sie aufgeregt gewesen, vor der Eingangstüre versteckte sie sich hinter der Mutter und wollte nicht weiter gehen. Auf dem Arm genommen, ließ sie sich in die Praxis tragen. Jasmin versuchte sich auf dem Schoß der Mutter zu verstecken und ließ immer nur kurz Blickkontakt zu. Ein klein wenig Kontakt wurde über ihren Delfin, den sie dabei hatte und meine Fotos von der »Dolfin Academy« in Curaçao in der Karibik möglich, wo ich tatsächlich ein paar Jahre zuvor begeistert mit Delfinen zusammen geschwommen war. Ich erzählte ihr davon und sie hörte aufmerksam zu. Ein bisschen mehr Vertrauen fasste sie möglicherweise über das Aussuchen der Tiere – Fingerpuppen zum Aufstecken auf den Pointer. Sie wählte einen kleinen Elefanten und flüsterte überwiegend der Mutter ins Ohr – die Mutter solle für sie sprechen. Ich als Therapeut erzählte ihr von einem kleinen Elefanten, der immer wieder Bauchweh habe, und fragte sie, ob sie das auch kenne. Hierzu suchten wir mithilfe des Pointers mit der aufgesteckten Elefanten-Fingerpuppe den ersten »Bauchweh-Punkt«, Jasmin schaute kurz vom Schoß der Mutter aus hin, dann versteckte sie sich wieder. Ich fragte, ob sie eine Idee hätte, was dem kleinen Elefanten guttun könnte. Ich fragte dies im Verlauf mehrfach, mal antworte Jasmin »in die Berge fahren« und erzählte ein bisschen von einer Hütte, wo die Familie oft gewesen war, mal meinte sie »schwimmen gehen«. Sie wollte etwas trinken und ich brachte ihr Saft. Dann fokussierte sie noch mal kurz den »Bauchweh-Punkt« und ich suchte danach noch einen »Punkt für das Vermissen« der wichtigen, aber verlorenen Betreuerin. Und zum Schluss suchten wir einen »Punkt, an dem es ihr richtig gut gehen« sollte. Jasmin schien langsam Vertrauen zu fassen, setzte sich zwischendurch auf den Boden, kehrte immer kürzer auf den Schoss der Mutter zurück und sprach immer mehr direkt mit mir. Der anfänglich mithilfe einer bei EMDR mit Kindern gebräuchlichen Clown-Bildertafel beschriebene SUD-Score ging von 8 Punkten auf 2 zurück. Dies schien ihr zu genügen und sie freute sich über meinen Vorschlag, den Elefanten und die Bildtafel behalten zu dürfen. Die Mutter berichtete, dass Jasmin im Auto sofort eingeschlafen und auch am Abend ganz früh schlafen gegangen sei. Die Mutter berichtete in der Folge von einer »guten Erfahrung« sowohl für sie als Mutter als auch die Tochter selbst – der Elefant wurde sehr sorgfältig überall mit hingenommen, die Symptomatik habe sich abgeschwächt, sei aber noch nicht vorbei.

Das Bauchweh habe sich in den Sommerferien etwas verbessert, aber durch die Einschulung sei es wieder richtig schlimm geworden. Der Schuleintritt erwies sich tatsächlich als ziemlich schwierig, Jasmin weinte, teilweise stundenlang. Die Mutter habe längere Zeit – gegen den Widerstand von Lehrerin und Rektorin, die beide von Erkenntnissen der Bindungsforschung ziemlich unbefleckt schienen – mit im Klassenraum bleiben müssen, da Jasmin sich sonst nicht habe beruhigen können. Daher wurde ein weiterer Termin vereinbart.

Für die zweite Sitzung schien im Vorfeld wichtig, dass der kleine Elefant gut gefrühstückt hatte, denn er war ja derjenige, der die Arbeit zu machen hatte. Außerdem habe Jasmin die große Schultüte schon am Abend vorher hergerichtet und die Mutter mehrfach daran erinnert, dass sie diese mitnehmen müsse. Als sie aus der Schule abgeholt wurde, schien sie sehr aufgeregt. In der Praxis angekommen, ließ ich mir als Erstes die tolle Schultüte zeigen, Jasmin schien sehr stolz und vielleicht sogar schon ein bisschen »aufgetaut« zu sein. Dann begann sie auf Nachfrage von Kopfweh und Bauchweh zu erzählen. In Absprache mit der Mutter erklärte ich ihr, dass wir überlegt hätten, mal zu schauen, was es noch an Schwierigem aus den ersten Lebensjahren geben könnte und ob wir Punkte finden könnten, die vielleicht mit dem Kopfweh und dem Bauchweh zusammenhängen. Hierzu sollte die Mutter Erfahrungen aus der Lebensgeschichte ihrer Tochter berichten und ich würde Jasmin fragen, ob sie davon noch etwas spüre.

Als Einstieg fragte ich die Mutter, wann sie gemerkt habe, dass sie noch ein Baby bekomme – sie beschrieb den Zeitraum ungefähr um den vierten Geburtstag der älteren Tochter. Ich fragte Jasmin eher neutral: »Wie ging es dem Baby da«? Sie antwortete sofort: »Gut.« Die Mutter berichtete, dass sie zwischen der 10. und 22. Schwangerschaftswoche aufgrund von wiederholten Blutungen das Bett habe hüten müssen und Angst gehabt hätte, das Baby zu verlieren. Ich fragte Jasmin wieder eher neutral: »Wie ging es dem Baby da?« Sie antwortete zum Erstaunen der Mutter wieder spontan: »Gut.« Die Mutter berichtete weiter, wie sich die weitere Schwangerschaft stabilisiert habe. Kurz vor dem Geburtstermin sei alles sehr plötzlich und schnell gegangen – nahezu unmittelbar seien Wehen im Abstand von unter drei Minuten aufgetreten. Ich fragte wieder eher neutral: »Wie ging's da dem Baby?« Jasmin antwortete sofort: »Schlecht!« Ich fragte sie, wo sie hierzu etwas in ihrem Körper spüren würde? Sie klagte über Bauchweh. Wir suchten anfangs den höchsten Belastungspunkt hierzu, wechselten aber schnell dorthin, »wo es sich besser anfühlt«, also eine Art von Ressourcenspot. Jedenfalls war auch hier der Elefant im Einsatz und ich erinnerte Jasmin immer wieder daran, zum Blickpunkt zu schauen, denn der Elefant würde helfen, dass das Bauchweh besser wird – was erstaunlich schnell ging.

Die Mutter berichtete weiter, dass sie bereits auf dem langen Klinikgang zum Kreißsaal nur noch mit Unterstützung ihres Mannes habe laufen können. Die Wehen seien im Minutentakt gekommen. Wieder fragte ich Jasmin: »Und wie ging es da dem Baby?« Sofort kam die Antwort: »Schlecht.« Sie beschrieb Bauchweh und wieder musste der Blickpunkt mit dem Elefanten helfen, was er auch tat. Im Kreißsaal war Jasmin in weniger als einer Stunde trotz Hinterhauptslage (»Sterngucker«) geboren. Wieder stellte ich die Frage, wie es dem Baby dabei gegangen sei: »Schlecht«, aber diesmal mit Kopfweh. Hier begann Jasmin, ihre mitgebrachte Schultüte zu öffnen, ein Kissen nach oben zu ziehen und intuitiv darauf rhythmisch zu trommeln. Ich war erstaunt und ermunterte sie, damit weiterzumachen, denn es wirkte wie ein EMDR-ähnliches Tapping und sie tappte mit ziemlicher Intensität links, rechts, links, rechts …

Die Mutter berichtete weiter, Jasmin sei auf die Brust gekommen und habe »ewig nicht gemerkt, dass sie geboren« sei – sie habe nicht geatmet, sei aber durch die Nabelschnur gut versorgt gewesen. Die Hebamme habe auf beide aufgepasst und ruhig abgewartet. Auf die Frage, wie es dem Baby dabei gegangen sei, antwortete Jasmin uneindeutig, beschrieb aber wieder Kopfweh. Sie fand nun schnell selbst zu einem entsprechenden Blickpunkt, der Elefant war wieder im Einsatz. Diesmal ging es ziemlich schnell, das Kopfweh wurde leichter und sie wollte eine Brotzeitpause. Sie stärkte sich mit Essen und Trinken aus mitgebrachtem Proviant – das Ganze schien doch ziemlich anstrengend zu sein – zumal sie jetzt voll bei der Sache war.

Anschließend fragte ich die Mutter, wie es weitergegangen sei. Sie berichtete, dass Jasmin die ersten Wochen fast nur an der einen Brust habe trinken können und viel geweint hätte. Auf die Frage, wie es dabei dem Baby gegangen sei, antwortete Jasmin erneut sofort: »Schlecht.« Mittlerweile hatte ich sie auf andere Fingerpuppentiere aufmerksam gemacht und sie wählte einen Hund, denn diese gebe es auch zu Hause. Auf der Suche nach dem passenden Blickpunkt lotste sie mich nach oben bis an die Decke der Praxis und wurde dabei immer aktiver. Und soweit ich mich erinnere, waren hier mehrere Tiere im Einsatz, bis es besser wurde. Die Mutter erzählte, dass ihre Tochter ein paar Mal von einer Osteopathin behandelt werden musste, die ihr helfen konnte. Und zum Erstaunen der Mutter beschrieb auch hier die kleine Jasmin, dass es da dem Baby sehr schlecht gegangen sei – wieder kamen Kopfschmerzen und auch Schmerzen in der Brust. Die Antworten auf die Frage, wie es dem Baby geht, flüsterte sie dabei der Mutter ins Ohr, und zwar anfangs mehrfach in unverständlichem Babygebrabbel. Die Mutter musste wiederholt nachfragen und Jasmin erklären, dass sie so leider nicht verstehbar sei. Auch kuschelte sie sich immer wieder zwischendurch an die Mutter an, vor allem auf der Seite, auf der sie als Baby auch von Anfang an trinken konnte.

Bei den Schmerzen in der Brust fragte sich die Mutter nachträglich, ob Jasmin doch auch etwas von deren kleinem Herzfehler mitbekommen hatte. Sie wunderte sich selbst, dass sie das – warum auch immer – vergessen hatte zu erzählen. Wahrscheinlich weil es ihr nie Schwierigkeiten gemacht hätte, dennoch habe sie alle drei Monate zum Kardiologen gemusst, zwecks Herzultraschall und EKG. Und das absolute Ruhigliegen während der Untersuchungen habe sie nicht besonders gemocht. Hier begann Jasmin, mir meinen ganz langen Pointer aus der Hand zu nehmen und nutzte alle vorhandenen Tiere, um sie zu einem Punkt oben an der Zimmerdecke »hochzufahren«. Hier dauerte es deutlich länger, bis das Kopfweh nachließ. Und interessanterweise nahm sie durch die Fokussierung der Punkte an der Decke auch die völlig überstreckte Körperposition ein, mit der sie auf die Welt gekommen war.

Aber es ging noch weiter – die nächste Etappe betraf die Eingewöhnung in die Kinderkrippe mit 18 Monaten, als sie ihre bereits erwähnte Bezugserzieherin kennenlernte. Auch hier tat sie sich mit dem Übergang schwer und die Eingewöhnung dauerte drei Monate. Sie beschrieb, dass es dem Baby nicht gut gehe, beschrieb Kopfweh und wieder suchte sie einen Punkt an der Zimmerdecke, diesmal aber nur kurz. Die nächste Etappe betraf den Wechsel in den Kindergarten, wieder brauchte sie lange für die Eingewöhnung, obwohl die vertraute Betreuerin mitgewechselt war. Obwohl Jasmin die Situation als »nicht gut« beschrieb, suchte sie hier keinen Blickpunkt. Am Schluss ging es nochmals um den Abschied von der wichtigen Betreuerin. Nochmals mussten alle Tiere zur Decke »hochgefahren« werden. Und nicht zu vergessen: Nach fast jeder Episode trommelte sie auf ihrer Schultüte mit EMDR-mäßigem Tapping für einige Augenblicke und mit zunehmender Intensität.

Schließlich entschied Jasmin, dass es genug sei, sie wolle aber erst gehen, wenn es draußen nicht mehr regnen würde, weshalb ich ihr einen Malblock und Stifte anbot. Sie zeichnete zwei Bilder mit einem Hund und einem Elefanten, schenkte eines der Mutter, das andere mir. Zum Schluss wollte Jasmin den kleinen Elefanten gegen den Hund tauschen, um jetzt den Hund mit heimnehmen zu können, da der noch viel besser helfe. Ich schenkte ihr beide und die Mutter beschrieb anschließend, beide würden jetzt mit am Esstisch sitzen und würden auch mit ins Bett gehen. Sie berichtete weiterhin, dass Jasmin, wann immer Bauch- oder Kopfweh auftauchen würden, in das Arbeitszimmer der Mutter sausen würde, sich deren Zeigestab holen, den Hund oder den Elefanten draufsetzen und sich einen relevanten Blickpunkt suchen würde. Meistens halte sie den Pointer selbst und wenn dennoch kein Punkt passe, werde jedes Familienmitglied, das gerade greifbar sei, gebeten, den Pointer kurz für sie zu halten.

Als die ältere Schwester kürzlich Fieber und Halsweh entwickelte, habe Jasmin auch einen Punkt für sie gesucht und sei sehr erbost gewesen, dass weder Fieber noch Halsweh verschwunden seien. Das war nach Berichten der Mutter die einzige Situation seit der zweiten Sitzung mit Jasmin, in der »Rumpelstilzchen wieder kurz zu Besuch war«, wie die Mutter das formulierte.

Jedenfalls habe sie auf dem Heimweg nach der zweiten Sitzung die komplette Fahrt über Kinderlieder gesungen, wird aktuell von der Mutter als fröhlich beschrieben, gehe ohne Tränen in die Schule und sei beim Nach-Hause-Kommen müde und kuschelig, aber nicht mehr für Stunden Rumpelstilzchen wie vorher.

Der Vater meinte zu den beobachtbaren Veränderungen des Mädchens: »Auch wenn Jasmin noch gelegentlich Bauchweh hat, ist es bei weitem seltener und nicht mehr so stark. Sie ist unbeschwerter, fröhlicher und selbstbewusster, geht auch mal auf nicht so vertraute Menschen zu. Vor allem kann sie aber viel besser ausdrücken, was sie braucht.«

Ob schon »alle Reste« der alten Belastungserfahrungen abgearbeitet sind, wird die Zukunft zeigen. Das beschriebene Vorgehen mit Brainspotting scheint der kleinen Jasmin jedenfalls weitergeholfen zu haben, denn sie hat hierdurch Möglichkeiten gefunden, aus Zuständen von schmerzhafter Hilflosigkeit selbst aktiv herauszufinden. Sie können das therapeutische Vorgehen in meinem Brainspotting-Lehrbuch (Wolfrum 2020) im von Frau Dr. Theresia Stöckl-Drax (2020) beschriebenen Kapitel zur Entwicklungsheilkunde nachlesen.

Beispiel 9: Vorsprachliche Erinnerungen und Atem-Pacing

Die verheiratete Klientin mittleren Alters, Mutter zweier Kinder und beruflich gut situiert, berichtete, dass sie immer wieder von massiven Höhenängsten gequält werde. Erst kürzlich habe sie zusammen mit ihrem Mann und den zwei Kindern eine Burganlage besichtigt. Am höchsten Punkt sei sie plötzlich von massiven Ängsten überfallen worden, der Angst abzustürzen und den Weg zurück auf festen Untergrund nicht mehr zu schaffen. Sofort habe sie ihren Mann gebeten, auf die Kinder aufzupassen, denn sie habe sich am vorhandenen Geländer festklammern und sich sehr langsam und vorsichtig nach unten zurückarbeiten müssen. Sie sei schweißnass und völlig gestresst unten angekommen und habe sich erstmal erholen müssen.

Die Fokussierung auf diesen Vorfall ließ sehr schnell den hierzu relevanten Brainspot finden, sie berichtete von heftigen Atemreaktionen, Schweißausbruch und Angstgefühlen im Brustbereich. Auf die Frage nach dem SUD-Score gab sie 8 Punkte (!) an, was mich sofort veranlasste, sie zu fragen, ob sie eine Körperressource als Alternative haben wolle. Sie verneinte und begann, heftig zu prozessieren. Völlig intuitiv begann ich mit Atem-Pacing und »schwang« mich in ihre Atemzüge ein – immer, wenn sie einatmete, tat ich dies auch und ebenso atmete ich aus, wenn sie das tat. Der Prozess lief mindestens zehn bis 20 Minuten ohne große Worte, doch plötzlich sagte sie, sie erinnere sich an eine Aussage der Mutter, dass sie als Baby mit etwa einem halben Jahr von einer Treppe abgestürzt sei. Sie habe für etwa eine Woche ins Krankenhaus gemusst und sei dementsprechend von der Mutter getrennt gewesen. Erstaunt über diese Erinnerung und den möglichen Zusammenhang begannen sich die körperlichen Reaktionen – inzwischen auch mit Schmerzen an verschiedenen Stellen – langsam zurückzubilden – ziemlich erschöpft meinte sie nach etwa einer halben Stunde, sie sei »jetzt durch«. Und sie fügte an mich gerichtet hinzu: »Wenn Sie nicht mit mir mitgeatmet hätten, hätte ich das nicht geschafft«. Das verblüffte mich doch sehr, denn mein Atem-Pacing war eine eher spontane und intuitive Reaktion auf ihren Verarbeitungsprozess. Am Folgetag berichtet sie, sie hätte sehr gut und erholt geschlafen und sei gut gelaunt und voller Tatendrang aufgewacht.

Inwieweit die Fokussierung auf die massiv erlebte Höhenangst die Schock- und Trennungserfahrung der Klientin als Baby nachträglich einer besseren Verarbeitung zuführen konnte, kann natürlich niemand mit Bestimmtheit sagen, aber das Atem-Pacing scheint für die Klientin im Sinne des »dual attunement« doch sehr wichtig gewesen zu sein. Und tatsächlich habe ich schon mehrere Behandlungen mit Brainspotting erlebt, bei denen es Zusammenhänge mit vorsprachlichen Erfahrungen zu geben schien – beweisbar war dies aber natürlich nicht, bestenfalls dadurch, dass die Klienten berichteten, es ginge ihnen danach besser – irgendetwas Altes sei verschwunden oder weniger belastend.

Diese Behandlungsgeschichte macht aber vielleicht nochmals auf den Unterschied zwischen einer traumatischen Schockerfahrung und einer Bindungsproblematik aufmerksam. Letztere – wie in diesem Fall – erfordert noch deutlich mehr »Einschwingung«, damit die Klientin nicht erneut das Gefühl von Alleingelassenwerden erleben muss.

Beispiel 10: Brainspotting und dissoziative Barrieren

Brainspotting scheint nicht nur bei der Auflösung von *Freeze-Zuständen* sehr hilfreich zu sein, sondern auch im Umgang mit dissoziativen Reaktionen. Sehr oft wird man bei Fortbildungs- und Trainingsveranstaltungen gefragt: Wie vorsichtig muss man denn bei dissoziativem

Verhalten von Patient:innen sein? Hierzu kann ich sowohl berichten, dass alle meine zu Anfang häufig von Dissoziationen berichtenden Patient:innen im Verlauf von wiederholtem Brainspottingeinsatz irgendwann mal erstaunt davon sprechen, dass ihre dissoziativen Zustände abgenommen hätten oder sogar ganz verschwunden seien. Dies ist nicht weiter verwunderlich, denn Dissoziationen stellen ja eine Schutzbarriere vor affektiver Überflutung dar und können in dem Maße abgebaut werden, in dem traumatische Belastungserfahrungen prozessiert und integriert werden.

Darüber hinaus ist auch das folgende Behandlungsbeispiel hilfreich, bei dem während eines Brainspotting-Trainings eine Klientin von einem Beinahe-Absturz im Gebirge vor über 30 Jahren berichtete. Sie hatte mit einer noch wenig in Brainspotting erfahrenen Kollegin versucht, diese alte Erfahrung zu prozessieren. Die Kollegin hatte zur »Titrierung« versucht, die z-Achse einzusetzen, aber die Probandin rutschte dennoch in einen heftigen Aktivierungszustand mit 8 bis 9 SUD-Punkten, geriet in Panik und stoppte zusammen mit der Kollegin den Verarbeitungsprozess. Ich bot an, die weitere Durcharbeitung zu übernehmen, was sie dankbar annahm. Sie beschrieb anschließend die Situation einer Klettertour mit Freund:innen, bei der sie sich verstiegen hatten und eine 60 Meter lange Querung durch eine senkrechte, ausgesetzte Felswand notwendig war, um wieder auf die eigentliche Route zu kommen. Sie hatte dabei größte Ängste entwickelt, nicht nur selbst abzustürzen, sondern auch den Freund, mit dem sie durch das Kletterseil verbunden war, mit in die Tiefe zu reißen. Verschärft wurde das Ganze dadurch, dass der Fels sehr brüchig war und die gesetzten Sicherungen einem Sturz nicht standhalten würden, was unter Insidern übrigens als eine »moralische Sicherung« bezeichnet wird.

Nachdem klar geworden war, dass sie die gefährliche Querung der Felswand nur in einem Zustand eines dissoziativen Funktionsmodus hatte überqueren können – also im Sinne des Überlebens alle Gefühle hatte »abschalten« müssen – willigte sie ein, eine weitere Bearbeitung zuzulassen. Nachdem das Thema bereits umrissen war, bot ich ihr als erstes an, nach einer Körperressource Ausschau zu halten. Dies beanspruchte deutlich mehr Zeit als sonst üblich, da sie natürlich mit dem »Absturzthema« bereits aktiviert war und von deutlicher Aktivierung im unteren Bauchbereich berichtete. Dennoch fand sie schließlich im oberen Brustbereich eine Körperressource, die sie als stabilisierend und beruhigend beschrieb, zumal ich ihr frühzeitig die einseitig abgedunkelten Brillen anbot. Sie beschrieb beim ausschließlichen Sehen über das rechte Auge eine starke Aktivierung und setzte diese schnell wieder ab. Mithilfe des linken Auges (»Ressourcenauge«) ging die Aktivierung deutlich zurück, nachdem diese vor der »Verlagerung« des Ereignisses von damals auf den Ressourcenspot anfangs bei einem SUD-Score von 7 bis 8 Punkten gelegen hatte. Zusätzlich bot ich ihr jetzt auch noch die z-Achse – also die Blickverlängerung über den Ressourcenspot hinaus – an, was die Aktivierung weiter absenkte. Ich überließ ihr die Wahl, auf welchem Spot sie weiterarbeiten wollte, und sie entschied sich anfangs für den am weitesten entfernten Blickpunkt (»Fernpunkt«). Sehr auffallend waren intensive Blinzelreaktionen während des halbstündigen Prozessierens. Gleichzeitig war zu sehen, wie die Probandin langsam zur Ruhe kam, trotz der zeitweise sehr deutlich sichtbaren Reaktionen. Nachdem sich die Probandin langsam der SUD-Null annäherte, wurde sie im Sinne des Zitroneauspressens gebeten, nochmals das Ausgangsereignis zu fokussieren. Sie berichtete von keinen wesentlichen Aktivierungen mehr, auch nachdem sie die Brillen gewechselt und schließlich ganz abgesetzt hatte, blieb der Aktivierungswert im Nullbereich. Die Probandin äußerte sich erleichtert, jedoch erstaunt, dass nach so langer Zeit der Körper noch immer so heftig habe reagieren können. Sie verstand aber auch emotional nochmals besser, dass sie sich damals nur durch den dissoziativen Überlebensmodus habe retten können und einen sicheren Abstieg geschafft hatte.

Fallstudie: Die Behandlungsgeschichte einer komplextraumatisierten Patientin

»Der Weg durch die Hölle« wäre beschönigend. Oder: Die Scham muss die Seite wechseln

Die nachfolgende Fallstudie soll vor allem im ersten Teil das phasenorientierte Vorgehen verdeutlichen und aufzeigen, wie wichtig Geduld und die Befolgung der Kometen-Metapher sind. Da es sich zum größten Teil auch um heftige sexuelle Misshandlungen handelt, soll hier auch betont werden, dass es bei der Auswahl und Darstellung dieser Behandlung weder um Exhibitionismus noch Voyeurismus ging, sondern im Laufe der Behandlung auch bei der Patientin das Bedürfnis wuchs, Kolleg:innen in ähnlich gelagerten Behandlungsfällen Mut zu machen, sich mithilfe der geschilderten Vorgehensweise auch an schwierige Behandlungen heranzuwagen. Bekanntlich fliegen ja in Deutschland immer wieder gut vernetzte Kinderpornografie-Netzwerke auf, wo man sich nicht nur wundert, wie viele offensichtlich sexuell gründlich gestörte Menschen an der sexuellen Misshandlung von Kindern Gefallen finden, sondern auch, wie lange es dauert bis solche Netzwerke enttarnt werden. Und nebenbei sei auch daran erinnert, dass in unserem hochzivilisierten Deutschland durchschnittlich beinahe jeden Tag eine Frau durch ihren Partner oder Ex-Partner ums Leben kommt. Laut Bundeskriminalamt wurden 2024 insgesamt 360 Mädchen und Frauen von Partnern oder Ex-Partnern ermordet – Femizid genannt. Und es geht deswegen kein Aufschrei durchs Land. Viele hiervon Betroffene haben sehr häufig große Schwierigkeiten nicht nur methodisch gut ausgebildete Traumatherapeut:innen zu finden, sondern überhaupt Therapeut:innen, welche bereit sind, diese Patient:innen mit Komplextraumatisierungen anzunehmen und ihnen weiterzuhelfen. Und auch die meisten stationären Einrichtungen – selbst, wenn sie mit dem Label »Traumatherapie« werben – wagen sich selten an entsprechende Behandlungen heran.

Von therapeutischer Seite wurde der anonymisierten Veröffentlichung nach langer Überlegung auch aus oben dargestellten Gründen zugestimmt, aber auch, um der Patientin die Möglichkeit zu geben, das Erlittene nochmals aus einer distanzierten Perspektive betrachten und als erlebte Vergangenheit besser einordnen zu können. Und – wie schon erwähnt – auch um Kolleg:innen zu ermutigen, sich auch schwierigen Behandlungsfällen zu stellen und den betroffenen Menschen zu helfen, sich ihre Menschenwürde zurückzuerobern. Aus Platzgründen und um eine Überschaubarkeit des Vorgehens zu ermöglichen, wurde auf manches Detail verzichtet, der Behandlungsprozess soll eher auf einer Meta-Ebene mit seiner inneren Prozesslogik beleuchtet werden. Ebenso wie beim Brainspotting-Prozess selbst galt auch hier – wie bereits erwähnt – das Primat der Kometen-Metapher (Grand 2014): Der Patientin wurden keinerlei Vorgaben gemacht, was sie wann und wie bearbeiten sollte. Sie alleine bestimmte die Reihenfolge und die »Tiefe« sowie auch die zeitlichen Abstände der einzelnen Phasen und auch der einzelnen Sitzungen. Der Therapeut »saß« dabei immer im Kometenschweif und folgte dem Kometenkopf, wohin auch immer er seinen Kurs nahm.

Die Darstellung dieses langwierigen gut fünf Jahre dauernden und schwierigen Behandlungsverlaufes soll Traumatherapeut:innen nicht nur ermutigen, sich an schwierige Lebensgeschichten heranzuwagen, sondern auch deutlich machen, dass in vielen entsprechenden Fällen wohl ein körperorientiertes Verfahren wie Brainspotting sehr gut geeignet ist, die alten belastenden Körpererinnerungen nach und nach zu reduzieren und zu integrieren – vermutlich sehr viel besser als dies bei reinen Redetherapien alleine geht. Es wurde versucht, die Chronologie der Behandlung nachzuvollziehen, was für Leser:innen an manchen Stellen vielleicht ermüdend wirken mag. Hieran wurde jedoch festgehalten, um den komplexen Ablauf besser nachvollziehen zu können und auch um zu demonstrieren, welche Behandlungsmöglichkeiten in diesem Behandlungsverfahren stecken. Vorsichtig sollten Leser:innen an Stellen sein, wo äußerst belastendes Material beschrieben wird – hierfür gibt es Triggerwarnungen.

Die Patientin

Die etwa 40 Jahre alte Patientin gab an »relativ viele Traumasituationen« erlebt zu haben, vor allem regelmäßige Suizidversuche der Mutter, es hätten dazu etwa ab dem vierten Lebensjahr auch sexuelle Übergriffserfahrungen durch den mütterlichen Großvater stattgefunden. Der Vater habe sich wenig gekümmert, die zwei Jahre ältere Schwester sei damals eine Verbündete gewesen, aber nur, wenn es um die Versorgung mit Lebensmitteln gegangen sei. Ansonsten sei die

Patientin als Kind überwiegend emotional alleine gelassen worden. Die Geschwister seien sich angesichts der schwierigen familiären Situation zeitweise doch sehr nahe gewesen, aber bei allem Traumatischen habe die Schwester sich immer versteckt. Aber immerhin habe es noch die relativ fürsorgliche mütterliche Oma gegeben, die aber nicht vor den Übergriffen des Opas habe schützen können. Die Patientin sei inzwischen glücklich verheiratet und habe vier Kinder, denen es mittlerweile allen gut ginge. Sie selbst sei in einer Forschungseinrichtung in führender Position in Teilzeit tätig, habe eine akademische Ausbildung und sei promoviert. Vor mehreren Jahren habe sie sowohl eine Verhaltenstherapie als auch eine psychoanalytische Therapie absolviert, um mit den Traumafolgeschäden der Vergangenheit besser umgehen zu können. Dabei habe sie zum ersten Mal verstanden, dass all das, was sie erlebt hätte, nicht »normal« gewesen sei – was sie lange geglaubt hatte.

Gegen Ende wies die Patientin darauf hin, dass in den ersten Sitzungen ihre innere Sicht noch anders gewesen sei – das Bewusstsein, wie alleine sie gewesen sei, wie sehr Vater und Schwester sich rausgezogen hätten und dass auch die Oma sie nicht geschützt habe, sei erst viel später langsam bei ihr entstanden. Sie gab an, sich noch gut an ihr Unverständnis zu erinnern, wenn ich als der Therapeut immer wieder mal Ärger auf ihre Familie ausgedrückt hätte. Das innere »Das war halt so« oder »Was hätten diese denn tun können« oder »Ich habe das halt so übernommen« sei erst im letzten Jahr der Behandlung »gebröckelt«. Gerade das Bild der Oma habe sich erst viel später verändert – sie erinnere sich noch gut an damalige Heimfahrten, wo es ihr sehr schlecht gegangen sei und sie das Gefühl gehabt hätte, »jetzt verliere ich auch noch meine Oma« – wie viel Trauer da für sie völlig überraschend gekommen sei. In ihr Tagebuch habe sie vor der ersten Stunde geschrieben: »Ich möchte es schaffen, mir meine Emotionalität wieder zurückzuerobern. Und jetzt seien es immerhin 19 Jahre, dass sie zuletzt geweint hätte.

Aufgrund der Vielzahl traumatischer Schädigungen stand die psychotraumatologische Ätiologie im Vordergrund, aber es gab dementsprechend natürlich auch Elemente von Untersozialisation sowie einer Parentifizierungsdynamik, denn außer ihr hatte sich niemand wirklich um die Mutter gekümmert, die selbst aus einer Vergewaltigung hervorgegangen und von der Mutter unerwünscht gewesen war. Deshalb hatte die Mutter auch immer die zwei Jahre ältere Schwester bevorzugt statt noch eine weitere Tochter – die Patientin – großziehen zu müssen und sie habe sich auch eher einen Jungen gewünscht. Dabei muss es mehrere Situationen gegeben haben, in denen die Mutter die Patientin mit einem Kissen zu ersticken versuchte, wenn diese zu viel schrie oder weinte, wo glücklicherweise aber die Oma dazwischen gehen und das Kind schützen konnte. Die Attacken gegen die Patientin als Kind hatte die Mutter sogar in ihrem Tagebuch aufgelistet, was sie regelmäßig führte. Diese Vorfälle machten sich in einer späteren Brainspotting-Sitzung deutlich bemerkbar. Die Patientin berichtete, dass sie das Ganze wohl nur durch Gefühlsabspaltungen und dissoziativen Ausstieg überlebt haben dürfte. Sie habe sich niemandem anvertrauen können, niemand habe etwas von den sexuellen Übergriffen des Großvaters gemerkt und vermutlich auch nicht merken wollen. Eigene Wünsche und Bedürfnisse durchzusetzen, sei als Kind und Jugendliche sehr schwierig bis unmöglich gewesen, denn die Mutter habe sich immer als unschuldiges Opfer hingestellt – schuld seien immer nur die anderen gewesen.

Behandlungstechnischer Hinweis: Die *Parentifizierungsproblematik* wurde in sehr eindrucksvoller Weise vom belgisch-französisch Maler René Magritte in diesem Bild dargestellt, das er »Der Geist der Geometrie« nannte – wo doch gar nichts geometrisch ist, sondern alles auf dem Kopf steht (siehe Abb. 2).

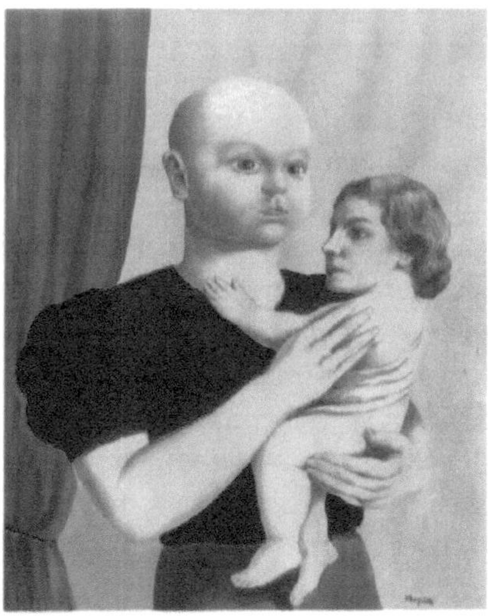

Abb. 2: Der Geist der Geometrie (Magritte, © VG Bild-Kunst, Bonn 2026)

Er scheint damit seine eigene Lebensproblematik dargestellt zu haben, denn seine Mutter war während seiner ganzen Kindheit und bis zu seinem zwölften Lebensjahr durchgängig depressiv und suizidal. Der kleine Junge versuchte in kindlicher Loyalität alles für die Mutter zu tun, damit es ihr besser gehen könnte. Der Vater sperrte sie zeitweise in der Wohnung ein, damit sie sich nichts antun konnte. Aber alles half nicht, im zwölften Jahr des jungen René ertränkte sie sich in einem Kanal, wurde auch noch von Schiffsschrauben verstümmelt, weshalb auf vielen seiner Bilder die Köpfe der dargestellten Personen mit Tüchern verhüllt sind – vielleicht das Nachthemd der Mutter. Ansprechen durfte man Magritte niemals auf dieses Bild: Er soll fuchsteufelswild geworden sein, sein Verarbeitungsversuch bestand in der bildlichen Darstellung.

Das Fatale an der Parentifizierungsdynamik besteht besonders darin, dass diese Kinder es lange für normal halten, sich für die Eltern aufzuopfern. Und erst sehr viel später merken sie, dass sie nicht nur ihre ganze kindliche oder auch jugendliche Unbeschwertheit eingebüßt und geopfert haben, sondern letztendlich auch um ihre Unbeschwertheit und Freiheit betrogen wurden. Dies löst meist sehr viel Wut und Enttäuschung aus, manchmal auch schwere Depressionen und suizidale Gefährdungszustände. Gottfried Fischer bezeichnete die Parentifizierungsdynamik immer als »Orientierungs-Traumatisierung«, denn bei dieser Rollenumkehr weiß man als betroffenes Kind lange nicht, dass alles auf dem Kopf steht.

Die sexuellen Missbrauchserfahrungen durch den Großvater, der in ihrem neunten Lebensjahr starb – und wohl auch durch andere Männer, wie sich erst später herausstellte – dürften zusätzlich zu weiteren erheblichen Orientierungs-, physischen und psychischen Traumatisierungen geführt haben. Der erste sehr wichtige Jugendfreund, mit dem sie sehr oft auf Sportveranstaltungen unterwegs gewesen war – was »rettend« gewesen sei – sei in ihrem 19. Lebensjahr verunglückt und nach ärztlichen Kunstfehlern im Zuge dieses Verkehrsunfalls verstorben – eine weitere Schock-Erfahrung.

Das Mittlere der Kinder sei mit einem angeborenen Loch im Herzen auf die Welt gekommen, mit acht Monaten sei das Loch endlich von selbst zugewachsen. Er habe bis dahin nachts immer an Kabel angeschlossen werden müssen – die Patientin habe in permanenter Angst um ihn gelebt.

Aufbau einer tragfähigen therapeutischen Arbeitsbeziehung

Die Patientin wolle jetzt nochmals alles erzählen und sich nochmals anschauen, was damals passiert sei – in den ersten Therapien habe sie nur Beispielszenen ausgewählt und angesehen, habe aber wohl das Vollbild einer Posttraumatischen Belastungsstörung (PTBS) gehabt. Und auch beim jetzigen Arbeitgeber leide sie immer wieder unter inneren Kämpfen mit alten Bildern, die plötzlich auftauchen würden. Die Schwester wolle bis heute verhindern, dass irgendetwas von damals publik wird. Insgesamt habe die Patientin inzwischen viel Therapieerfahrung und Gott sei Dank seien die Traumasymptome und Flashbacks deutlich zurückgegangen.

Als Alltagsbeeinträchtigungen berichtete sie zu Anfang, dass sie selbst leicht über ihre Grenzen gehe, sich schlecht wehren könne, wenn ihre Grenzen von anderen überschritten würden und dass sie schlecht um Hilfe bitten könne, vor allem so, dass dies auch bei anderen ankomme. Noch immer müsse sie oft Gefühle abspalten, z. B. beim Tod eines Onkels – manchmal merke sie es selbst nicht, manchmal fühle sie sich auch wie gefangen. In Gruppensituationen würden leicht Bilder ausgelöst, sie werde angetriggert. Positiv sei aber ihre Zuversicht, die ihr helfe, dass sie sich trotz schwieriger Lebensgeschichte ein gutes Leben erarbeitet habe. Positiv seien die therapeutischen Vorerfahrungen gewesen, die wegen der Symptomatik von einer Verhaltenstherapie in eine Psychoanalyse verändert worden seien.

Angesichts der Vielzahl lebensgeschichtlicher Trauma-Erfahrungen wurde der Patientin im Sinne eines ersten kognitiven Durcharbeitens die gemeinsame Erstellung eines Traumatogramms empfohlen in meiner Praxis. Hier standen die wiederholten Suizidversuche der Mutter im Vordergrund, dann aber auch die sexuellen Übergriffe des Opas sowie der Tod der Oma, dem ersten Partner und des Onkels (siehe Tab. 1).

	Traumatische Erfahrungen	**Lebens-jahr/ Alter**	**Aktivierungslevel SUD 1–10**		**Welche Spuren hat das Trauma hinterlassen?**
			da-mals	heute	Spuren (–)
1	Suizidversuche der Mutter, erstmals auf den Bahnglei-sen im 4. Lebensjahr	Von 0 bis heute	10	4	Anspannung im Körper, Suizid-Trigger
2	Bild der Schlafzimmer-tür mit der Frage, lebt die Mutter noch? Über Tage und Wochen	Ab 4. Lebens-jahr	8	4	Patientin und Schwester mussten sich selbst versorgen mit Pizza oder Baguette
3	Handgreiflichkeiten auch mit Messer zwischen den Eltern, Vater lachte Mutter aus	Ab 5. / 6. Lebens-jahr	7	2	Selbst wenig kontaktfreu dig, eher rational
4	Wiederholter sexueller Missbrauch durch den Großvater	Vom 4. bis 8. Lebens-jahr	9	4	»gebremst« in der eige-nen Sexualität
5	Lieblingsonkel stirbt, hatte MS, war aber gutmütig	7. Lebens-jahr	6	1	Respekt vor MS
6	Tod der Oma väterlicher-seits Patientin musste ihr Weinen verstecken	5. Lebens-jahr	3–4		
7	Plötzlicher Herztod der Oma mütterlicherseits und Tod von zwei Onkeln	21. Lebens-jahr	7 5	2 1	
8	Erster wichtiger Jugend-freund und langjähriger Partner stirbt nach Fahr-radunfall aufgrund eines ärztlichen Kunstfehlers	19. Lebens-jahr	10	4	Kein Sport mehr möglich PTBS-Vollbild entwickelt, kein Fahrradfahren mehr Helm als Trigger

Vie habe ich mir selbst geholfen?		**Wer hat mir geholfen / das Gefühl von Glück/Stolz mit mir geteilt?**
tärken +)		
	Auf die Mutter aufgepasst, sie in die Psychiatrie eingewiesen	Oft niemand, später Firmpatin und eine Tante
		Die Schwester damals als Verbündete, keine Hilfe vom Vater
	Patientin versuchte zu schlichten, blieb handlungsfähig	Niemand
	Versuchte, dem Großvater aus dem Weg zu gehen	Niemand, generelle Verleugnung und Totschweigen
		Die Oma tröstete
Vert des .ebens rkannt		Die Oma tröstete – war total wichtig
Vert des .ebens rkannt	Rettungssanitäter-Ausbildung begonnen	
		Familie des Jugendfreundes

	Traumatische Erfahrungen	**Lebensjahr/ Alter**	**Aktivierungslevel SUD 1–10**		**Welche Spuren hat das Trauma hinterlassen?**
9	Geburt des Sohnes mit Herzfehler, auf Intensivstation mit den Kindern		8	5	Alleine gefühlt
10	Eigener Fahrradunfall, Sturz aufs Gesicht	4. Lebensjahr			Schläge aufs Gesicht durch Mutter
11	»Weitergereichtwerden« an fünf Tätermänner	5. bis 8. Lebensjahr	10	8	Körperliche Schmerzen und Todesangst
12	»Verabredungen« von Opa mit den Tätermännern	5. bis 8. Lebensjahr			Angst
13	Nachts stundenlang blutend und mit Schmerzen im Bad der Großeltern	5. bis 8. Lebensjahr		7	Mutterseelenalleinsein trainiert
14	Szenen mit extremer Beschämung	5. bis 8. Lebensjahr		8–9	Schwierigkeiten zu sprechen
15	Einzelne Schamthemen, »selbst ein Stück Scheiße zu sein«	5. bis 8. Lebensjahr			Sauna-Besuch unmöglich und Angst im Kreißsaal
16	Nicht verstehend, was die Männer wollen	5. bis 8. Lebensjahr			Schnelle Beschämung durch Kritik und anschließendes Verstummen
17	Gefügigmachen durch Würgen	5. bis 8. Lebensjahr			Asthmaanfälle

Tab. 1: Traumatogramm – Psychotraumatische Lebenserfahrungen (nach: ZPTN Besser 2001)

ie habe ich mir selbst geholfen?		Wer hat mir geholfen / das Gefühl von Glück/Stolz mit mir geteilt?
	Aktiv Unterstützung beim Therapeuten angefordert	Hilfsbereitschaft anderer Mütter
		Mutter erhielt von der Klinik Besuchsverbot
	Dissoziation, Abspaltung und rechtzeitig wieder auftauchen	
zgl. chule in Ge- ühl von ontrolle	Wie kann ich mir helfen? Bis zum Schulunterricht gerechnet	
	Abspaltung	
	Später Unterstützung im Kreißsaal	

> *Behandlungstechnischer Hinweis:* Die Erstellung eines Traumatogramms (nach Besser 2001, ZPTN und Gottfried Fischer, DAPT) dient in der Regel dazu, den traumatischen Lebenserfahrungen einen Rahmen und vor allem eine Grenze zu geben und die Unterschiedsbildung (siehe unten) zwischen Erfahrungen von damals und heute zu unterstützen. Die meisten Patient:innen sind erstaunt, wenn sie im Überblick sehen, was sie in ihrem bisherigen Leben bereits alles an Belastungserfahrungen »abbekommen« haben. Außerdem hilft die Einschätzung, mithilfe der SUD-Skala zu sehen, was damals am schlimmsten war und was heute noch sehr belastend ist. Darüber hinaus lässt sich oft sehr schnell erkennen, über welche Bewältigungsfähigkeiten jemand verfügt bzw. zu sehen, wie alleine gelassen er oder sie wurde.
>
> Im vorliegenden Fall wurde das Traumatogramm angesichts der Heftigkeit der »Erfahrungen« in zwei Etappen erstellt, d. h., die »Erfahrungen« in den Lebensjahren elf bis 16 wurden erst im zweiten Teil der Behandlung eruiert.

Beginn des Prozessierens mit dem jüngsten Vorfall mithilfe von Körpererinnerungen

Die Patientin entschloss sich bereits in der dritten Sitzung, einer Doppelsitzung, erstmals die Herzproblematik ihres Sohnes mit Brainspotting (1) zu fokussieren. Als schlimmste Momente gab sie die Situationen des Schlaffwerdens und blau Anlaufens des Kleinen angesichts des Herzfehlers an und die massive Angst, immer zu spät zu kommen, nicht zu bemerken, wenn das Herz des an Kabeln angeschlossenen kleinen Sohnes versagen sollte. Das zeigte sich jetzt gepaart mit der eigenen Angst und Anspannung im Herz und im oberen Brustbereich. Der Aktivierungsspot lag bei einem SUD-Score von 8 auch wegen der gleichzeitig entstehenden Angst, angesichts der hohen Belastungserfahrungen mit der Mutter tiefer in die Vergangenheit zu rutschen. Spontan fand sie einen Ressourcenspot, der einen SUD-Score von 5 ermöglichte und der sie in der Gegenwart halten konnte. Sie gab an, danach »wahnsinnig erschöpft« gewesen zu sein, habe aber seitdem auch in anderen Situationen keinen Stress mehr mit möglichem Zuspätkommen, habe keine Alarmzustände mehr erlebt, sondern mehr Gelassenheit entwickelt. Auch habe sie mit ihrem Ehemann gesprochen, was sie tun könne, um ihm klarer zu vermitteln, wann sie ihn wirklich brauche.

Sie entschied bereits in der darauffolgenden Sitzung mit Brainspotting (2) am Tod des ersten Freundes zu arbeiten – er war nach einem Fahrradunfall und ärztlichen Kunstfehlern in ihrem 19. Lebensjahr verstorben. Er habe ein Aneurysma erlitten, der Stent sei falsch eingesetzt worden. Nach vierzehn Tagen sei der Freund – obwohl vorher voll ansprechbar – an Organversagen verstorben. Er sei der erste sehr wichtige Freund gewesen. Sie hätten fünf bis sechs Mal pro Woche sportlich trainiert, beginnend mit dem 14./15. Lebensjahr – es sei für die Patientin eine völlig andere Welt gewesen. Der schlimmste Moment sei der Tod am Krankenbett (SUD = 7) gewesen, mit Trauergefühlen im oberen Brustbereich mit einem Schock-Brainspot (oben rechts), einem Trauer-Spot (oben links) und einem Gazespot mit Blick zur Kapelle des Krankenhauses und dem Angehörigenzimmer (unten links). Vor allem die zunehmende Kälte neben dem Leichnam spüre sie auch jetzt nochmals – sie sei »jetzt ganz schön geschafft«. Zeitgleich habe die Mutter sich aktuell wieder Tabletten »reingezogen« und ins Bett verkrochen und habe von der Patientin in die Psychiatrie eingewiesen werden müssen. Die Familie des Freundes sei als Kontrast zur eigenen Familie sehr hilfreich gewesen. Die Patientin sei oft stundenlang am Grab gesessen, auch im Winter und völlig durchgefroren gewesen, habe aber dann bei der Familie des Freundes klingeln können und heißen Tee und warmes Essen bekommen, was es zu Hause nur sehr selten gab.

Sie gab an, dass sie sich heute nur noch dann alleine fühlen würde, wenn sie ihre Not nicht kommunizieren könne. An ihrem Arbeitsplatz habe sie ein Übungsfeld mit Herausforderungen und müsse jetzt lernen, »Stopp« zu sagen und Unterschiedsbildung trainieren.

In der folgenden sechsten Sitzung gab sie an, es sei »interessant«, denn es sei mehr Spannung weg, was ihr vorher gar nicht so aufgefallen sei: Der Kinderlärm würde sie weniger stressen, sie würde nicht mehr so leicht in hektische Ruhelosigkeit verfallen und könnte sich besser an ihre Träume erinnern, die lange weggewesen seien.

Sie wolle sich heute in einer weiteren Brainspotting-Sitzung mit dem plötzlichen Herztod der mütterlichen Oma im eigenen 21. Lebensjahr beschäftigen. Diese habe sie viel vor der Mutter geschützt, sie sei dazwischen gegangen, wenn die Patientin als Baby zu viel geschrien hätte und die Mutter ihr ein Kissen aufs Gesicht gedrückt hätte, damit sie zu schreien aufhörte. Die Mutter hätte dies »Spätabtreibungen« genannt. Beim Tod der Oma sei am belastendsten gewesen, die Entscheidung zu treffen, die Geräte abzustellen. Die Oma sei am Schluss dement gewesen und hab einen Schlaganfall erlitten – die Patientin habe sie trotz regelmäßiger Besuche erst nach zwei Tagen gefunden bzw. den Rettungsdienst gerufen, der die Wohnung geöffnet habe. Die Patientin habe nicht weinen können – dazu falle ihr jetzt aber ihr Fahrradunfall im vierten Lebensjahr ein, bei dem sie vom Fahrrad gestürzt und auf die linke Gesichtshälfte gefallen sei, eine Gehirnerschütterung und Augenverletzung erlitten hätte. Sie sei eine Woche auf der Intensivstation gewesen und habe ein halbes Jahr rechts nichts gesehen. Die Schwester habe sie nach Hause gebracht, sie habe auch zu Hause geheult, die Mutter habe sie auf die verletzte Gesichtshälfte geschlagen, damit sie aufhöre.

Die Patientin setzte ihre Arbeit mit einer weiteren Brainspotting-Sitzung (3) fort, nämlich der mit der Auffindesituation der Oma, welche die Patientin mindestens zweimal pro Woche besucht hätte. Sie habe dort oft ihre Nachmittage verbracht. Die Oma habe aber zunehmend Erinnerungslücken gehabt und Halluzinationen entwickelt. Ein Brainspot ließ sich rechts mittig von ihrer Blickrichtung mit Trauer im Brustbereich und einem SUD-Score von 7 Punkten finden, ein weiterer rechts tiefer mit dem Fahrradsturz und den Schlägen der Mutter auf die verletzte Gesichtshälfte sowie einer weiteren Situation, wo die Patientin mit den Eltern weinend von der Oma weggefahren sei und die Mutter ihr den Kopf mehrfach gegen den Türholm des Autos geknallt hätte, damit sie zu weinen aufhöre. Die Trauer und die Tränen seien ihr regelrecht abgewürgt worden. Sie spüre jetzt, wie sie jetzt immer wieder in die Gefahr gerate, zu dissoziieren – das Einzige, was damals geholfen hätte. Sie sei jetzt sehr erstaunt, wie heftig und intensiv die Körpererinnerungen jetzt noch seien. Nochmals werde ihr deutlich, wie wichtig die Oma als schützende Insel gewesen sei, auch wenn diese sie gegen den missbrauchenden Opa nicht habe schützen können.

Da die Patientin nach 90 Minuten ziemlich erschöpft war und nach eigenen Angaben lernen wollte, Stopp zu sagen, wurde ihr vorgeschlagen, künftige Sitzungen vorzugsweise auf 90 Minuten zu begrenzen, womit sie einverstanden war.

Nach einer zweiwöchigen Pause berichtete die Patientin, dass sie in der Zwischenzeit sehr mit Brainspotting beschäftigt gewesen sei und wohl die Gewalt von damals ausgeblendet hätte, zumal sie für Weinen fast immer geschlagen worden sei. Es stellte sich die Frage, wie es weitergehen solle. Etwa mit den Suizidversuchen der Mutter? Offensichtlich fanden und finden diese auch heute noch durchgängig von der eigenen Geburt bis zur Gegenwart statt. In der eigenen Kindheit habe es massive Gewalt- und Ablehnungserfahrungen gegeben, aber auch gute Freunde in der Schule und vor allem das Lesen seien sehr wichtig gewesen – weshalb sie an den Wochenenden oft die Stunden rückwärts gezählt hätte. Jahrelang habe sie nicht geträumt, dies käme erst jetzt allmählich wieder.

Bearbeitung von Kindheitserfahrungen mit der Mutter

Zwischendurch erwähnte die Patientin, sie habe »ein Bernd« werden sollen, die Mutter habe nicht noch ein Mädchen haben wollen. Sie sei deshalb als Kind sehr mit anderen Jungs identifiziert gewesen, sei auf Bäume geklettert und habe mit Puppen nur heimlich gespielt und früh gewusst, dass sie selbst Mama werden wolle und sich Frauen als Bezugspersonen gesucht. In der ersten Schulklasse habe sie nicht gesprochen, die Lehrerin habe ihr geholfen. Bei den Lehrern habe sie sich sicher gefühlt und durch Nachhilfe im Lesen schließlich auch reden und sprechen gelernt. Sie habe es deswegen immer irgendwie geschafft, schlecht in der Schule zu sein, um Nachhilfe zu bekommen. Aber sie durfte nichts von zu Hause erzählen, sich wegen der Gewalt, des Missbrauchs und der Suizidversuche der Mutter nicht verplappern. Dafür wurde sie in der Schule meistens in Ruhe gelassen. Offensichtlich hatte sie als Kind kreative Lösungen gefunden, weshalb ihr vorgeschlagen wurde, alle ihre kreativen Bewältigungsfähigkeiten aufzuschreiben.

Durch die Corona-Krise im Frühjahr 2020 wurde eine längere Pause notwendig, zumal sich die Patientin um ihre Kinder kümmern musste. Sie berichtete von vielen Herausforderungen, habe Verhandlungen mit den Behörden führen müssen, während die Kinder auf ihr herumturnten. Das Tragen des Mund- und Nasenschutzes störe sie enorm – so extrem, dass »das Hirn manchmal nicht mehr funktioniere«. Beim Einkaufen vergesse sie die Hälfte, sie habe Probleme, Luft zu bekommen, und sei gefühlt fast am Ersticken.

Die Patientin sprach in Folgesitzungen erneut das Maskenthema an und stellte eine Verbindung zum missbrauchenden Großvater her. Den Vorschlag, diese Körpergefühle mit Brainspotting (4) zu fokussieren, griff sie auf und gab an, sie erlebe die körperlichen Reaktionen durch die Maske mit Druck im Kopf und müsse bewusst auf ihre Atmung achten. Die Maske als Trigger zeigte sich mit einem SUD-Score zwischen 6 und 7, die Atemprobleme lagen bei einem SUD von 3 bis 4

Punkten. Die Aktivierung durch die Maske setzte Körpererinnerungen ohne Bilder und ohne Narrativ frei. Angesichts steigender Belastung wurde ihr ein Ressourcenspot angeboten – sie fand das eigene freie Gesicht (ohne Maske). Der Kopfdruck lag bei einem SUD-Score von 4, die Atembehinderung reduzierte sich. Sie fühlte sich »geschafft« und wurde gebeten, in der Folge auf Träume zu achten.

In der Folgesitzung berichtete sie, die letzte BSP-Sitzung würde »nacharbeiten«, noch immer habe sie Druck im Kopf, in der Folgenacht sei sie zweimal mit starken Unterleibsschmerzen (!) aufgewacht, sie wisse nicht warum. Derzeit suche sie ihre Balance zwischen Arbeit, Familie, vor allem den Kindern. Der körperliche Druck im Kopf wegen der Maske liege aktuell bei einem SUD-Score von 2–3. Die Brainspotting-Sitzung mit der Maske als Trigger hätten Luftnot aktiviert, Engegefühle im Brustbereich bis hin zu Erstarrungsgefühlen und dem Gefühl, kurz vor dem dissoziativen Ausstieg zu stehen, auch wenn der SUD-Score »nur« knapp über 4 lag. Sie wolle den Brainspott (rechts von ihr) nicht länger wirken lassen, weshalb ihr angeboten wurde, sich im Raum einen entlastenden Blickpunkt zu suchen, wo es ihr besser ginge. Sie fand sehr schnell eine Reihe von Fachbüchern (weit links von ihr) und berichtete, dass das Lesen der Titel ihr helfe, sich abzulenken und die Körperreaktionen zu reduzieren. Da die Reaktionen insgesamt heftig wirkten und die Patientin eher zur Dissimulation neigte, wurde ihr noch eine Körperressource angeboten. Sie fand ihre beiden Hände und freute sich, dass die Trigger-Reaktionen stark abnahmen. Nach einiger Zeit der Erholung wurde sie gebeten, die anfänglichen Trigger-Reaktionen auf den Ressourcenspot (Mitte, halb rechts) zu legen. Kopf und Atmung meldeten sich erneut, aber deutlich schwächer, bei einem SUD-Score von 1 bat die Patientin, aufhören zu können.

Psychoedukativ wurde ihr erklärt, wie wichtig es im BSP-Prozess sei, Alternativen zum Aktivierungsspot zu finden, also einen Ressourcenspot oder noch eine andere Blickorientierung zur Verfügung zu haben, weil hierdurch Handlungsoptionen entstehen würden, die in der ursprünglichen traumatischen Belastungssituation nicht zur Verfügung standen – die Patientin war damals hilflos-ohnmächtig ausgeliefert und mutterseelenallein gewesen. Außerdem wurde auf die Wichtigkeit hingewiesen, die Symptombildung als Erinnerungshelfer zu akzeptieren, um Unerledigtes von damals neu prozessieren und einordnen zu können. Die Patientin verabschiedete sich dankbar, aber erneut »ziemlich geschafft« und wurde erneut gebeten, auf weitere Träume zu achten.

Die Patientin berichtete von dreiwöchigen Nachwirkungen mit Unkonzentriertheit und geringer Belastbarkeit – sie dürfe sich nicht überfordern. Sie habe die Mutter erneut in die Psychiatrie einliefern lassen wollen, diese sei aber wegen der Corona-Pandemie nicht aufgenommen worden. Offensichtlich habe die Mutter ihre Tabletten überdosiert und sei in eine Art Stupor verfallen. Aber der räumliche Abstand zu Mutter helfe immerhin, wenn auch die alten, bereits erlebten Zwangseinweisungen erneut aktiviert würden, welche die Patientin habe veranlassen müssen. Sie erinnere sich an »Austick«-Situationen der Mutter, diese habe sich für Stunden ins Schlafzimmer zurückgezogen, die Patientin habe in »ewiger Ungewissheit« warten müssen. Die Mutter sei mit Tabletten völlig »dicht« gewesen, aber als Kind sei die Patientin froh gewesen, dass die Mutter überhaupt noch lebe.

Aushalten »ewiger Ungewissheit«

In der Folgesitzung traute sich die Patientin, mithilfe von Brainspotting (5) das ungewisse Warten vor der Schlafzimmertüre und schließlich das Rufen des Rettungsdienstes (im 14. oder 15. Lebensjahr) zu fokussieren. Es zeigten sich eine zunehmende Anspannung in den Händen und flacher werdende Atmung (SUD = 3–4), Ungewissheit, zunehmende Angst um die Mutter (SUD = 6). Die Schwester sei währenddessen zum Spielen gegangen, die Patientin habe Wache halten müssen. Es tauchten Bilder von der Mutter auf, wie sie aus dem Schlafzimmer rausgekrochen sei. Auch Schamgefühle für die Mutter meldeten sich, eine Entlastung war nur durch einen Ressourcenspot (linker Fuß) möglich, tiefe Traurigkeit aber ohne Tränen setzte ein. Die Patientin war nachträglich sehr erstaunt zu realisieren, wie viel Zeit sie vor dieser Schlafzimmertür verbracht habe. Auslöser der Eskalationen seien meistens Streitereien mit dem Vater gewesen, der dann zur Arbeit gegangen und sich um nichts mehr gekümmert hätte – eigentlich wäre er verantwortlich gewesen. Vielleicht habe die Mutter mittels der angedrohten Suizidversuche versucht, den Vater in der Beziehung zu halten – vermutlich sei die Ehe der Eltern eher eine Zweckgemeinschaft gewesen, wobei die jetzt 78-jährige Mutter den jetzt 77-jährigen Vater immer geliebt hätte, er sie aber wohl nicht mehr.

Die Patientin berichtete auch von einer eigenen großen Wut darauf, dass ihre Schwester ihre eigenen Kinder nicht schützen würde. Diese bekämen komplett die Atmosphäre der Großeltern mit, auch wenn sie wenigstens eine eigene Familie hätten. Die Mutter habe der Patientin oft die Schuld für alle Konflikte gegeben – »das hast du wieder gut hinbekommen«. Vor allem habe die Mutter ja bekanntlich nicht noch eine Tochter bekommen wollen. Die Patientin habe deswegen als Kind extrem angepasst sein müssen, um etwas »Lebensrecht« zu haben. Rettend sei neben der Lehrerin in der Schule allein die mütterliche Großmutter gewesen – diese habe sie oft vor der Mutter schützen müssen, vor allem auch wenn diese versucht hätte, die Patientin mit einem Kissen zu ersticken. Die Folgen seien vermutlich die Erstickungs- und Asthmaanfälle. Der Patientin wurde sehr präsent, »dass die Mutter mich nicht will«. Mit großem Erstaunen erkannte sie den Zusammenhang zwischen den Erstickungsversuchen der Mutter und dem Maskentragen. Umso mehr ärgere sie sich oft darüber, dass sie so viel habe emotional abspalten müssen.

Auf die Frage, was ihr helfen würde, nannte sie den Sport, das Laufengehen, das Schwimmen, sie sei oft geklettert – was jetzt als Mama aber nicht mehr funktioniere.

Der Kurzurlaub in Österreich sei schön gewesen, aber die Nachwirkungen der letzten Sitzung habe sie noch lange gespürt, es sei viel »hochgewirbelt« worden, aber es helfe, besser zu »sortieren«. Sie habe vor der BSP-Sitzung mit der Maske nicht mehr vernünftig Einkaufen gehen können, dies sei jetzt komplett weg – endlich habe sie den Zusammenhang mit den Erstickungsversuchen der Mutter verstanden. Im Herbst könnte der erschöpfende Spagat mit Homeschooling und eigener Berufstätigkeit zu Ende sein. Vielleicht könnte sie sich heute mit Brainspotting einen Blick hinter die Schlafzimmertür der Mutter erlauben.

Erneut wagte sich die Patientin mithilfe von Brainspotting (6) an einen erneuten Suizidversuch der Mutter heran, nachdem sie die Mutter in die Psychiatrie gebracht hatte und ihr – damals 19 Jahre alt – anschließend unter Zeitdruck auf regennasser Fahrbahn ein Unfall auf der Autobahn passiert war. Sie sei zwei Stunden zu spät zu einer Klausur in der Uni gekommen und habe erstaunlicherweise dennoch mit Note 4 bestanden.

Der erneute Suizidversuch der Mutter hatte sich schon Tage vorher angebahnt, die Patientin habe morgens eine komplette Tüte mit Tabletten gefunden, welche die Mutter offensichtlich geschluckt hatte, darunter auch die Herztabletten des Vaters – lauter Alarmzeichen.

Sie habe schließlich die Schlafzimmertür geöffnet und die Mutter in ihrem Erbrochenen vorgefunden – diese sei nicht erweckbar gewesen, weshalb die Patientin den Rettungsdienst gerufen habe.

Als schlimmste Momente nannte sie das Auffinden der Tablettentüte, die nur noch flach atmende Mutter, zuvor das Schleudern auf der Autobahn. Der SUD-Score lag anfangs bei 4–5 mit Unruhe im ganzen Körper, besonders in den Händen und dem oberen Brustbereich. Die Patientin bewegte sich zwischen Unruhe und Erstarrung und in einem Übergangszustand in den Funktionsmodus, beide Aktivierungsspots lagen rechts sowohl oben (Mutter) als auch unten (Unfall). Sie habe die Mutter in die stabile Seitenlage verbracht – die Schwester sei wieder mal nirgendwo auffindbar gewesen.

Der Wechsel auf einen Ressourcenspot mit dem Rückenbereich und den Füßen ermöglichte eine allmähliche Entspannung mit dem Gefühl, »es geschafft zu haben, sogar ein bisschen stolz zu sein und trotz des Unfalls sogar die Prüfung geschafft zu haben«. Sie könne jetzt ein wenig stolz darüber sein, »das Eigene« ein halbes Jahr nach dem schrecklichen Unfalltod des ersten Freundes nicht aufgegeben zu haben!

In der Folge berichtete sie, es sei ihr nicht so gut gegangen – sie habe Rückenschmerzen gehabt und nach der letzten Sitzung seien viele Erinnerungen hochgekommen, z. B. die nächtlichen Freeze-Zustände – Zustände von völliger Bewegungslosigkeit. Den Eltern gehe es wieder schlechter, vor allem der Mutter, diese sei wieder total instabil, sehr negativ und nur am Schimpfen, depressiv und aggressiv. Die Rückenschmerzen könnten eine Folge der Freeze-Zustände sein und eine Folge der bisherigen BSP-Sitzungen. Die Freeze-Zustände nach nächtlichem Aufwachen würden aus Träumen bzw. Albträumen heraus geschehen, sie liege eingerollt und könne sich länger nicht bewegen. Nur der Kopf helfe, sich zu reorientieren, »aber es gebe so viele traumatischen Erfahrungen«. An Traum-Inhalte könne sie sich nicht erinnern, aber an Gefühle von Verletzlichkeit, Schutzlosigkeit und Bedrohung – ohne klare Bilder. Sie nutze für sich regelmäßig Imaginationstechniken wie den »Sicheren Inneren Ort«, aber sie merke auch, dass sich durch Brainspotting ihr Bezug zum eigenen Körper verbessert habe.

Da die Patientin offensichtlich gelernt hatte »hart im Nehmen« zu sein und sich tendenziell überforderte, wurde ihr vorgeschlagen in der heutigen Sitzung keine weiteren Aktivierungen vorzunehmen, sondern vorhandene Ressourcen zu stärken. Psychoedukativ wurde ihr die *Lichtstromübung* vermittelt, welche hilfreich zu sein schien und offensichtlich am meisten den Rücken entlastete und von Schmerzen befreite. Die Fokussierung auf einen Ressourcenspot half den Händen, sich besser zu fühlen, es folgte eine Ausbreitung des guten Gefühls in die Arme – die Patientin gab an, ruhiger zu werden, das Gefühl von Gehetztsein sei weg. Sport, Bewegung und Yoga würden auch helfen.

Auf die Frage, was bisher erfolgreich gewesen und geholfen hätte, meinte sie, die BSP-Methode selbst und dass ich – der Therapeut – ihr meine Mobilfunknummer gegeben hätte. Sie sei selbst vor allem früher oft eher schüchtern und zurückgenommen gewesen und habe sich wenig getraut, sei aber auch erstaunt, wie viel sie bereits geschafft hätte. Sie sei stolz auf das akademische Studium, die differenzierte Ausbildung und auch darauf, dass sie während ihres Studiums durchgängig und schon ab dem zwölften Lebensjahr eine Flüchtlingsfamilie begleitet hätte, sich vor allem um deren kriegstraumatisierte Tochter gekümmert hätte. Leider sei die Familie nach sieben Jahren Aufenthalt ausgewiesen worden, die Patientin habe aber auch jetzt noch Kontakt und hätte diese öfters in ihrem Heimatland besucht.

Therapeutische Arbeit jetzt auch mit Träumen bzw. Albträumen – Körperressourcen helfen beim Titrieren und Dosieren

In der Folge berichtete sie, es ginge ihr heute besser als letztes Mal – die Pause habe gutgetan, auch dem Rücken ginge es besser. Dies habe auch viel zu tun mit dem Schulbeginn, auch wenn ihr Sohn keine große Lust gehabt hätte, in die Schule zu gehen. Die Kinder hätten untereinander verhandelt, wer in die Schule gehen muss. Heute wolle sie sich entweder an den nächsten Suizidversuch der Mutter heranwagen oder mit den Freeze-Zuständen nach nächtlichem Aufwachen mit dem Gefühl des Mutterseelenalleinseins arbeiten.

Sie entschied sich für Letzteres (Brainspotting 7), beschrieb, wie sie nachts aus Träumen bzw. Albträumen aufwache, sich erstarrt fühle und das unangenehme Gefühl des Ausgeliefertseins und der Schutzlosigkeit hätte. Sie käme zwar immer wieder »gut raus«, aber es sei sehr unangenehm. Die Spannung in den Beinen steige, sie beschrieb jetzt einen SUD-Score von 6 Punkten. Zwecks Titrierung und Dosierung wurde ihr eine Körperressource angeboten, sie fand einen spürbar hilfreichen Kontakt zwischen Rücken und Sitzpolster. Sie erinnerte sich sehr schnell an eine Situation im Schwimmbad, in der sie in der Vorschulzeit im Gegensatz zur Schwester noch nicht habe schwimmen können. Sie habe am Rand gestanden und sich ins Wasser fallen lassen, sei untergegangen und habe alles »von unten« gesehen. Der Vater sei ihr nachgesprungen, habe sie rausgeholt und ihr eine geklebt. Weitere Erinnerungen an die sexuellen Übergriffe tauchten auf, die blutige Bettwäsche und die Schimpftiraden der Mutter. Teilweise habe sie deswegen dann ihren blutigen Schlafanzug zerschnitten und im Mülleimer entsorgt – die Aktivierung schien zu steigen, ebenso die Schamgefühle, weswegen ihr die *z-Achse* und schließlich auch die einseitig abgedunkelten Brillen angeboten wurden, worauf der SUD langsam und allmählich zurückging. Sie schien ziemlich erschöpft zu sein und wurde dazu angehalten, fürsorglich mit sich umzugehen.

An ihrem Arbeitsplatz sei wegen Corona und der Belegung sehr viel los. Nach der letzten BSP-Sitzung sei die Patientin sehr müde gewesen, was bis heute anhalte. Die sexuellen Missbrauchserfahrungen hätten etwa im fünften Lebensjahr begonnen und bis zur zweiten Klasse angehalten. Von Freitag auf Samstag habe sie sich nachts immer übergeben müssen, weil sie oft am Wochenende bei den Großeltern übernachtet hätte. Ihre »Laktose-Unverträglichkeit« habe nur am Samstag bestanden. Den »Rekord an Übergeben« in einer Nacht habe bei 14-mal gelegen, aber das Zählen habe geholfen, um ein Gefühl von Kontrolle zu bekommen, ebenso wie auch in der Schule das Zählen der Minuten. Allmählich werde ihr das Alleinegelassenwerden klarer und auch die Enttäuschung über den Vater, dass er nichts gemerkt und nicht reagiert hatte – sie frage sich, »wie gründlich muss man eigentlich wegsehen«? Die Patientin könne auch jetzt noch nicht wirklich signalisieren, wenn sie Hilfe brauche, z. B. während der Rückenschmerzen beim Tragen des Sohnes oder der Einkaufstasche. Der Ehemann würde deswegen manchmal sauer reagieren. Ein positiver Nebeneffekt von Brainspotting sei gewesen, dass sie am Wochenende zum ersten Mal mit den Kindern beim Schwimmen Spaß gehabt hätte.

Eine weitere Brainspotting-Sitzung zur Geburtssituation des Sohnes sei gut, die Kinder würden wie die Weltmeister streiten und rivalisieren. Die Ältesten seien bei der Geburt des Bruders 20 Monate alt gewesen, hätten viel Schlimmes mitbekommen und könnten sich schlecht regulieren. Sie seien fünf Tage mit im Krankenhaus gewesen, hätten alle notwendigen Untersuchungen mitbekommen, der Bruder habe an sämtlichen Kabeln gehangen, die Patientin habe den Töchtern vorgelesen, sei aber als Mutter »wahnsinnig angespannt« gewesen. Am schlimmsten sei für sie die Angst um ihren Sohn gewesen und das Gefühl, niemandem wirklich gerecht werden zu können. Der Ehemann sei auf Montage im Ausland gewesen. »Die Großen« seien noch nicht so lange abgestillt gewesen, die Zeit sei extrem anstrengend gewesen.

Mit der offenbar dehydrierten Jüngsten sei sie später mit den drei Älteren in der Kinderarztpraxis gewesen. Die beiden Älteren hätten alles mitbekommen. Wahrscheinlich könne man von kumulativen Stressbelastungen während Kindheit und Jugend und auch als Mutter sprechen. Es habe viel Mut gekostet am Arbeitsplatz, Überlastungen auszusprechen und beim Ehemann Hilfe einzufordern. Angesichts notwendiger Unterschiedsbildung (siehe unten) müssten neue Muster etabliert werden. Auch mittels Achtsamkeit. Am Arbeitsplatz sei mehr Abgrenzung notwendig.

In ihrem Spezialbereich am Arbeitsplatz, für den sie verantwortlich sei, habe sie viel zu viel zu tun. Manche Kund:innen und auch manche Mitarbeiter:innen würden sich nicht an die Corona-Regeln halten. Eine »blöde Situation« habe sie mit den eigenen Eltern erlebt: Die Vierjährige sei gestürzt, der Großvater habe sie am Arm so heftig und grob mit den Worten »Stell dich nicht so an« hochgerissen, dass er ihr dabei den Ellenbogen ausgerenkt hätte. Die Patientin frage sich, welche Form von Kontakt mit den Eltern jetzt überhaupt noch Sinn machen würde. Sie müsse den Kontakt minimieren. Früher hätte die Patientin Angst bekommen und darauf Rücksicht genommen, dass sich die Eltern nicht in die Haare bekommen hätten. Auch hätte sie oft das Gefühl gehabt, »mir ist es zu viel« und nichts in Anspruch genommen. Dürfe sie denn auch eigene Rechte einfordern?

Wegen ihrer Rückenschmerzen sei sie bei einer Myoreflextherapeutin gewesen, dies habe geholfen, aber es seien viele Bilder aus der Vergangenheit abgelaufen – vielleicht zu viele.

Myoreflextherapie als komplementäre neuromuskuläre Traumatherapie

Sehr gute Erfolge in der Behandlung traumabedingter neuromuskulärer Verspannungszustände können mit einer Kombination von Traumatherapie und Myoreflextherapie (Mosetter u. Mosetter 2000, 2003, 2010) erzielt werden, einem auf neuroanatomischer Grundlage ausgearbeiteten Behandlungsansatz, der die Selbstregulation des neuromuskulären Systems durch gezielte Druckpunktstimulation reaktiviert und dabei auch die – oft »eingefrorene« – tiefe Skelettmuskulatur erreicht.

Werden die Möglichkeiten der Trauma-Komplementärtherapie frühzeitig genutzt, kann in den meisten Fällen eine Verzerrung anatomischer Strukturen (z. B. der Wirbelkörper) und die Entwicklung von Schmerzsyndromen verhindert werden. Aber auch bei länger zurückliegenden Traumatisierungserfahrungen kann die körperorientierte Myoreflextherapie wesentlich zum Behandlungserfolg beitragen – dies zeigen wissenschaftliche Untersuchungen, vor allem für den stationären Bereich (Mosetter u. Mosetter 2000, 2003, 2005, 2010).

Van der Kolk (1999), einer der Pioniere der Traumaforschung, kommentierte zur Körperebene: »Eines der großen Geheimnisse bei der Verarbeitung traumatischer Erfahrungen besteht darin, dass so lange, wie das Trauma als sprachloser Stressor erfahren wird, der Körper fortfährt, die Erfahrungen festzuhalten und auf konditionierte Stimuli zu reagieren als kehre das Trauma wieder« (S. 28).

Bei Traumafolgestörungen stehen im Kern krankmachende Erlebniskomplexe mit überstarken negativen Emotionen, die nur notdürftig gleichsam eingekapselt sind, ohne sich je auflösen zu können (Plassmann 2004). Dieses Einkapseln erfordert permanenten Energieaufwand. Die Patienten gehen allen Triggern aus dem Weg, die an die negativen Emotionen rühren könnten, sie stehen unter permanenter Erregungsspannung (Hyperarousal), gleichwohl dringt dieses negative emotionale Material ständig in die Gegenwart ein, es kommt zu Nachhallerinnerungen, Albträumen, Affektdurchbrüchen, Panikattacken. Das unbewältigte emotionale Material bemächtigt sich auch des Körpers. Zu beobachten sind schwere chronische Schmerzzustände, chronische Kopfschmerzen und häufig Tinnitus. Die Trauma-Fragmente bleiben auf der Ebene des Arbeitsgedächtnisses gespeichert und haben ohne eine gelungene Traumasynthese kaum eine Chance in das Langzeitgedächtnis integriert und damit verarbeitet zu werden.

Traumatische Erlebnisse werden als »neuromuskuläre Erinnerungsspur« (Bauer 2002) in unser Körperschema eingebettet – psychische Traumata zeigen sich sehr häufig als eingefrorene neuromuskuläre Aktivationsmuster, die nicht direkt zugänglich sind. Diese Aktivationsmuster entsprechen dem, was Fischer (2000a) mit »Trauma-Schema« beschrieben hat, neurobiologisch gesehen sind sie dem »Trauma-Fahrstuhlschacht« vergleichbar (Hüther et al. 2010), bei Brainspotting sind sie über die Brainspots ausfindig zu machen. Um die traumatische Erfahrung unter Kontrolle zu halten, entwickelt der Organismus ein System von Gegenmaßnahmen, das sog. *Traumakompensatorische Schema:* Die Repräsentationen der traumatischen Erfahrung werden sequestriert, d. h. abgekapselt. Sie schwelen quasi im Untergrund weiter und sind doch nicht zugänglich. Der Betroffene entwickelt alle möglichen, z. T. nach außen hin auch unsinnig wirkende Gegenmaßnahmen. Auf der körperlichen, neuromuskulären Ebene geschieht dies in Form von Fixierungen und Schonhaltungen.

Basis der Myoreflextherapie ist die funktionelle Anatomie, das Träger- und Ausdruckssystem in diesem Konzept ist das System der Muskulatur. Das gesamte Muskelsystem wird dabei als Zusammenspiel von Kraftvektoren verstanden, die uns körperlich stabil in der Welt unterwegs sein lassen – oder eben auch nicht. Muskelinduzierte Symmetriestörungen und traumabedingte chronische Fehl- und Überlastungen können zu einer Vielzahl von Symptomen führen, z. B. Schonhaltungen, Schmerzzuständen, vegetativen Dysregulationen und Unruhezuständen. Seelische Verletzungen und Traumata im Sinne unterbrochener, eingefrorener Handlungen beantwortet die Muskulatur ebenfalls mit Hypertonus (»fight«/»flight«) oder Erstarrung (»freeze«).

In einer weiteren Brainspotting-Sitzung (8) fokussierte sie mehrfache Szenen aus der Vorschulzeit, wo sie mit der Oma in einem Park gewesen sei und nicht weggewollt habe. Die Eltern hätten sie abgeholt, sie habe geweint, der Mutter sei es zu viel geworden. Sie habe sie an den Haaren gerissen und ihren Kopf mehrfach gegen den Türholm des Autos geschlagen – vielleicht sei sie sogar ohnmächtig geworden. Der Aktivierungsspot lag bei einem SUD-Score von 8 bis 9 Punkten. Ein alternativer Ressourcenspot wurde notwendig – die Aktivierung sank auf 4 bis 5 Punkte. Bei der Refokussierung tauchten neue Erinnerung an eine Situation im Kindergarten auf, in der die Patientin sich das Knie aufgeschlagen hätte. Sie sei hungrig nach Hause gekommen, die Mutter habe ihr eine geknallt, sie habe sich versteckt: Ein Tag also, an dem sie Trost gebraucht hätte. Sie sei aber jetzt sehr erstaunt, dass sie jetzt erneut den Hunger von damals spüren würde. Die Maxime »Stell dich nicht so an« sei auch im Leitungsteam an ihrem Arbeitsplatz eine Maxime und damit eine Gefahr, die zu Überlastung führe und weswegen sie sich vielleicht zu leicht ausbeuten lasse.

In der nächsten Sitzung schlug die Patientin vor, mit Hilfe von Brainspotting die Krankenhaussituation mit der Geburt ihres Sohnes oder auch früheren Szenen, z. B. im vierten Lebensjahr nach dem Parkbesuch oder dem Fahrradunfall und zwei weiteren Suizidversuchen der Mutter im gleichen Jahr zu fokussieren. Die Myoreflextherapie sei sehr faszinierend, aber es seien auch Bilder von den Suizidversuchen der Mutter gekommen.

Die Patientin entschied sich erneut für die Geburtssituation ihres Sohnes mit dessen Schlaff-Werden und Blauanlaufen fünf Tage nach seiner Geburt. Nachdem ihr Sohn blau angelaufen sei, habe die anwesende Hebamme einen Schmerzreiz gesetzt, die Patientin sei dann zur Kinderärztin gefahren und habe ein Bett in der Klinik besorgt. Während dieser Brainspotting-Sitzung (9) tauchte gleichzeitig durch einen sichtbar werdenden zweiten Brainspot der Tod eines Säuglings in ihrer Zeit beim Rettungswagenfahren sowie der Tod der Oma und des ersten Freundes auf, der tödlich verunglückt war. Die ältesten Kinder seien in der Klinik dabei gewesen, der Ehemann im Ausland, die Schwiegermutter sollte den Hund holen – die Patientin habe dies alles simultan organisieren müssen. Ihr Sohn sei verkabelt worden, die Patientin habe mit den Töchtern gespielt, die Tage seien heiß gewesen. Wegen der Kabel habe sie ihren Sohn kaum in den Arm nehmen oder stillen dürfen. Sie erinnere sich beim ersten Schlaff-Werden an die großen Augen der einen Tochter – es sei ganz still gewesen. Wegen des fehlenden Essens für die Töchter habe sie sich mit der Krankenschwester streiten müssen. Eine Spritze sei wegen der Rhesus-Negativität notwendig gewesen (SUD = 5), kurz nach der Entbindung sei sie alleine gewesen, Herzrasen tauchte auf, das Bein wurde taub, Atemprobleme zeigten sich sowie zunehmende Wärme im Oberkörper. Sie bedauerte die Traurigkeit der großen Töchter – es bestünde immer wieder große Geschwisterrivalität zwischen den Geschwistern, die Beintaubheit und die Rückenschmerzen hielten an.

Sinnlosigkeitsübung »MALUMO« gegen Schlafstörungen

Auf die Frage, welche Auswirkungen es infolge der Überlastungen gebe, meinte sie, sie könne nicht mehr gut einschlafen und auch nicht abschalten: Fantasiereisen würden nicht wirklich helfen, aber vielleicht die imaginative »Sinnlosigkeitsübung« (Fischer 2003, S. 56 mit »Malumo«). Außerdem sei sie gereizter und ungeduldiger mit den Kindern, auch gereizter in der Arbeit und auch unfreundlicher dem Chef gegenüber. Immer wieder bemerke sie, dass sie vergessen habe, ob sie bereits etwas gegessen hätte oder nicht.

Das Problem der bisher fehlenden Abgrenzungsfähigkeit wurde immer deutlicher. Sie beschrieb, dass sie auch zu Hause oft Anrufe vom Arbeitgeber oder von Kunden bekäme, dann würde es sofort bei den Kindern »krachen«. Dringend wurde ihr empfohlen, eine klare Grenze gegen diese Dauerrufbereitschaft einzuziehen, und sie sollte klare Situationen für die Betreuung der Kinder schaffen. Der Ehemann bekäme inzwischen mehr ab, aber er versteht es. Immerhin helfe der große 50 kg schwere, 18 Monate alte Hund mehr Abgrenzung und Resilienz herzustellen. Er sei sehr gutmütig und auch das tägliche halbstündige Laufen mit ihm helfe.

Die erste Psychotherapie ab dem 21. Lebensjahr sei eine Psychoanalyse gewesen. Alle Kindheitserlebnisse seien bis dahin für sie »völlig normal« gewesen. Erstmals habe sie verstanden, was bei ihr alles Traumasymptome gewesen seien und wie wichtig es sei, sich von der Ursprungsfamilie abzugrenzen. Sie habe ihre gesamte Ausbildung selbst finanziert und sei damals sehr selbstunsicher gewesen. Nebenbei habe sie immer gearbeitet. Sie habe anschließend eine verhaltenstherapeutische Selbsterfahrung absolviert, der Therapeut habe ihr mit Einzelsitzungen geholfen, den Mund aufzumachen.

Heute wolle sie sich mithilfe von Brainspotting (10) weiter mit den Suizidversuchen der Mutter auseinandersetzen. Deutlich erinnere sie sich an den ersten (wahrgenommenen) Versuch im vierten Lebensjahr, bei dem die Mutter nach einem heftigen Streit mit dem Vater und nachdem er türenknallend das Haus verlassen habe, von oben kommend nach ihren hohen Stiefeln gesucht hätte – »damit nicht so viele Fetzen fliegen und es nicht so eine Sauerei« gebe. Der schlimmste Moment sei die damit verbundene Ankündigung der Mutter gewesen, sich jetzt von der S-Bahn totfahren zu lassen. Sie habe das Haus verlassen, die Patientin sei hinter ihr her die Straße hinunter zu den Bahngeleisen gelaufen, um die Mutter davon abzuhalten. Diese sei auf den Bahndamm geklettert, was auch die Patientin versucht hätte, was aber gar nicht so leicht gewesen sei. Bei der Frage nach dem SUD-Score gab die Patientin 8 bis 9 Punkte an, weshalb von vorneherein eine Körperressource gesucht wurde. Obwohl sie bereits jetzt von großer Anspannung im ganzen Körper berichtete, konnte sie nach längerem Suchen den Rücken und vor allem den Körperkontakt mit dem Sitzpolster benennen. Dennoch stieg auch hier der SUD-Score auf 5 bis 6 Punkte, nachdem die Bilder von der Mutter auf den Gleisen und der bereits hupenden S-Bahn auftauchten. Angesichts des zunehmend stockenden Atems und unruhiger werdenden Händen wurden ihr sowohl die z-Achse als die beiden halb abgedunkelten Brillen angeboten. Die Brillen erbrachten keine Erleichterung, weshalb sie sich weiter auf den Fernpunkt der z-Achse konzentrierte. Immer wieder musste sie an die Körperressource erinnert werden, was etwas Erleichterung brachte. Dennoch sprach sie von einer großen Anspannung im gesamten Körper, Hitze im Gesicht, der Schwierigkeit, genug Atemluft zubekommen und sehr unruhigen Händen. Erst nach relativ langer Zeit und Öffnen des Fensters reduzierte sich der Körperstress allmählich – der Vorfall damals sei in einem sehr heißen Sommer gewesen. Sie betonte auch, dass es eine Vielzahl weiterer Suizidversuche und Androhungen gegeben hätte. Die Patientin beendete den Verarbeitungsprozess nachdem sie bei einem SUD-Score von 3 nochmals zu Squeezing-the-lemon aufgefordert worden war mit der Aussage, dass sie jetzt ziemlich »geschafft« sei, was ihr auch anzusehen war.

Nach der letzten Sitzung sei sie erstmal »neben sich gestanden« und habe ihr Auto nicht gleich finden können. Mehrfach habe sie von den Vorfällen geträumt – irritiert sei sie gewesen, weil sie immer wieder »verschiedene Klamotten« angehabt hätte. Im Traum habe es auch ein Ende gegeben, denn die Mutter habe sie mit dem Fuß vom Gleisbett weggestoßen.

Einsatz von Dreamspotting als »projective Imagespotting«

Dieser Traum wurde mit Dreamspotting (11) weiterbearbeitet, wo die erinnerten Traumbilder von der Patientin so, als wäre sie ein Beamer, an eine weiße Wand projiziert werden und nach einem relevanten Gazespot gesucht wird. Hier stand das Weggeschleudertwerden durch die Mutter im Vordergrund. Die Patientin sei dabei auf den Po gefallen und habe sich die Hände an den Schottersteinen aufgeschürft. Sie habe sich mutterseelenallein gefühlt (SUD = 5–6). Angesichts heftiger Körperreaktionen wurde ihr der Vorschlag gemacht, als die Erwachsene von heute mit der Kleinen von damals in einem inneren Dialog Kontakt aufzunehmen und zu versuchen, ihr zu sagen, dass die Mutter jetzt 74 Jahre alt sei und noch lebe. Darüber tauchte plötzlich am Bahnsteig das Bild von der Oma auf, welche die Kleine sicher nach Hause brachte.

> *Behandlungstechnischer Hinweis*: Ein Grundprinzip bei Brainspotting besteht angesichts der »Kometen-Metapher« und des »Uncertainty-Principles« darin, *nicht* steuernd oder kontrollierend in den Verarbeitungsprozess einzugreifen, sondern diesen Prozess dem System selbst zu überlassen. Da bekanntlich alle nicht-integrierten und nicht-synthetisierten traumatischen Erfahrungen auf Amygdala- und Körper-Ebene gespeichert sind und diese über keinerlei Kontextualisierung nach Ort

> und Zeit verfügen – dies kann nur der Hippocampus – »springen« diese immer so an, als würde – auch wenn es schon lange her ist – die Gefahr *jetzt* eintreten: Die Amygdala schlägt Alarm. Mit der Methode des »inneren Kindes« kann versucht werden, mit diesem abgespalteten Netzwerk von damals über die Erwachsenen-Ebene Kontakt herzustellen, um diesem Anteil – meist handelt es sich um einen Kinderanteil – ein Gefühl und eine Bewusstheit zu vermitteln, dass er jetzt nicht mehr alleine und verlassen ist, sondern dass es jetzt eine/n Erwachsene/n gebe, der das Kind vor dem, was damals passiert war, schützen könne – weil ein Erwachsener eben über ganz andere Möglichkeiten des Selbstschutzes verfügt als ein Kind. Dabei kann den Patient:innen auch vermittelt werden, dass »die Vergangenheit« ja eigentlich ebenso wie die Zukunft ein hypothetisches Konstrukt ist, denn unser Hirn kann immer nur Gegenwart erleben. Aber es gibt eben auch so schwerwiegende und damit oft traumatische Erfahrungen aus dem episodischen Gedächtnis, dass im Augenblick der Aktivierung die ganze Person von der Amygdala »gehijackt« wird – obwohl die Gefahr ja längst vorbei ist. Der Versuch, über einen inneren Dialog Kontakt zu diesem Anteil von damals herzustellen, kann die Bewertung der alten Erfahrung abschwächen. Dies wurde hier versucht und scheint geholfen zu haben, die wenigstens teilweise schützende Oma auf den Plan zu rufen.
>
> Ähnliches gilt auch für das, was Gunther Schmidt mehrfach als Unterschiedsbildung beschreibt: Immer wieder auf den Unterschied zum Erlebten von damals und das gegenwärtige Erleben hinzuweisen und dabei immer wieder darauf hinzuweisen, dass ein Kind wenig Selbstschutzmöglichkeiten hat – im Gegensatz zu einem Erwachsenen, der sich besser schützen und auch sich besser Hilfe holen kann. Dementsprechend ist ein Kind um ein Vielfaches hilfloser, ohnmächtiger und damit mehr ausgeliefert.

Die Patientin beschrieb Erschöpfungsgefühle wie nach einem langen Jogginglauf – vor allem in Armen und Beinen. Aber die Oma half und passte wirklich auf (SUD = 1). Bei Squeezing-the-lemon wurde nochmals Unruhe in den Händen und Anspannung in den Beinen spürbar. Die Oma sei jetzt aber jetzt innerlich dabei und sei verwundert, dass die Mutter das Haus verlassen habe (SUD = 1).

Rückblickend auf das Jahr 2020 gab die Patientin an, es habe viele wichtige Kleinigkeiten gegeben, die sie weitergebracht hätten, sodass sie jetzt z. B. kaum mehr über ihre Belastungsgrenzen gehe, auch wenn die Artikulation diesbezüglich noch schwierig sei, aber sie spüre sehr viel deutlicher, wenn sie an ihre Grenzen komme. Auch habe es überraschend viele Momente von Leichtigkeit und Freude gegeben – wovon sie sich noch mehr wünsche, vor allem bei und mit den Kindern. Aber ihre Gefühle seien tiefer gegangen. Der Abstand zu den Eltern habe sich vergrößert, auch habe sie sich eine Hilfe für zu Hause geholt. In ihrer Firma seien auf der Leitungsebene alle krank außer ihr selbst – aber sie wolle so nicht mehr weitermachen und verschob auch Termine mit Kund:innen. Das Bergsteigen habe ihr richtig gutgetan, sie sei vom Konjunktiv zum Indikativ gekommen und auch ihre großen Töchter seien ausgeglichener und kämmen öfters zu ihr zum Kuscheln.

Im Jahr 2021 berichtete sie, die Ferienzeit sei gut gewesen, wegen weiterer Schulschließungen könne sie aber nur noch 14-tägig kommen. Die Weihnachtsfeier in der Firma habe stattgefunden, aber ohne sie. Das Dreamspotting habe länger nachgewirkt, sie habe tiefer schlafen können und habe viele Träume ohne Trauma-Bezug gehabt. Einmal habe sie sogar der Ehemann wegen der Kinder wecken müssen – sie habe diese nicht gehört. Insgesamt habe sie während der Ferien gut auf sich achten können – fast so etwas wie Selbstfürsorge ohne Schuldgefühle! Zweimal habe sie auch die Vorbereitungen für das Abendessen vergessen – in der Beziehung sei mehr Entspannung eingetreten. Das Stressniveau sei gesunken, sie müsse nicht mehr für alle denken. Auch das Verhältnis zwischen den großen Töchtern und dem Bruder hätte sich entspannt – sie hätten sogar zusammenspielen können.

Auf die Frage, wie es weiter gehen solle, sprach sie die Suizid-Szene in Hape Kerkelings Film an, die sie völlig unruhig gemacht hätte – hier bestünde wohl noch viel Therapiebedarf. Ich fragte sie, ob nicht vielleicht eine Systematisierung der Suizidversuche der Mutter notwendig und hilfreich sein könnte. Sie begann aufzuzählen:

- an der S-Bahn mutterseelenallein, von der Mutter weggestoßen werden
- Suizidversuche der Mutter zu Hause mit Tabletten, alleine, ohne Vater, ohne die Schwester – beide hätten sich immer »verkrümelt«. Die Schwester sei der Liebling gewesen, die Patientin habe eigentlich ein Junge werden sollen und dürfte auch deswegen mehr Negatives abbekommen haben.
- Suizidversuche unterwegs – die Mutter habe dem Vater ins Lenkrad gegriffen und sei auf der Autobahn mal aus dem Auto gesprungen.

- Die Mutter sei nachts nackt raus in den Schnee gelaufen, um zu erfrieren.
- Die Mutter habe sich zu Hause intoxikiert die Treppe heruntergeschmissen.
- Einmal habe die Patientin als Kind dabei die Mutter festzuhalten versucht und sei mitgerissen worden.

Die permanente Angst um die Mutter habe die Patientin auch Freundschaften gekostet, weil sie sich nicht von zu Hause weggetraut hätte und auch nicht mit Gleichaltrigen zusammen sein konnte, zumal diese ja nicht mitbekommen durften, was zu Hause wirklich losgewesen war. Bestenfalls die Lehrerin habe vielleicht etwas geahnt. Deswegen habe die Patientin als Kind auch viel Notlügen benutzt und sich viel geschämt, zumal der Vater verboten hatte, irgendetwas zu erzählen. Lediglich die Oma sei eingeweiht gewesen.

Seit dem Hape-Kerkeling-Film sei der Nachtschlaf wieder flacher – die Wachsamkeit sei wieder da. In der Kindergarten- und Vorschulzeit hätten die beiden Geschwister oft Schwierigkeiten gehabt, sich zu ernähren, da die Mutter nicht aus dem Bett aufgestanden sei. Die zwei Jahre ältere Schwester habe Tiefkühlpizza oder Haferflocken und Milch besorgt. Meine Frage, warum der Vater sich gar nicht gekümmert hätte, bleibt ohne Antwort.

Wie sieht das Befinden der Eltern derzeit aus? Vor Weihnachten sei die Mutter in einen stuporösen Zustand verfallen, sei in der Psychiatrie gewesen und habe Antidepressive bekommen. Jetzt sei es etwas besser. Der Vater sei immer gleich kontaktunfähig. Zwischen Vater und Mutter bestehe eine Hass-Liebe und es bestünden Hass-Gewohnheiten. Die Schwester sei zwar Sozialpädagogin, lasse aber alles laufen, obwohl sie direkt daneben wohne. Ihre Kinder (neun und zwölf Jahre alt) seien täglich in dieser Atmosphäre bei der Mutter bzw. Oma. Der Ehemann der Schwester sei Beamter und komme aus einem anderen Familiensystem. Die Schwester scheine die Unfähigkeit zur Empathie des Vaters geerbt zu haben. Diese sei auch nicht nach der Geburt der Kinder gekommen, um diese zu sehen. Auch habe die Schwester ihr übel genommen, dass sie mit dem Lügen aufgehört und versucht hatte, die Wahrheit zu verbreiten. Besonders im Hinblick auf den Missbrauch habe sie versucht, ihr den Mund zu verbieten.

Das »Sortieren« habe in der Therapie etwas »angestoßen«, die Anspannung sei angewachsen, ebenso die Gereiztheit und auch der Nachtschlaf sei wieder schlechter. Inzwischen habe die Patientin größere Distanz zu ihrer Firma und es beginne ein Kampf um die Nachfolge des inzwischen sehr kranken Chefs. Die Patientin fühle sich zwischen den Stühlen.

Ausgelöst vielleicht durch den Hape-Kerkeling-Film tauchten weitere Realerinnerungen an die röchelnde Mutter, die sie nun mit Brainspotting (12) bearbeiten wolle. Solche Situationen hätten bereits in ihrem dritten oder vierten Lebensjahr begonnen und sich »über das ganze Leben hingezogen«. Die ganze Nacht sei sie neben der Mutter gesessen, habe an Schneewittchen denken müssen und hätte den Mund der Mutter nach Tablettenresten abgesucht, damit diese die Tabletten erbrechen und dann selbst besser schlafen könne. Hierzu tauchte ein Gazespot auf, aber das Aufsuchen einer Körperressource war ebenso notwendig.

Alle zu Hause hätten sich über Tage wie erstarrt und leise bewegen müssen, die Patientin reagierte in der Sitzung mit flachem Atmen, Schwitzen und der Erwartung auf dissoziativen Ausstieg. Erneut tauchte ein Gazespot mit einer Vielzahl von weiteren Katastrophensituationen mit der Mutter auf. Eine Körperressource mittels der Füße half, aus der Erstarrung zu kommen, dabei war auch der Einsatz der z-Achse und die Anwendung der Vergence-Technik für den dissoziativen Wechsel zwischen Hilflosigkeit und Bewältigung notwendig und hilfreich.

> *Behandlungstechnischer Hinweis:* Die *Vergence-Technik* ist eine Variante der z-Achsen-Technik und besteht in zunehmend schnellerem Wechsel bei der Fixierung zwischen einem Nah- und einem Fernpunkt. Dies kann durch Steuerung im eigenen Tempo zu rascher Reduzierung der Aktivierung und zu Entlastung führen.

Albträume und schmerzhafte Körpererinnerungen lassen negative Intimitätserfahrungen erahnen – Körperressourcen jetzt conditio sine qua non

Erst jetzt »blitzten« erste Erinnerungen an die sexuellen Übergriffe des Großvaters auf, die Vergewaltigungserfahrungen, die auch die Oma erlitten hatte – auch sie war ebenfalls unerwünscht gewesen und Mutter geworden, die vermutlich auch sexuelle Übergriffe erlebte. Die folgenden Wochen seien sehr anstrengend gewesen, die Perspektive habe gewechselt – sie sehe Vieles jetzt viel mehr von innen anstatt wie anfangs von außen: Verzweiflung, Angst, Verwirrung würden spürbar – jetzt sei endlich Selbstfürsorge angesagt! Gleichzeitig tauchte das Gefühl einer grenzenlosen Überforderung angesichts der Erinnerung an den schweren, großen Körper der Mutter und die Kleinheit der damals kindlichen Patientin selbst auf, wenn sie diese mal wieder bewegen musste.

Ab dieser Phase der Therapie wurden nahezu alle BSP-Prozesse zum Schutz der Patientin mit Körperressourcen (13) begonnen, sehr oft handelte es sich um den Kontakt des Rückens mit dem Sitzkissen oder dem Bodenkontakt mit einem oder beiden Füßen. Bilderserien liefen ab, manchmal halfen nur der Blick auf die Trauma-Bücher in der Praxis und der Wechsel über die z-Achse mit dem Blick auf die Türklinke, später auch der Geruch frisch gemahlenen Kaffees. Die Patientin gab an, jetzt müde zu sein, aber sich besser zu fühlen als letztes Mal.

> *Behandlungstechnischer Hinweis:* Spätestens wenn klar wird, dass Patient:innen angesichts ihrer erlebten Belastungserfahrungen jenseits des Toleranzfensters liegen, ist es dringend empfohlen, mit dem *Ressourcen-Modell* zu arbeiten. Die Überschreitung des Toleranzfensters liegt meisten bei Schädigungen vor, die vor dem zweiten Lebensjahr der Patient:innen passierten oder wenn es sich um das Vorliegen deutlicher dissoziativer Phänomene oder eben um eine Vielzahl traumatischer Belastungserfahrungen handelt. In diesen Fällen – wie auch hier praktiziert – sollte gleich zu Beginn des Brainspotting-Prozesses nach einer Körperressource gesucht werden, damit sich Patient:innen besser in der Gegenwart verankern und orientieren können. Manchmal empfehlen sich auch zusätzliche Hilfsmittel, wie z. B. die Nutzung angenehmer Gerüche – hier wurde häufig frisch gemahlener Kaffee eingesetzt –, der Einsatz eines Igelballs oder die Suche nach einer angenehmen alternativen Blickorientierung. Im vorliegenden Fall waren dies oft die in der Praxis liegenden Fachbücher.

In der Folge berichtete sie, der Körper »spiele verrückt« – sie verspüre plötzlich häufig Hungergefühle, was angesichts der Mangelversorgung durch die Mutter leicht nachvollziehbar war. Viele weitere Körpererinnerungen tauchten auf, z. B. die bleierne Schwere beim Treppenhochsteigen zum Schlafzimmer der Mutter, wo diese oft tagelang lag. Die Patientin fokussierte des Weiteren mithilfe von Brainspotting

(14) »Nebel« und Schwere in den Beinen und ihre Hungergefühle (SUD = 2–4). Erneut tauchte die Frage auf, wo eigentlich in dieser Zeit Schwester und Vater waren? Es tauchte das Bild von der Küche mit der hohen Arbeitsfläche auf – die Patientin selbst war noch sehr klein, habe aber bald gelernt zu klettern. In einem Traum habe sie gemerkt, dass sie träume und dass sie diese Küche kennen würde: Sie habe geträumt, im Speicher Dinge der Kindheit sortiert zu haben, dabei seien Ekel-Maden auf sie gefallen und ihr unter die Haut gekrabbelt – es sei total eklig und auch schmerzhaft gewesen.

Spätestens hier stellte sich die Frage, ob sich eine neue Thematik anbahnte? Die Patientin berichtete, sich in der Firma um Abgrenzung zu bemühen. Der Chef schien ziemlich weit weg von der Realität zu sein – die Rückmeldungen der Kund:innen wurden immer kritischer. Die Patientin selbst wolle wahrscheinlich bald eine Mutter-Kind-Kur in Anspruch nehmen, auch mit der Abklärung möglicher Herzprobleme der kleinen Tochter und Problemen in der Feinmotorik des Sohnes. Sie berichtet, es sei »spannend« gewesen – das Hunger-Thema habe sich »festgesetzt«, außerdem seien ihr Automatismen aufgefallen: Der Kühlschrank müsse immer voll sein, außerdem müssten die Kinder immer erst satt sein, ehe sie selbst etwas esse. Sie habe sich müde, aber nicht überfordert gefühlt. Dem Ehemann sei aufgefallen, wie wichtig es ihr sei, dass die vier Kinder immer Zugriff zu etwas Essbarem hätten. Anstrengend seien noch immer die Erinnerungen an das Treppehochlaufen zur Mutter und erst recht, um den Opa zu wecken.

Bzgl. ihrer Nachfrage zu einer Mutter-Kind-Kur sei die Kinderärztin erstaunt gewesen, sie sei dort die Einzige mit vier Kindern und anstrengender Berufstätigkeit. Die Vierjährige habe ebenfalls noch Herzgeräusche, das Loch im Herzen sei wohl noch nicht völlig zugeheilt, EKG und Bildgebung seien notwendig. Beim Sohn sei das Loch nach zwei Jahren zugewachsen – die Tochter scheine aber nichts Problematisches zu spüren.

Ich fragte die Patientin, ob der Traum von den Maden oder ob weitere Suizidversuche der Mutter bearbeitet werden sollten? Sie entschied sich für ein Dreamspotting (15) mit dem Traum vom Dachboden-Speicher der Kindheit, mit vielen Sachen vollgestapelt, viele kleine Punkte gingen auf sie zu, sie schickte die Kinder raus – es sei eklig. Unter den Armen und der Haut bewege sich etwas, dies habe sie zweimal geträumt. Sie empfinde Ekel (SUD = 6–7). Natürlich wurde das Dreamspotting mit einer Körperressource begonnen, wieder wählte sie den Rücken und die Rückenlehne sowie die in der Praxis stehenden Traumabücher (SUD = 5). Sie erinnerte sich, dass sie sich am Freitag und Samstag immer habe übergeben müssen wegen des Übernachtens bei den Großeltern und wegen des Großvaters und dessen Übergriffen.

Sie berichtete in der Folge von »viel Durcheinander«, sie schlafe schlecht, sie erlebe oft Übelkeit. Die Übergriffe des Großvaters hätten bis zu seinem Tod im neunten Lebensjahr der Patientin angehalten. Am Wochenende sei es ihr total schlecht ergangen, mit Albträumen vom Missbrauch und von der Mutter, welche die ganze Familie umgebracht hätte, weil die Patientin zu viel erzählt habe – die Patientin deshalb also schuld sei, weil sie alles erzähle, was passiert sei. Die Patientin habe sich unglaublich geschämt und schlecht gefühlt.

Hier wurden psychoedukative Erklärungen zu Bewältigungsstrategien von Kindern notwendig, der schnellen Verantwortungsübernahme aus Loyalität gegenüber den Eltern und der Erduldung von Grenzüberschreitungen und dem Versuch der Flucht nach vorne in die Arbeit mit Übergehen der eigenen Körpergrenzen.

Behandlungstechnischer Hinweis: Psychoedukation sollte bei Brainspotting nicht während des Prozessierens stattfinden, weil dies den Verarbeitungsprozess stören würde. Es ist aber durchaus sinnvoll und manchmal auch notwendig, dies *vor* dem Prozessieren – David Grand nennt dies »front-loading« – mit notwendigen Erklärungen zu tun, um eine bessere Verarbeitung zu ermöglichen oder dies *nach* dem Prozessieren – »back-loading« genannt – zu tun. Wenn sichtbar wird, dass Menschen in ihrer Not zu Überlebensstrategien greifen mussten, kann es sehr hilfreich sein, ihnen zu erklären, dass es sich hier wohl um Bewältigungsstrategien gehandelt hat für Situationen, in denen es keine andere Lösung gab. Wichtig ist es, diese Bewältigungsstrategie positiv zu konnotieren, z. B. wenn im Sinne kindlicher Loyalität die Kinder den Eltern gegenüber die Schuld für deren destruktives Verhalten auf sich nehmen: »Ich bin schuld, dass die Mutter/der Vater so gehandelt hat«, »Ich war halt zu blöd«, »Ich habe es nicht anders verdient«, »Die Eltern hatten völlig recht, so zu handeln, ich bin eben nicht in Ordnung und bin es nicht wert geliebt zu werden« etc. Mit dieser Unterwerfungshaltung, die dem überlebenswichtigen Bemühen und manchmal sogar Kampf um Zugehörigkeit geschuldet ist, lassen Kinder sehr viel mit sich machen, was ihnen schadet und ihre berechtigten Abgrenzungsbemühungen beschädigt bzw. eine Identitätsentwicklung im eigenen Recht unmöglich macht. Neben der positiven Konnotation für das damalige Verhalten sollte auch vermittelt werden, dass dieses Unterwerfungsverhalten und die Schuldübernahme jetzt in der Gegenwart parafunktional ist und deshalb jetzt nach neuen Lösungen gesucht werden sollte.

Nach der letzten Sitzung habe sie sich geschämt, dass sie sich »so blöd anstellen« würde. Empfohlen wurde ihr ein erneutes Dreamspotting (16) mit dem Traum, in dem die Mutter die ganze Familie umbringt, weil die Patientin zu viel erzählt habe: Sie »sieht« die Leiche des Vaters, der Nichten, auch die Mutter würde gerade sterben, kann aber noch sagen: »Du hast ja deinen Mund nicht halten können.« Atembeklemmungen, Spannung in den Beinen und Schwitzen werden spürbar, bei einem SUD-Score von 4 kann sie den Prozess beenden.

Aber neue Erinnerung an Messerattacken der Eltern tauchen auf: Die Mutter habe den Vater mit dem Fleischermesser durch die ganze Wohnung verfolgt, es sei Blut geflossen. Auch die Patientin sei von der Mutter verfolgt worden, sei aber schneller als diese und vor allem nüchtern gewesen. Erstaunt stellte die Patientin fest, dass sie keine Übelkeit und keine Dissoziationen mehr hätte.

Tagsüber sei es gut, aber nachts nicht, denn Albträume würden sich vermehrt melden. Tagsüber bestehe derzeit eine Lebensqualität, wie sie sie noch nie gekannt hätte, vor allem mit den Kindern und auch das Überforderungsgefühl sei weg. Nachts aber kämen Albträume vom Missbrauch.

Empfohlen wurde der Patientin die Arbeit mit Dreamspotting (17) mit den Albtraumbildern – »lauter Puzzlestücke« – aber ohne Verbalisierung. Selbstverständlich wurde zuvor eine Körperressource installiert – wieder mithilfe des Rückens und dem Kontakt mit der Rückenlehne sowie der Traumaliteratur als Blickorientierung. Beim Aktivierungsspot wurde eine große Anspannung in den Beinen spürbar, die Stimme wurde brüchig, die Hände wurden unruhig. Das Hochgeschicktwerden zum Opa, um ihn zu wecken, machte sich mit einem SUD-Score von 7 bemerkbar. Auf die spätere Frage, ob es Mitwisser gegeben hätte, berichtete die Patientin, die Cousine und der Onkel hätten den Großvater wegen seiner Übergriffe einmal verprügelt – ansonsten habe es keine Konsequenzen gegeben.

Verarbeitung mithilfe von Pendeltechnik, Blick-Interventionen und Imaginationsangeboten

Zusätzlich wurde der Patientin auch die sogenannte Pendeltechnik angeboten, bei der mit den beiden Zimmerecken (jeweils Aktivierung und Ressource) gearbeitet und bei der in die eine Ecke angenehme Erfahrungen und in die andere unaushaltbare Belastungserfahrungen »gelegt« werden. Schweiß an den Händen und Anspannung in den Beinen tauchten auf (SUD = 4). Zweimal intervenierte ich aktiv und ging gezielt in die Blickachse, die mit dem Aktivierungsspot verbunden war, was die Aktivierung sofort reduzierte. Ein Vorgehen, was bei Albträumen sehr hilfreich sein kann.

> *Behandlungstechnischer Hinweis:* Unabhängig von Brainspotting nutzt die sogenannte *Pendeltechnik* die imaginativen Fähigkeiten von Patient:innen, sich in verschiedenen Zimmerecken sowohl Angenehmes als auch Belastendes vorstellen zu können. Wenn Patient:innen eine Zimmerecke für etwas Angenehmes – eine bildhafte Vorstellung einer realen oder fantasierten Situation, wo es ihr gut ging – ausgewählt hat, bittet man sie, so lange auf diese Zimmerecke zu fokussieren, bis das angenehme Gefühl auf möglichst vielen Sinneskanälen spürbar wird (»Wie fühlt sich das jetzt für Sie an?«). Erst dann sollen sie in eigenem Tempo – also ohne Vorgaben der Therapeut:innen – an der Innenkante zur Decke entlang in Richtung der Zimmerecke mit der unangenehmen oder überwältigenden Erfahrung wandern. Da dies meist nicht sofort gelingt, können die Patient:innen so oft und solange sie es brauchen, sich immer wieder in der angenehmen Ecke mit »guter Energie aufladen«. Meist gelingt es ihnen erst nach einigem Hin- und Herblicken, in die »unangenehme Ecke« zu gelangen. Oft wundern sie sich dann, dass Ihnen dies jetzt gelingt, aber sie haben ja jetzt die schützende gute Energie der angenehmen Ecke dabei und das Überwältigende kann ihnen jetzt nicht mehr schaden – wie mit einer schützenden Teflon-Schicht. Eine wichtige neue Erfahrung für den Wiederaufbau von Selbstwirksamkeit.
>
> Nur kurz sei das eindrucksvolle Beispiel einer früheren Patientin erwähnt, die in der Pubertät Opfer heftiger negativer Intimitätserfahrungen geworden war und niemandem davon hatte erzählen können. Ebenso wenig schien irgendjemand bemerkt zu haben, dass sie etwas sehr Schlimmes erlebt hatte, dafür sackte sie aber plötzlich mit ihren Schulleistungen sehr stark ab. Der sowieso sehr unangenehme Englisch-Lehrer stellte sie daraufhin noch mehr als vorher vor der Klasse bloß – vermutlich, weil die Patientin aus begütertem Haus kam und der Lehrer seinerseits wohl ein Autoritätsproblem hatte. Ihr war es wichtig, diese sehr peinlichen Bloßstellungen endlich zu überwinden. Sie wurde daher gebeten, sich hierfür eine Zimmerecke in der Praxis zu suchen. In die zweite Ecke sollte sie etwas legen, was sie offensichtlich zwischenzeitlich gut gelernt hatte: Sie war in weniger als einer halben

Minute in der Lage, sich auf einen Berggipfel auf den Kanarischen Inseln zu »beamen« und konnte dann mit allen Sinnen »dort« sein und Wohlbefinden im ganzen Körper spüren. Beim Pendel-Versuch brauchte sie mehrere Anläufe, um sich mit dem Bild des Englisch-Lehrers zu konfrontieren – immer wieder hatte sie sich mit dem Kanaren-Gipfel »aufladen« müssen. Schließlich gelangte sie in die unangenehme Zimmerecke und konnte dem Bild des Lehrers standhalten, weil sie plötzlich – wie sie es beschrieb – die gute »Kanaren-Energie« dabeihatte, die sie wie ein Teflon-Schirm vor dem negativen Einfluss des Lehrers schützte. Für sie eine völlig neue und wichtige Erfahrung von Selbstwirksamkeit.

Die *Intervenierung über die Blickachse* ist bei allen albtraumähnlichen inneren Bildern sehr hilfreich, weil über die Blickachse dem Visualsystem und damit der jetzt hoch aktivierten Amygdala plötzlich eine völlig neue Information zugeführt wird, die mit der traumatischen Erfahrung nichts zu tun hat, die neutral oder vielleicht sogar erfreulich ist. Was hat das hoffentlich freundliche Gesicht von Therapeut:innen mit der alten Schreckenserfahrung zu tun? Nichts! Gunther Schmidt vom Milton-Erickson-Institut Heidelberg würde sagen, »wir häkeln« eine neue und neutrale Erfahrung an das alter Trauma-Muster dran. Damit verliert das alte Muster an Brisanz, denn Löschen lassen sich im Sinne des »Hebb'schen Gesetzes« alte Trauma-Muster nicht. Sie lassen sich aber sehr wohl nachträglich »entschärfen«. Oft berichten Patient:innen, dass nach diesen Interventionen die anlaufenden Albträume plötzlich endeten, weil unvermutet z. B. das Gesicht der Therapeut:innen aufgetaucht war.

Die Patientin erzählt, dass es insgesamt »durchwachsen« sei, tagsüber sei es o. k., aber nachts kämen die Albträume. Nächste Woche beginne die Mutter-Kind-Kur. Albträume vom Hochgeschicktwerden seien nochmals aufgetaucht – alles sei voll durchgelaufen, aber plötzlich sei ich, der Therapeut, erschienen und plötzlich sei sie erwachsen gewesen. Des Weiteren habe sie von mir, dem Therapeuten, und der Praxis geträumt. Die Patientin habe Papierschnipsel sortiert, danach sei es leichter gewesen – die »Schnipselbilder« würden zu den Albträumen passen. Jedes Mal müsse sie Schnipsel »sortieren« – jetzt sei aber erst mal drei Wochen Pause.

In der nächsten Brainspotting-Sitzung (18) prozessierte die Patientin Albtraum-Bruchstücke mithilfe eines Gazespots, ohne dass sie diese verbalisieren und mitteilen musste, um was es inhaltlich ging. Dies alles ging natürlich nur mithilfe einer Körperressource (Kontakt des Rückens mit der Rückenlehne), dabei berichtet sie von Übelkeit, Schmutz an den Händen und Schwindelgefühlen, sie beendete bei einem SUD-Score von 3 bis 4 Punkten.

Sie berichtete, erst seit Herbst 2020 wieder zu träumen, wohl erst seit der Beschäftigung mit den Suizidversuchen durch die Mutter. Die dreiwöchige Kur habe gutgetan, denn nach der letzten BSP-Sitzung sei es ihr »richtig schlecht ergangen«, sie habe nächtelang erbrochen – jetzt sei es aber wieder gut. Die Szenen mit dem Opa würden vollständiger, es seien nicht mehr nur »Schnipsel«. In der Klinik habe sie viele Szenen imaginativ in einem Astloch des Parkettbodens der Klinik »versenkt«. Mittlerweile habe sie sich auch an viele Szenen mit dem Opa erinnert, die nicht zu Hause stattgefunden hätten. Anfangs seien viele Missbrauchsszenen aufgetaucht, mittlerweile eher Alltagsszenen und Szenen mit dem ersten Freund, der vor 20 Jahren bei besagtem Fahrradunfall ums Leben gekommen war. Durch die Albträume fügten sich die Schnipsel zu einem Narrativ, auch jetzt würde sie nachts noch öfters mit Schmerzen aufwachen – der Körper erinnere sich. Beispielsweise würden plötzlich Bilder auftauchen von den blutigen Schlafanzügen und der blutigen Bettwäsche sowie der Frage, wie entsorge ich »diese Beweismittel«, um von der Mutter dafür keine Prügel zu beziehen.

Negative Intimität und Schamgefühle – »Zwei Schubladen« tun sich auf

Sie beschrieb in der Folge bruchstückhaft Albträume von den Übergriffen des Opas zu Hause, aber auch außerhalb des Hauses mit mehreren Männern (!), offensichtlich Kumpels des Opas – eine neue schockierende Information. Dies zu prozessieren war aufgrund der einsetzenden Schamgefühle nur mithilfe eines Ressourcenspots mit dem Rücken und dem Rückenpolster, dem aktiven Spielen am Ehering sowie einem stabilisierenden Gazespot an einer Teppichecke zwecks »Deponierung« möglich. Sie schien ziemlich erschöpft zu sein und wurde angehalten, fürsorglich mit sich umzugehen.

Die Patientin berichtete in der Folge, es würden sich inzwischen »zwei Schubladen« auftun: Die sexuellen Übergriffe durch den Großvater im Haus und die Übergriffe außerhalb mit anderen Männern. Die Albträume von zu Hause seien sehr schambesetzt. Vielleicht müsse sie imaginativ ihren Hund als Beschützer einsetzen, der jetzige sei sehr groß und gutmütig, der letzte sei zickig gewesen, habe aber immer sehr die Kinder beschützt. Ich schlug ihr vor, den Ablauf mithilfe eines oder aller bisherigen eigenen Hunde imaginativ zu verändern – sie solle Bilder der Hunde mitbringen, denn es handele sich bei den Albträumen ja um Bilder der Vergangenheit und die schlimmen Erfahrungen seien ja Gott sei Dank längst vorbei.

Sie berichtete in folgenden Sitzungen von weiter bestehenden Albträumen und auch die Übelkeit sei immer noch vorhanden. Erneut ließ sich die Patientin, ohne über die Inhalte zu sprechen, darauf ein, mit Dreamspotting (20) an den Albträumen von den Übergriffen des Opas zu Hause und auch außerhalb des Hauses mit fremden Männern zu arbeiten. Zu Beginn wurde eine Körperressource gesucht – sie fand mehrere. Mehrfach wurden ihr direkt in ihr Blickfeld die Bilder der beschützenden Hunde gehalten, sofort nahm die Aktivierung ab. Ihr wurde vorgeschlagen, dass das Hunderudel sie von nun an immer begleiten solle, auch außerhalb des Hauses. Sie gab an, »sich sehr geschafft« zu fühlen, aber sie spüre keine Übelkeit mehr. Ein psychoedukatives Gespräch über die Scham der Opfer schloss die Sitzung ab.

In der nachfolgenden Sitzung berichtete sie, dass es ihr deutlich besser ginge, vor allem die Übelkeit habe stark abgenommen und es gebe inzwischen Tage, wo sie gar keine Belastungen mehr spüre. Zwar würden die alten Belastungsbilder immer wieder mal auftauchen, aber sofort würden sich die Bilder ihres Hunderudels darüberlegen. Sie erinnert sich an Tage mit wahnsinnigen Schmerzen, wo sie alles habe verstecken müssen und an einen Tagebucheintrag des Vaters, wonach die Patientin bereits im Alter von vier Monaten bei den Großeltern gelassen worden sei, weil die Eltern in Urlaub fahren wollten. Danach sei sie immer »verstört und verstockt« gewesen und habe mit den Eltern nicht mehr gesprochen. In einem aktuellen Traum habe sie die Papierschnitzel in zwei Haufen sortiert – das mache für sie jetzt allmählich Sinn. Durch die dauernde Übelkeit habe sie sechs bis sieben Kilogramm abgenommen – schon als Kind sei sie immer untergewichtig gewesen, was sich jetzt aber wieder normalisiert hätte. Eine Erholungspause sei jetzt angesagt. Dennoch berichtete die Patientin auch von weiterem »Sortieren der Übergriffe« und war erneut bereit, mithilfe von Brainspotting (21) Situationen der Beschämung und des Bloßgestelltwerdens mit dem »Grundgefühl des Andersseins« zu fokussieren – was natürlich nicht ohne den Einsatz einer Körperressource möglich war. Das Thema der Scham des Opfers nahm breiteren Raum ein und ließ sich als bekanntlich starke Körperreaktion ebenfalls sehr gut mit Brainspotting bearbeiten. Allerdings nahm dies mehr Zeit in Anspruch, als erwartet.

Behandlungstechnischer Hinweis: Die hier angewandte »Überschreibungstechnik« ist eine Modifikation dessen, was man unter der *Imagery Rescripting-Methode* (IRRT) versteht, wie sie Schmucker und Köster (2019) entwickelt haben. Hier werden im Gehirn gespeicherte Bild- und Film-Abläufe ähnlich der Blick-Interventionstechnik »überschrieben« bzw., es wird Neues »drangehäkelt«. Dies kann deswegen hilfreich sein, weil alte Erfahrungen ja bekanntlich der Vergangenheit angehören – also längst vorbei sind – aber aufgrund ihrer Bedrohlichkeit meistens als »intrusive Bilder« so intensiv im episodischen Gedächtnis gespeichert sind, als würde das Geschehen von damals jetzt nochmals geschehen. Tatsächlich ist es aber vorbei, nur die Amygdala »weiß« noch nicht, dass es vergangen ist, da die traumatischen Erfahrungen dekontextualisiert – also ohne Orts- und Zeitbezug – eingespeichert sind. Deswegen ist es oft möglich solche Intrusionen mit neuen bildhaften Erfahrungen zu »entschärfen«. Aber es gelingt natürlich nicht immer.

Zusammenfassende Zwischenbilanz

Ein entscheidender Vorteil der Behandlung bis zu diesem Punkt lag in den therapeutischen Vorerfahrungen und der überdurchschnittlichen Intelligenz der Patientin. Auch die Tatsache, dass sie sich aufgrund erstaunlicher Resilienz eine gute Ausbildungs- und Lebenssituation mit einer eigenen Familie erarbeitet hatte, dürfte wesentlich zur Verarbeitung einer Vielzahl traumatischer Belastungssituationen mit Orientierungs- und Separationstraumatisierungserfahrungen sowie intrafamiliärer und extrafamiliärer sexueller negativer Intimitätserfahrungen beigetragen haben. Darüber hinaus verfügte sie über viele Ressourcen, hatte gelernt, ihr Resilienz-Potenzial weiterzuentwickeln und konnte zunehmend besser zwischen den Körpererinnerungen des »dort und damals« und dem »hier und jetzt« im Sinne der notwendigen Unterschiedsbildung differenzieren. Angesichts der Intensität der Belastungserfahrungen wirkten die Aktivierungswerte (SUDs) oft erstaunlich niedrig, was vermutlich damit zu tun hatte, dass die Patientin sowohl gelernt hatte, mit heftigen Herausforderungen irgendwie fertig zu werden, als auch wohl über lange Zeit wirkungsvolle dissoziative Mechanismen entwickelt hatte, um sich selbst zu schützen. Diese Barrieren schienen zunehmend weniger notwendig zu sein und auch die Patientin selbst bemerkte irgendwann einmal, dass sie diese Bewältigungsmechanismen weniger brauchte und sogar das Erlebte inzwischen mehr »von innen« betrachten könne.

Für den therapeutischen Prozess war als erste Phase schwerpunktmäßig der Aufbau einer tragfähigen therapeutischen Arbeitsbeziehung Voraussetzung sowie die Bereitschaft der Patientin, sich auf die Aktivierung von Körpererinnerungen einzulassen und diese auch als solche zu verstehen. Die Erstellung eines Traumatogrammes half bei der Gestaltbildung, um den traumatischen Erfahrungen eine Struktur und Grenze zu geben. Ebenso hilfreich dürfte gewesen sein, der Patientin im Sinne der Kometen-Metapher die freie Wahl über das Tempo und die Art des Vorgehens zu überlassen. Sie begann in der zweiten Phase mit dem jüngsten Vorfall, dem Herzfehler des Sohnes und der Angst, ihn zu verlieren, mit Brainspotting zu arbeiten, setzte sich dann mit dem nächstjüngeren Ereignis des tragischen Unfalltodes des ersten wichtigen Jugendfreundes auseinander und schließlich auch mit dem Tod der für sie sehr wichtigen Großmutter. Erst dann wagte sie sich in einer dritten Phase an die Kindheitserfahrungen mit einer konstant suizidalen Mutter heran und dosierte auch hier ihr Vorgehen. Sie begann mit dem Bild der Schlafzimmertüre von außen und der Frage, ob die Mutter noch leben würde, und wagte sich erst dann in den direkten Kontakt mit der Mutter, die in ihrem Erbrochenen lag oder wieder zu viele Tabletten geschluckt hatte. Hier mussten fast immer Körperressourcen genutzt werden und je weiter die Patientin in ihrer Lebensgeschichte zurückging zwecks Titrierung auch die z-Achse sowie – soweit möglich – die einseitig abgedunkelten Brillen. Gleichzeitig meldeten sich in der vierten Phase erstmals mehr Traum- und Körpererinnerungen wie nächtliche Unterleibsschmerzen oder Freeze-Erfahrungen. Damit war es auch möglich, in einer fünften Phase Dreamspotting einzusetzen. Dass dies möglich wurde, zeigte, dass das Stressverarbeitungssystem aktiv begonnen hatte, das Unverdauliche zu bearbeiten, wenngleich noch keine Lösungen in Sicht waren. Auch über die Empfehlung *Myoreflextherapie* in Anspruch zu nehmen, tauchten allmählich in einer sechsten Phase die sexuellen negativen Intimitätserfahrungen mit dem Großvater auf, die allerdings so schambesetzt waren, dass sich diese nur über Albträume zeigten und die Patientin verständlicherweise auch nicht bereit war, darüber zu sprechen. Diese zeigten, dass das Stressverarbeitungssystem auf einer weiteren Verarbeitungsebene angekommen war und Lösungen für das traumatisch Erlebte suchte, aber noch keine gefunden hatte. Mithilfe von Blick-Interventionen und imaginativer Veränderungen der Bild- und Filmabläufe konnte in einer siebten Phase eine allmähliche Verarbeitung des Vergangenen ermöglicht werden, ohne dass die Patientin gezwungen war, über das Erlebte zu sprechen. Die Blick- und Bild-Interventionen mit dem Gesicht des Therapeuten oder vom vertrauten Hunderudel gingen von der Annahme aus, dass unser Gehirn immer nur Gegenwart erleben kann und Vergangenes bekanntlich eigentlich vergangen ist, aber unverdauliche Spuren und Bilder im episodischen Gedächtnis hinterlassen hat. Unter sicheren Situationsbedingungen kann zwecks »Entschärfung« hieran neues, unbelastetes Material der Gegenwart »angewebt« (»angehäkelt«) werden, wodurch die Amygdala nicht mehr »anspringen« muss. In der achten Phase nahm das Thema der Scham des Opfers breiteren Raum ein und ließ sich als bekanntlich starke Körperreaktion ebenfalls immer wieder gut mit Brainspotting bearbeiten. Allerdings nahm dies mehr Zeit als erwartet ein. Am Rande sei darauf hingewiesen, dass die Phasenabfolgen weder bilderbuchmäßig noch linear-kausal abliefen, sondern oft ineinander übergingen oder sich sowohl zeitlich »vorwärts« als auch »rückwärts« überlagerten, weil unser Stressverarbeitungssystem eben nicht linear-kausal arbeitet, sondern ein nicht-lineares, selbstreferenzielles, sich selbst regulierenden komplexes System ist. Gelegentlich musste die Patientin auch in ihrer Bereitschaft, sich auf alte traumatische Belastungserfahrungen einzulassen, gebremst werden, zunehmend häufiger forderte sie auch selbst Sitzungen ein, in denen keine weiteren Belastungserfahrungen mit Brainspotting prozessiert werden sollten, weil sie froh war, dass die vorangegangene Bearbeitung zu einer langsamen Beruhigung der Stressverarbeitungssysteme geführt hatte. Dennoch hat ihre Risikobereitschaft sicherlich auch zum zunehmenden Behandlungserfolg beigetragen.

Insgesamt nahm die Behandlung bis zu diesem Zeitpunkt etwa 30 Sitzungen mit rund 20 Brainspotting-Prozessen in Anspruch und konnte aufgrund der Unterbrechungen durch die Corona-Pandemie auch nicht abgeschlossen werden, hatte aber zu einer wesentlichen Stabilisierung und einem Gewinn an Lebensqualität beigetragen. Auch hier zeigte das Brainspotting-Verfahren den großen Vorteil, dass nicht nur über die Körperebene prozessiert wird – und damit vermutlich über die tiefste Ebene von Wahrheit (Spork 2017; van der Kolk 2014) – sondern Brainspotting auch Verarbeitungsprozesse ermöglicht, ohne dass über die Inhalte gesprochen werden muss. Das ist ein großer Vorteil bei allen schambesetzten Erfahrungen aus dem Bereich negativer Intimität. Im Sinne der Kometen-Metapher ist dabei unabdingbar wichtig, dass die Psychotherapeut:innen die Patient:innen begleiten, egal welche Scheußlichkeiten der Vergangenheit auftauchen und dem Gefühl des Mutterseelenalleinseins von damals eine wache, emotionale und empathische Präsenz entgegensetzen. Das dürfte für den nun folgenden zweiten Teil von ganz besonderer Bedeutung gewesen sein.

Der zweite Teil des Behandlungsprozesses

Der zweite Teil der Behandlung – überwiegend nach der Coronazeit – war einerseits durch einen Gewinn an Lebensqualität der Patientin gekennzeichnet, andererseits meldeten sich jetzt noch mehr schreckliche Details der Misshandlungen von damals – vielleicht, weil diese erst jetzt langsam zugelassen werden konnten. Die Patientin meinte, sie sei viel weitergekommen als zu Beginn, könne sich im Alltag über viele Kleinigkeiten freuen und würde die Erfolge gelegentlich sogar am ganzen Körper spüren. Sie würde viel mehr Emotionalität und Lebendigkeit spüren – der »Grundstress« sei zu zwei Dritteln weg. Auch könne sie sich mehr Selbstfürsorge gönnen, aber die Schamgefühle würden auch sehr viel deutlicher spürbar werden und es würden sich auch jetzt wieder sehr viel mehr Körpererinnerungen melden. Andererseits berichtete die Patientin, dass jetzt die schlimmen Erinnerungen an die negative Intimität mit »den fremden Männern« sehr viel mehr auftauchen würden und diese teilweise sogar mit Todesangst besetzt seien. Die Täter hätten nicht aufgehört, sie zu quälen und regelrecht »Katz und Maus« mit ihr gespielt und der Opa habe nicht schützend eingegriffen – im Gegenteil, vielleicht habe er sie sogar regelrecht verkauft und sei vielleicht sogar dafür bezahlt worden? Aus der Außenperspektive schien es sich um regelrechte Kinderfolter gehandelt zu haben: Immer wieder schienen die Täter dem kleinen Mädchen beweisen zu müssen, wie viel Macht sie über sie hatten und wie sehr sie diese in Angst und Schrecken und wohl auch Todesangst zu versetzen in der Lage waren.

> *Triggerwarnung:* Diese Warnung soll Ihnen als Leser:innen helfen, sich zu entscheiden, wie viel der grauenhaften Erfahrungen von damals Sie sich zumuten wollen. Wenn Sie sich das Bild einer heilen Welt erhalten wollen, sollten Sie die nächsten Passagen nur überfliegen. Auf der anderen Seite möchte ich Sie darauf aufmerksam machen – und

dies versuche ich allen Trauma-Patienten in den Expositionssitzungen immer wieder zu vermitteln, dass das Schlimmste ja schon vorbei ist. So auch bei meiner Patientin, denn sie saß zum wiederholten Mal ja lebendig vor mir. Vor allem möchte ich zeigen, dass wir in der Traumatherapie mit Körpererinnerungen arbeiten können. Die Symptombildung dürfte gleichzeitig den tieferen Sinn haben, darauf aufmerksam zu machen, dass in der Lebensgeschichte etwas unerledigt geblieben ist. Der amerikanische Traumatherapeut Mardi Horowitz hat dies »*Completion-tendency*« genannt, dass also nachträglich etwas aufgearbeitet und abgeschlossen werden sollte (Horowitz 1976). Im Sinne des »*Zeigarnik-Effektes*« (Zeigarnik 1927) hinterlassen bekanntlich unerledigte Handlungen – erst recht, wenn es sich um existenzielle oder lebensbedrohliche handelt – mehr Spuren im System und erfordern mehr psychische Abwehrenergie. Das Stressverarbeitungssystem versucht »das Unfassbare« und Unerledigte zu integrieren, aber es gelingt ihm aus eigener Kraft meistens nicht. Das Stressverarbeitungssystem hat Schaden erlitten, das kleine Mädchen und auch die junge Erwachsene hat Dinge erlebt, die weit über ihre Bewältigungsfähigkeiten hinausgingen. Und genau um diese geht es in Trauma-Expositionssitzungen: Dem Stressverarbeitungssystem muss jetzt geholfen werden, »das Unfassbare von damals« besser verarbeiten, synthetisieren – Aufgabe des Hippocampus – und integrieren zu können, damit aus Albträumen und Flashbacks Erinnerungen werden können, ohne jeweils jedes Mal die Amygdala auf den Plan zu rufen. Aus diesem Grunde hilft auch ein nur »Darüber-Reden« nicht wirklich weiter, aber dazu später mehr.

Bluna Zeigarnik übrigens war eine russische Psychologin, die wissen wollte, ob erledigte Handlungen oder unerledigte besser erinnert werden. Vermutlich können Sie diese Frage selbst beantworten.

Gefügigmachen, Täterintrojekte, Schweigegebot und Schamgefühle

Leser:innen sollen allzu viele Details erspart bleiben und wie diese todesnahen Erfahrungen eines kleinen Mädchens bewältigt oder zumindest überlebt wurden, blieb immer wieder ein Rätsel, weshalb ich die Patientin öfters als »Resilienz-Wunder« bezeichnete, was sie ungläubig und belustigt zur Kenntnis nahm. Dabei wurde aber auch deutlich, dass – ähnlich wie bei den Erstickungsversuchen der Mutter – hier nur der dissoziative Ausstieg mit Freeze- und Ohnmachtszuständen »half«. Die Täter – darunter auch der behandelnde Arzt der Mutter – drohten dem kleinen Mädchen immer wieder damit, dass sie schuld sei, wenn sich die Mutter umbringen würde, wenn das kleine Mädchen nicht das machen würde, was die Täter wollten. Sie versuchten sie außerdem zum Schweigen zu verpflichten, weshalb in der weiteren Bearbeitung auch immer wieder Täter-Introjekte auftauchten, die ein weiteres Erzählen der damaligen schrecklichen Ereignisse verboten und beinahe unmöglich machten. Dementsprechend tauchten nicht nur vermehrt nächtliche Unterleibsschmerzen auf, sondern auch intensive Schamgefühle – auch vor mir als dem Therapeuten – alles sei »völlig unerträglich« und zwischendurch habe sie auch »das Gefühl, kein Recht zu haben, hier in der Praxis zu sein«.

Der Patientin wurde angeboten, an der Scham als einem körperlich erlebbaren Gefühl mit Brainspotting (22) zu arbeiten. Trotz Körperressource und einer zweiten Blickorientierung auf die viele Trauma-Literatur in der Praxis stieg der Aktivierungswert anfangs von 7 auf 10 Punkte hoch und fiel erst allmählich ab, vor allem nachdem versucht wurde, einen inneren Dialog mit dem kleinen Mädchen anzustoßen und zu vermitteln, dass sich die Täter schämen müssten und vor Gericht gestellt gehören und dass das Schweigegebot ähnlich wie die Omertà[6] bei der Mafia nur der Gefügigmachung diente.

Im Nachgang berichtete sie von zusätzlichen schamvollen Bildern mit weiteren Einzelheiten, die sie beeinträchtigen würden, aber sie seien nicht mehr unaushaltbar – es handle sich um Vergangenheit. Dennoch schäme sie sich auch angesichts von Kleinigkeiten in der Gegenwart sehr schnell. Die Frage, ob sie vielleicht auch Aggressionen verspüre, verneinte sie – diese zuzulassen, sei in der Kindheit sowieso völlig unmöglich gewesen. Dieses intensive Schamgefühl hatte damals offensichtlich auch Auswirkungen auf das Selbsterleben im Umgang mit anderen Kindern, z. B. im Kindergarten und in der Schule, zumal sie sich ja trotz »des Drecks«, den sie ihrer Meinung nach mit sich herumtrug, niemandem anvertrauen durfte. Sie schilderte ein »Grundgefühl des Andersseins«, was wiederum angesichts entsprechender Erfahrungen von Beschämung in der Schule und den Schlägen der Mutter mit Brainspotting (23) fokussiert wurde. Auch hier wurde natürlich wieder eine Körperressource notwendig, der SUD-Score stieg auf 6 bis 7 Punkte und fiel nur langsam ab. Danach gab die Patientin an, völlig erschöpft und müde zu sein.

---

6 Omertà ist das Gesetz des Schweigens, dem sich alle Mafiaangehörige und Mitglieder anderer krimineller Vereinigungen verpflichten, niemals mit Außenstehenden oder Behörden über kriminelle Aktivitäten zu sprechen. Verstöße werden meistens mit dem Tod bestraft.

In der Folgesitzung berichtete sie von weiteren schambesetzten Erinnerungen sowie heftigen körperlichen Schmerzen und quälenden Albträumen. Für all das schäme sie sich so sehr, dass sie sich am liebsten irgendwo verkriechen würde – aber sie müsse sich ja um die Kinder kümmern. In einem Traum sah sie sich sowohl als die Erwachsene als auch als Kind, wie sie ein Bilderbuch über »gute und schlechte Geheimnisse« – letztere »klein und schmutzig« – zusammen betrachten würden, was etwas Erleichterung brachte. In einem weiteren Traum sah sie ein Internat wie bei Harry Potter, was ihr als kleinem Mädchen angesichts einer hilfreichen Grundschullehrerin offensichtlich guttat. Sie berichtete, dass sie keine Albträume mehr von den Suizidversuchen der Mutter hätte, sondern »nur noch von den Missbrauchserfahrungen«. Tagsüber könne sie das Hunderudel imaginativ als Schutz herholen, nachts sei es schwieriger. Hier wurde psychoedukativ länger nach hilfreichen Strategien gesucht, etwa der Möglichkeit, die inneren Bilder zu verändern, auch mithilfe des Hunderudels oder in dem sie einfach den Ehemann weckte, eine innere Altersabfrage (»Wie alt bin ich jetzt gerade?«) startete und sich aktiv zu bewegen versuchte.

Hilfe einholen als lange andauerndes Problem

Nach einer Verletzung des Sohnes habe sie es besser als sonst geschafft, Hilfe zu holen und ihn ohne Stress ins Krankenhaus zu bringen – »ein Riesenunterschied«. Hilfeholen wurde dementsprechend auch immer wieder ein zentrales Thema, denn dies war ja sowohl angesichts der Vernachlässigungserfahrungen mit der Mutter als auch der Übergriffe des Opas und seiner Mittäter und der massiven Drohungen damals völlig unmöglich.

Sie berichtete in der Folge, dass es ihr generell besser ergangen sei, Hilfeholen funktioniere zunehmend besser, auch könne sie sich dem Ehemann gegenüber besser positionieren, wenn sie sich abgrenzen wolle. Erstaunt stellte sie fest, dass ihre Empfindungsfähigkeit – die Interozeption – »doch nicht kaputtgegangen« sei. Und trotz der brutalen Übergriffshandlungen durch die Täter habe sie sich einen Rest an Selbstwirksamkeit erhalten können.

> *Behandlungstechnischer Hinweis*: Mit *Interozeption* bezeichnet man all den Input aus der Körperperipherie, der dem Stressverarbeitungssystem mitteilt, was im Körper los ist und dort zu spüren ist. Dieses

System ist auch dafür verantwortlich, dass man das Gehirn inzwischen oft als »Vorhersage-Generator« bzw. »*predictive coding*« bezeichnet (Peters 2012; Barrett 2024, 2025). Angesichts schwerer Gewalt- und Foltererfahrungen müssen vom System die Wahrnehmungen aus dem Inneren – vermittelt an den insulären Cortex – abgeschaltet oder wenigstens reduziert werden, um psychisch überleben zu können. Die Patient:innen spüren dann nichts mehr – ein sinnvoller Schutzmechanismus (»numbing«). Damit verbunden ist häufig auch eine »Schrumpfung« der für die innere Wahrnehmung zuständigen Areale im sensomotorischen Kortex bzw. dem sog. Homunculus. Im Laufe einer Therapie können diese interozeptiven Fähigkeiten zurückgewonnen werden, was aber häufig erstmal mit vermehrter Schmerzempfindlichkeit bezahlt wird.

Sie berichtete in der Folge, es sei wieder etwas mehr Ruhe eingekehrt, auch wenn es noch »fiese Albträume« und Bilder von Missbrauchsszenen verbunden mit Unterleibsschmerzen gegeben habe. Tagsüber sei es besser, nachts noch immer schwierig, insgesamt reagiere sie leichter emotional und sei auch schneller den Tränen nahe.

Als junge Frau sei sie sehr unsicher gewesen, in der ersten Therapiegruppe sei sie überwiegend stumm geblieben, aber eine Frauen-WG sei sehr wichtig geworden – dort habe sie auch Freundschaften schließen können. Sie sei nie wirklich krank gewesen, viel gereist, allein in den Iran und mit dem Ehemann auch zum Trekking nach Nepal. Auf 6400 Metern hätte sie gemerkt, dass sie schwanger sei – der Ehemann sei höhenkrank geworden. Als Kind habe sie Asthmaanfälle und Allergien entwickelt und sogar zwei- oder dreimal anaphylaktische Schocks erlitten. Vielleicht könnte dies auch mit den Erstickungsversuchen der Mutter zu tun haben, vielleicht hätten ihr auch die vielen Medikamente der Mutter während der Schwangerschaft geschadet. Noch immer gebe es – wenngleich abnehmend – Zustände des Wegdissoziierens, z. B. beim Joggen im Wald, wo sie plötzlich »Zeit verlieren« und auch die Orientierung verlieren würde.

Die Abschiebung der Flüchtlingsfamilie, welche die Patienten über mehrere Jahre betreut hatte, wurde zum Thema und der Schock der Abschiebung mit Brainspotting (24) fokussiert. Spontan tauchte ein Gazespot (SUD = 7) auf, eine Körperressource wurde notwendig, denn sie signalisierte nicht nur die Gefahr des Dissoziierens, sondern sie geriet auch in einen Zustand von Sprachlosigkeit und Erstarrung – hierzu später mehr. Sie beendete den Prozess traurig und erschöpft.

Erneut entschloss sie sich, sich auch nochmals mit dem Nicht-weinen-Können, den Schlägen der Mutter und den Asthma-Erstickungsanfällen auseinanderzusetzen. Bei der Fokussierung mit Brainspotting (24) verspürte sie sofort Enge im Halsbereich, bekam schweißnasse Hände und die Atmung wurde sehr flach, der SUD-Score stieg auf 8–9 Punkte, wodurch erneut klar wurde, wie notwendig die Körperressource war. Bei einer Aktivierung von etwa 4 SUD-Punkten beendete sie den Prozess – das Ganze schien für sie sehr anstrengend zu sein.

Achtung, Triggerwarnung!
In der folgenden Sitzung beschloss sie nach reiflicher Überlegung, auch das Würgen durch die Täter bis zur Bewusstlosigkeit, um sie gefügig zu machen, zu prozessieren. Zuvor wollte sie noch die Missbrauchserfahrungen und die Gewalt vonseiten der Mutter »sortieren«, aber beschloss schnell sich auf die Körpererinnerungen und Bilder von damals mithilfe von Brainspotting (25) einzulassen. Natürlich nicht ohne vorher eine Körperressource zu installieren – wie so häufig der Rückenkontakt mit dem Sitzkissen. Die Anspannung stieg bei der Fokussierung auf das Würgen durch die Täter auf 7–8 Punkte, sie beschrieb Schmerzen, die ihr aber offensichtlich ebenso wie die Fokussierung auf die Trauma-Bücher in der Praxis und das bewusste Aufstehen und Bewegen im Raum halfen, in der Gegenwart zu bleiben. Das Sprechen wurde zunehmend schwieriger – bekanntlich setzt unter heftiger traumatischer Aktivierung auch das Broca-Sprachzentrum aus – sie deutete aber heftige Körperempfindungen im Halsbereich an und beschrieb später auch Gefühle von Todesangst. Am schlimmsten sei gewesen, dass keiner gemerkt hätte, was damals mit ihr geschehen sei und sie auch niemanden etwas hatte erzählen können. Sie beendete den Prozess unter Einsatz auch der z-Achse auf dem Ressourcenspot mit »genug für heute«.

> *Behandlungstechnischer Hinweis:* Entsprechend den Erfahrungen und Vorgaben wird während des Prozessierens bei Brainspotting ja möglichst wenig gesprochen, um den Verarbeitungsprozess nicht zu stören und niemanden »herauszuquatschen«, wie man das bei EMDR nennt. Susan Pinco, eine New Yorker Brainspotting-Kollegin, hat hierzu in meiner internationalen Anthologie *The power of Brainspotting* (Wolfrum 2018) den interessanten Artikel *WAIT – Why am I talking* über die Rolle des Schweigens geschrieben. Dabei sollte beachtet werden, dass die Fokussierung auf »single-blows« – also das Anstoßen eines

> traumatischen Einzelereignisses wie z. B. eines lebensgefährlichen Unfalls – weniger verbale Unterstützung benötigt als eine schwere Bindungstraumatisierung, wie sie hier geschildert wird. Hier kann es sehr wichtig und für die Patient:innen hilfreich sein von Zeit zu Zeit vorsichtig dosiert darauf aufmerksam zu machen, dass Therapeut:innen präsent anwesend sind, dass es sich hier um Körpererinnerungen handelt, dass das Schlimme von damals in der Vergangenheit liegt, dass es sich jetzt um die Bearbeitung einer alten schlimmen Erfahrung im schützenden Feld einer Praxis handelt und dass jetzt jemand – nämlich die Therapeut:innen – nicht nur den Prozess mit Empathie begleitet, sondern die Patient:innen auch vor einem »Zuviel an Aktivierung« schützen wird. Damit wird den Patient:innen immer wieder der Unterschied zwischen dem »Hier und Jetzt« und dem »Dort und damals« vermittelt und sie können spüren, dass jetzt endlich jemand in empathischer und schützender Haltung dabei ist und die Patient:innen nicht alleine sind, wie dies damals der Fall war.

In der Folge meldeten sich immer wieder Asthma- und auch Rückenprobleme, aber der Patientin wurden die Zusammenhänge zu den Ereignissen von damals zunehmend deutlicher, was Erleichterung ermöglichte. Versuchsweise wurde der Patientin das von David Grand entwickelte *Expansion-Model* (26) angeboten, wo es mittels Körpersensationen um den Aufbau von Zukunftsvisionen geht. Sie berichtete von plötzlich erlebbarer »erfrischender Kraft« im Rücken, von Vertrauen in den eigenen Körper (er sei »ein braver«), die Atmung verbesserte sich deutlich, die Rückenbeschwerden verschwanden.

Können Zukunftsvisionen helfen?

Sie berichtete auch in der Folgesitzung, dass ihr das Expansion-Model geholfen hätte, besser und traumlos schlafen zu können, wenngleich die Rückenbeschwerden und auch die Asthmaprobleme sich wieder gemeldet hätten. In der Firma gebe es wieder mehr Stress, der Chef sei im Krankenhaus, ob er das überlebe, wisse keiner. Weiterhin berichtete sie von einem Traum, wo sie Bilder-Schnipsel sortiert hätte, es sei sowohl um das Thema Scham als auch die Erstickungs- bzw. Würgeerfahrungen gegangen. Eine erneute Sitzung mit dem Expansion-Model (27) brachte sie zu der auch körperlich spürbaren Erkenntnis, dass sie sich trotz all der erlebten Brutalitäten »ein gutes Leben aufgebaut« hätte, dass sie trotz anhaltender Stresserfahrungen in der Firma im Gegensatz zu früher viel ruhiger reagieren könne und vor allem die Fähigkeit habe, sich auf etwas voll fokussieren zu können. Auch beim Klettern spüre sie ihre klaren Konzentrationsfähigkeiten, Ruhe im Körper, Dankbarkeit für alles, was sie inzwischen erreicht habe und dafür, dass sie gute Freund:innen hätte. Sie schien ganz allmählich von der Problemorientierung in die Lösungsorientierung zu wechseln und ganz neu sei auch – so berichtete sie –, dass sie sich erlauben könne, sich zu ärgern.

»Meine Stimme begleitet Sie überall hin«

In der Folge berichtete sie, dass ihr Chef im Sterben liege, dementsprechend auf sie noch mehr Verantwortung zukäme und gleichzeitig ihr trotz ihrer Qualifikationen Skepsis entgegengebracht werde. Hinsichtlich der Asthmaprobleme sei heute beim Hierherlaufen »die eigene Luft angesprungen« – das Expansion-Model habe vielleicht geholfen. Geträumt habe sie vom Badezimmer der Großeltern – die kalten Fliesen hätten gegen die Unterleibsschmerzen geholfen. Wie in der Realität habe sie die Wohnung der Großeltern gesehen und plötzlich sei meine Stimme – die Stimme des Therapeuten – aufgetaucht, sie könne sich melden, wenn sie Hilfe brauche. Sie habe sich an das grüne Telefon geschlichen und sei verwirrt, aber O. K. aufgewacht. Dafür sei ihr dies jetzt aber peinlich, dass »die Kleine« habe anrufen wollen. Dennoch schien behandlungstechnisch ein weiterer Meilenstein erreicht zu sein, denn im inneren System schien es plötzlich Hilfsangebote zu geben, im Gegensatz zu früher.

Bei der grundsätzlichen Frage nach Hilfeangeboten meinte sie, sie habe trotz auswegloser Situationen fast immer irgendetwas tun können, außerdem habe sie immer Freund:innen gehabt und die Grundschullehrerin habe ihr nicht nur ein Gefühl von Sicherheit gegeben, sondern diese habe auch an das kleine Mädchen geglaubt: »Sie glaubte an mich!« Sie habe die Kleine nicht für dumm gehalten und die Lehrerin sei ein Anker gewesen. Bzgl. der Oma habe sie eher ambivalente Gefühle und frage sich, wie man es schaffen konnte, wegzuschauen, obwohl die Oma das Mädchen geliebt habe.

In einem weiteren Albtraum drohten ihr die fünf Täter die Wegnahme der eigenen Kinder an, im Traum habe sie aber – aktiv handelnd! – den jüngsten Täter erschlagen können, die vier Übrigen hätten sie aber weiter bedroht. Hierzu wurde ihr erneut die Pendeltechnik angeboten, wobei sie neben der Zimmerecke mit den Tätern eine Ecke für die Grundschullehrerin mit Gefühlen von Ruhe und Wärme auswählte und damit die Albtraumbilder abschwächen konnte.

Inzwischen war der Chef der Firma gestorben, dementsprechend nahmen die Herausforderungen am Arbeitsplatz zu. Die Patientin berichtete von vermehrtem Sortieren, vielleicht müsse sie derzeit wieder eher die Funktionsebene nutzen und die inneren Probleme der Vergangenheit zurückstellen – soweit dies möglich sei. Sie spüre gleichzeitig eine große Verletzlichkeit, dürfe sich aber nichts davon anmerken lassen. Niemand wisse von den vielen Verlusten, die sie erlebt habe, meistens habe sie eher mit Erstarrung statt Tränen reagiert. Beim Tod der väterlichen Großmutter im eigenen fünften Lebensjahr sei sie »mitgetrottet«, es habe weder Trost noch Tränen gegeben. Beim Tod eines Onkels im eigenen achten Lebensjahr sei es ähnlich gewesen. Beim Tod des mütterlichen Opas – des Missbrauchers – im eigenen neunten Lebensjahr sei sie nicht traurig gewesen. Außerdem habe sie einen Stiefopa, zwei weitere Onkel und schließlich ihren Jugendfreund im eigenen 19. Lebensjahr und die ambivalent geliebte Oma im eigenen 21. Lebensjahr und einen Klassenkameraden mit 20 Jahren verloren. Mittlerweile könne sie wieder nur wenig Nachtschlaf bekommen, viele Albträume, jetzt auch von den Missbrauchserfahrungen außerhalb der Wohnung des Opas, seien aufgetaucht. Aber ein Kurzurlaub in Österreich stehe vor der Türe. Die eigenen Eltern seien total nervig, neu sei aber, dass die Patientin jetzt nicht mehr versuchen müsse, alle Unstimmigkeiten auszugleichen: Inzwischen gelte: »Ist mir egal« trotz aller Vorwürfe der Eltern.

Nach dem Tod des Chefs wuchsen die Stressbelastungen am Arbeitsplatz, nur eine einwöchige Krankschreibung habe geholfen, Distanz herzustellen. Interessanterweise seien bei diesem körperlichen Zusammenbruch die Albträume weg gewesen, seien aber mit dem Nachlassen der Wirkung der Spritzen für den Rücken wieder gekommen.

Empfohlen wurde die Erstellung eines Traumatogramms eigens für die Missbrauchserfahrungen – sowohl für die Erfahrungen in der Wohnung der Großeltern als auch außerhalb. Auf die Darstellung der Details soll hier verzichtet werden, aber es wurde schnell deutlich, dass alle diese Erfahrungen sowohl damals als auch noch heute hoch belastend waren. Als Traumafolgen beschrieb die Patientin körperliche Schmerzen, Todesangst, Schwierigkeiten zu sprechen, Asthmaanfälle, die Unfähigkeit, eine Sauna zu betreten, und ein schnelles Beschämtsein und Verstummen bei erlittener Kritik.

Sie berichtete in der Folge von unterschiedlich gutem Befinden, die Albträume und dissoziativen Aussetzer würden sich immer wieder bemerkbar machen, auch beim Joggen im Wald, wo ihr trotz Begleitung eines ihrer Hunde sechs Kilometer »fehlen« würden, sie sich also an Teile des Weges nicht erinnern könne. Erneut wagte sie sich mithilfe von Brainspotting (28) an Bilder von Situationen im Badezimmer der Großeltern, »sah« die gelben Fliesen, sich selbst mit Schmerzen neben der Badewanne sitzend. Mithilfe eines sicheren inneren Ortes, den wir über längere Zeit vorher mit Varianten aufgebaut hatten und mithilfe einer Körperressource (mit den Händen einen Igelball haltend) wechselte plötzlich ihr Alter, sie sah sich mit kurzen Haaren, hatte die Augen verklebt und konnte plötzlich als Erwachsene von heute in die Szene hineingehen und aus der Wohnung der Großeltern an ihren sicheren inneren Ort fliehen. Der anfängliche SUD-Score von 7–8 Punkten sank auf 4–5 Punkte, dafür meldeten sich die Unterleibsschmerzen.

Dennoch halfen in der Folge die immer wieder variierten Vorstellungen eines sicheren inneren Ortes – eine geschützte Baumhöhle und Unterstützung durch einen ihrer Hunde. Aber es gab auch weitere »dissoziative Aussetzer« und die Unterleibsschmerzen meldeten sich erneut. Eine weitere Brainspotting-Sitzung (29) hierzu ließ den SUD-Score auf 8 Punkte steigen, eine Körperressource (Rückenkontakt) half. Dabei wurde auch versucht, »der Kleinen von damals« über innere Dialoge zu vermitteln, dass »die Große« es als Erwachsene unter anderem geschafft hatte, eine Trekking-Tour in Asien mit Achttausender-Bergen zu bewältigen. Zusätzlich wurde aber auch nach notwendiger Medikation gefragt und die imaginative Lichtstromübung angeboten, welche half, die Schmerzen zu lindern.

Ausbau eines sicheren inneren Ortes und Anregung eines inneren Dialoges mit »der Kleinen«

Des Weiteren berichtete sie, es ginge ihr nicht gut, sie habe täglich Schmerzen bis zu einem Aktivierungswert von 10 Punkten. Das wiederholte Angebot, die Lichtstromübung durchzuführen und die Frage nach Möglichkeiten der Reorientierung schienen etwas zu helfen ebenso wie die Anregung im inneren Dialog mit »der Kleinen«

Kontakt aufzunehmen. Die Frage danach, ob »die Kleine« jemals medizinisch versorgt worden sei, wurde verneint, dafür wurden die Bilder des sicheren inneren Ortes imaginativ erweitert: Ein riesiger Baum mit einer geschützten Baumhaushöhle, wo es sonnig und warm war und richtig nach Wald roch. Dieses Bild wurde sowohl mit der Lichtstromübung verbunden als auch psychoedukativ vermittelt, dass das bisherig erlittene Leid wohl noch nie und auch von niemanden Anerkennung oder Trost erfahren hatte. Und dass dieses erlittene Leid – so betonte es Gottfried Fischer immer wieder – Anerkennung brauche, um heilen zu können. Vielleicht würden sich auch deshalb die Schmerzen von damals und die Albträume jetzt so vehement melden. Empfohlen wurde der Patientin sowohl eine myoreflextherapeutische Behandlung (Mosetter u. Mosetter 2010) in Anspruch zu nehmen als auch sich täglich ein kurzes Mittagsschläfchen zu gönnen und beim Joggen trotz Schmerzen immer auch einen Hund mitzunehmen. Ebenso sollte sie prüfen, ob ihre Arbeitsbelastung reduzierbar wäre und soweit sie Freundinnen vertraue auch diesen etwas von dem Leid ihrer Vergangenheit dosiert weiterzugeben. Zur eigenen Ursprungsfamilie sollte sie den Kontakt reduzieren, sich von anderen unangenehmen Zeitgenossen distanzieren und insgesamt mehr Selbstfürsorge betreiben, um den Heilungsprozess zu unterstützen.

Sie berichtete von einer leichten Abnahme der Schmerzen, vor allem seien sie nicht mehr lebensbedrohlich, auch sei der sichere innere Ort unter »Normalbedingungen« schneller abrufbar – nicht aber, wenn die Schmerzen bereits sehr stark seien. Das Bild vom sicheren inneren Ort wurde mit einer Körperressource verstärkt, es meldete sich in angenehmer Weise der Rücken, Wärme entwickelte sich von den Händen bis in den gesamten Oberkörper – nicht jedoch im Unterkörper.

Der Unterleib scheint sich durch Betäubung zu schützen

Eine weitere Brainspotting-Sitzung (30) mit dem Fokus auf die Unterleibsschmerzen (SUD = 6) zeigte den Unterkörper wie betäubt und anästhesiert – vermutlich eine Schutzfunktion des Stressverarbeitungssystems. Die Schmerzen hielten auch weiterhin in ziemlich heftiger Weise an – oft bis zu einem SUD-Score von 10 Punkten, dementsprechend war auch der Nachtschlaf sehr schwierig. Die Patientin fragte sich, ob auch die eigene Mutter Ähnliches erlebt hätte und ob dies der Grund für ihre chronische Suizidalität sein könnte. Sehr berührt berichtete sie, wie viele liebevolle Freunde und Freundinnen sie hätte, wie fürsorglich diese sie begleiten würden – auch durch die aktuell erneut schwierigen Corona-Zeiten. Es hätten sich wieder mehr Träume und Albträume gemeldet, weniger von den schlimmen Erfahrungen in der Wohnung der Großeltern, sondern mehr von eigenen Verletzungen. Sie erinnerte sich an eine sehr schlimme Situation, in der die Mutter nach einem Streit mit dem Vater, der dann auch noch am Herzen operiert worden war, 48 Stunden verschwunden gewesen sei. Keiner habe gewusst, wo diese sei und ob sie überhaupt noch lebe – viele entsprechende Bilder seien nochmals aufgetaucht. Nach drei Tagen habe sich die Mutter endlich am Telefon lallend gemeldet. Angesichts der verhängten Corona-Quarantäne sei die Patientin im Zwiespalt gewesen, ob sie die Mutter suchen und die Quarantäne brechen solle – wie üblich habe sich außer ihr selbst niemand wirklich Sorgen gemacht. Sie berichtete, dass die eigene Trauma-Geschichte immer mehr innere Logik bekomme, der sichere innere Ort in der Baumhöhle helfe, aber auch die Abspaltung der Gefühle im Körper, vor allem im Unterleib. Nach einer Corona-Pause sei sie wieder in der Firma, es gebe Streit und Stress, vor allem im Aufsichtsrat. Das Asthmaspray sei notwendiger denn je. Die Empfehlung, ein *Genogramm* zu erstellen – welches hier aus Schutzgründen für die Patientin nicht dargestellt wird – machte nochmals deutlich, wie krank das ganze Familiensystem war und ist. Und die Aussage der Oma: »Mädel, mach mir ja keine Schand« bekam noch mehr Sinn, ebenso wie ein anwachsendes Empathiegefühl der Mutter gegenüber, »ein Sog, ihr helfen zu müssen«.

Insgesamt sei der familiäre und berufliche Alltag »unglaublich anstrengend« – durch Spaltungstendenzen von Mitarbeiter:innen würde sich ein Riss durch die Belegschaft zeigen, außerdem gebe es im Betrieb Mobbing. Sie setze ihre Arbeit nur noch aus Verantwortungsbewusstsein, aber nicht mehr aus Begeisterung oder Freude fort. Die nächtlichen Albträume würden wieder zunehmen, die Inhalte würden sich aber hin zu den Inhalten, bei denen die Patientin verletzt worden sei, verschieben. Aber die Überflutungen seien nicht mehr ganz so stark – sie könne mehr Distanz halten und die Szenen von damals würden sich vervollständigen. Die Schmerzen würden sich sowohl nachts als auch tagsüber melden und seien immer noch ziemlich heftig. Aber sie habe nicht mehr das Gefühl, dass »mich die Erfahrungen umbringen«. Das imaginative Bild von der Baumhöhle würde helfen.

Ein Falke berichtet Schlimmes aus der Vergangenheit – fünf Hunde helfen

Um die Albträume und Flashbacks noch besser in Erinnerungen umwandeln zu können, wurde der Patientin die Beobachter-Technik nach Ulrich Sachsse (2004) vorgeschlagen. Diese Technik ermöglicht eine distanzierte Herangehensweise über einen Beobachter an das Geschehen von damals, wobei sowohl ein Stopp-Signal vereinbart wird als auch eine Haltung von konzentrierter Beobachtung eingenommen werden soll, damit emotional – soweit möglich – möglichst wenig erlebt werden muss. Die Patientin entschied sich für einen Falken, der in die Vergangenheit zurückfliegen sollte – er machte sich durch Schreie bemerkbar, damit das kleine Mädchen ihn bemerken konnte. Dennoch stieg die Anspannung in den Beinen, die Schmerzen erreichten einen SUD-Score von 8 Punkten. Imaginativ konnte sie auch noch ihr eigenes Hunderudel (drei Hunde) sowie zwei ihr damals gut bekannte und vertraute Polizeihunde mit einsetzen. Plötzlich stand vor jedem Täter ein knurrender und zähnefletschender Hund, der freundlichste eigene Hund ging zum Mädchen und führte es sicher aus der Gefahrenzone zum sichern inneren Ort – »alles gut« – die Anspannung ließ nach. Der scharf beobachtende Falke hatte vorher nochmals den sichern inneren Ort abgecheckt und gab Entwarnung. Heilsames Licht wurde mittels der Lichtstromübung zum Baumhaus geschickt. Sie schien erleichtert und erwähnte, dass die beiden Polizeihunde eines Bekannten der Eltern wirklich scharfe Hunde, aber zu den Kindern immer sehr lieb gewesen seien. Einer der eigenen Hunde sei der ideale Beschützer.

> *Behandlungstechnischer Hinweis*: Sowohl bei der *Beobachter-Technik* als auch bei den sich dabei entwickelnden »Filmabläufen« sollten vonseiten der Therapeut:innen bestenfalls Anregungen gegeben werden, z. B. dass als Beobachter ein sehr scharfsehender Falke oder ein Investigativjournalist o. Ä. zur Verfügung stehe, es sollte aber keinesfalls mehr angeboten werden. Sobald die Patient:innen in die alten Szenen eintauchen, entwickeln sich ganz eigenständige Dynamiken, über die oft erst verstehbar wird, was damals wirklich abgelaufen ist – wie scheußlich auch immer die Realität gewesen sein mag. Fragen kann man höchstens, was entweder jetzt oder damals geholfen hätte – die Lösungen entwickeln Patient:innen meistens ganz von selbst.
>
> Bei der Beobachter-Technik als Zeitreise in die Vergangenheit sollen die Klient:innen im Stil einer kurzen Zeitungsmeldung schildern, was dem

jüngeren Ich damals passiert ist. Mithilfe einer Körperressource oder einem angenehmen Blickpunkt im Raum sollen sich die Klient:innen klarmachen, dass sie mehr als ihre Gedanken, mehr als ihre Gefühle und mehr als ihre Körperempfinden sind, denn sie können allesamt beobachten bzw. einen vorgestellten Beobachter berichten lassen, um möglichst viel emotionalen Abstand zum ursprünglichen Geschehen herzustellen.

In der Folge berichtete sie, es sei »ganz gut« und sie fühle sich langsam wieder etwas fitter. Der bisherige Gewinn liege darin, erstmals die meisten traumatischen Erfahrungen »systematisch durchgegangen« zu sein, Brainspotting habe dabei geholfen. Eigene Grenzen habe sie vorher nie wahrnehmen und erst recht nicht schützen können. Sie merke jetzt sehr viel klarer, was körperlich nicht ginge, und sie erlebe mehr Momente mit den Kindern, in denen es »leicht und schön« sei, sie könne viel entspannter sein – vorher habe sie immer eine »Grundanspannung« gespürt. Die Schmerzen und Albträume würden »mehr zu Geschichten«, seien besser einzuordnen und nicht mehr so überflutend. Die fünf Hunde stellten »ein echtes Gegengewicht« dar.

Die Täter werden sichtbarer – Freeze-Zustände melden sich vermehrt

Aktuell stünde ein Termin beim Frauenarzt an – in der Durcharbeitung einiger Szenen von damals habe sie mit hoher Wahrscheinlichkeit den Frauenarzt der Mutter wiedererkannt. Zu diesem habe die Mutter auch die Patientin »geschleppt« – er sei grob und uneinfühlsam gewesen und habe ihr damals zusammen mit den anderen Tätern auch öfters die Arme ausgekugelt, um sie gefügig zu machen. Erst mit 14 Jahren habe sie es geschafft, sich zu weigern, zu diesem Täter-Arzt zu gehen. Jetzt habe sie eine Frauenärztin. Zwischendurch habe sie – wohl aufgrund der Drohungen der Täter – einen Albtraum gehabt, bei dem diese sie und ihre Kinder finden und diese vergewaltigen würden. Hier helfe nur das Hunderudel, aber alleine das Erzählen dieses Albtraums sei für sie nur mit Hilfe der Beobachter-Technik und von Brainspotting möglich gewesen.

In der Folge berichtete sie, die Albträume würden vollständiger, beim Aufwachen erlebe sie dabei aber oft Freeze-Zustände. In einem Traum seien mithilfe des Falken die Täterbilder auf Filmrollen zu sehen gewesen. In einer weiteren Sitzung mithilfe der Beobachter-

Technik berichtete der Falke aus der Wohnung der Großeltern, wo der Opa das kleine Mädchen an den Haaren aus der Wohnung in den Keller gezerrt und ihr den Mund zugehalten hätte. Der Falke berichtete, dass das kleine Mädchen zu betteln begonnen habe, sie würde alles machen, nur damit der Opa und die anderen sie in Ruhe lassen würde, denn sie hatte bereits im Bett geschlafen. Angesichts des Anstiegs des SUD-Score auf 6–7 Punkte wurde klar, dass sich die Schutzhunde bereit machen mussten – alle fünf stellten sich dazwischen. Der Lieblingshund gesellte sich zu dem Mädchen, der Opa bekam Angst vor den Polizeihunden, zusammen mit den anderen versuchten sie, den Opa zu vertreiben, der Lieblingshund und das kleine Mädchen flüchteten sich in die schützende Baumhöhle.

In der folgenden Sitzung berichtete die Patientin, dass sie in einem Albtraum sowohl den Ruf des Falken als auch meine Stimme – die des Therapeuten – gehört hätte, die Hunde lieber zu früh als zu spät zu rufen, und die Ansage aus der Beobachter-Technik »Ich bin mehr als meine Gedanken, ich bin mehr als meine Gefühle, ich bin mehr als meine Körperempfindungen, denn ich kann sie beobachten« habe sie plötzlich erwachsen sein lassen. Dennoch habe sie tagsüber oft einen ekelhaften Geschmack im Mund gehabt. Dabei sei ihr aber aufgefallen, dass ihr der Gedanke, sie müsse nur aushalten, »bis die Lichter ausgehen« (d. h., bis sie tot ist) geholfen hätte, »durchzukommen«. Später wurde ihr klar, dass diese »Todesakzeptanz« ein letzter Rest von Selbstwirksamkeit war, mit dessen Hilfe sie sich den Tätern zumindest innerlich entziehen konnte. Mit Verwunderung bemerkte sie, dass niemand in der eigenen Familie etwas mitbekommen habe oder alle einfach weggeschaut hätten.

Ich erzählte ihr, dass ich auf einem Kongress der Milton-Erickson-Gesellschaft (MEG) in Kathmandu (Nepal) tibetanische Mönche kennengelernt hatte, die angesichts drohender Verhaftung und Folter durch chinesische Sicherheitskräfte den »dissoziativen Ausstieg« trainierten, um den Folterern zwar den Körper, aber nicht die Seele überlassen zu müssen.

Die feigen Täter haben gründlich gearbeitet

Die »Gründlichkeit« des Täter-Terrors wurde in einem weiteren Albtraum deutlich, in dem die Täter in der eigenen Wohnung die Treppe hochkamen, kein Schutzhund und kein Ehemann zur Stelle war und nur ein Schrei zu den Nachbarn blieb. In der Dreamspotting-Sitzung

(31) stieg die Anspannung auf 7 Punkte, zumal der erste Täter schrie: »Du kommst uns nicht aus, praktisch, dass du gleich vier Kinder hast« – »Alles nur, weil du die Klappe nicht halten kannst«. Nur mithilfe einer Körperressource konnte sie die Anspannung allmählich reduzieren, verstand die Wirksamkeit der Drohungen der Täter und fühlte sich danach »völlig geschafft«.

In der Folge erinnerte sie sich an Impfreaktionen als Kind, etwa im sechsten oder siebten Lebensjahr, wo sie immerhin zweimal auch einen anaphylaktischen Schock erlitten hatte. Sie frage sich jetzt, ob dies wirklich eine Schock-Reaktion oder vielleicht doch eine Reaktivierung der Missbrauchserfahrungen gewesen sein könnte, denn unter den Tätern habe es ja auch den Arzt gegeben. Jedenfalls habe sie jedes Mal eine Ohrfeige von der Mutter bekommen, beim ersten Mal sei sie von herbeieilendem Praxispersonal aufgrund ihres Ohnmachtsanfalls ins Krankenhaus gebracht und dort mit einer Atemmaske »verarztet« worden. Beim zweiten Mal habe die Mutter sie an den Haaren gerissen – wie auch der Opa und vermutlich auch die anderen Täter – vielleicht gebe es hier Zusammenhänge?

Die Mittelhirnsysteme scheinen allmählich Hilfe zuzulassen

Trotz der herrschenden Corona-Bedingungen berichtete sie, die Angst vor Impfungen sei weg, auch die Feiertage seien schön gewesen, aber es seien immer wieder Bilder von damals zusammen mit Übelkeitsgefühlen aufgetaucht. Verstärkend habe vermutlich gewirkt, dass sie von den Eltern an Feiertagen oft bei den Großeltern gelassen worden sei. Interessanterweise berichtete sie auch, dass der letzte Albtraum zwar wieder schlimm, aber nicht mehr so belastend gewesen sei, denn mit dessen Auftauchen sei plötzlich meine Stimme – die des Therapeuten – aufgetaucht, die sie aufgefordert hätte, die Hunde oder die Nachbarn zu Hilfe zu rufen. Auf einer tieferliegenden Verarbeitungsebene schien also die therapeutische Arbeit Früchte zu tragen, denn nun schien die Patientin in ihrer Not nicht mehr völlig alleine zu sein und es deuteten sich Unterstützungsmöglichkeiten an – vielleicht könnten die erlebte Hilflosigkeit und Ohnmacht – zwei Bedingungen für das Ausgeliefertsein einer traumatischen Belastungserfahrung – bald ein Ende finden. Und vielleicht könnte sich doch bald bewahrheiten, was der finnische Psychotherapeut Ben Furman in seinem Buch *Es ist nie zu spät, eine glückliche Kindheit zu haben* beschreibt – die Vergangenheit muss nicht unveränderlich sein, zumal sie ja ein Bestandteil der

Gegenwart ist, d. h., in den zuständigen Verarbeitungssystemen muss Veränderung ermöglicht werden. Wie schon mal erwähnt, kann unser Gehirn nur Gegenwart erleben – Vergangenheit und Zukunft sind hypothetische Konstrukte. Eine weitere Brainspotting-Sitzung (32), beginnend mit intensiver Ressourcenarbeit und einem Kaugummi mit einem besonderen Geschmack, konnte die Übelkeit, welche mit den Bildern von damals verbunden waren, reduzieren. Dabei tauchten natürlich wieder erhebliche Schamgefühle – ebenfalls ein Körpergefühl, bei dem Brainspotting hilfreich eingesetzt werden kann – auf, weil sie sich vorwarf, immer wieder auf den Opa »reingefallen« zu sein. Die Frage, ob sie Wutgefühle gegenüber den Tätern spüre, verneinte sie. Unabhängig davon betonte sie gleichzeitig, dass ihr niemand auf der Welt ihre Liebe zu ihren Kindern kaputtmachen könne.

Die Patientin als Resilienz-Wunder – Hoffnung keimt auf

In der Folge berichtete sie von der zwar abnehmenden, aber noch immer bestehenden Übelkeit und der Angst, in dissoziative Zustände abzurutschen. Gleichzeitig schienen die damaligen Abläufe vollständiger zu werden, vor allem die wiederholten Erpressungsversuche des Opas. Insgesamt sei alles etwas weniger belastet, aber »alles immer noch zu viel«. Angesichts von immer noch sehr vielen Albträumen wurde erneut die Beobachter-Technik vorgeschlagen – die dabei auftauchenden Szenen sollen den Leser:innen aber erspart bleiben und als Traumatherapeut fragt man sich, wie ein kleines Mädchen solche Brutalitäten überleben und aushalten konnte. Oft bezeichnete ich sie als »Resilienz-Wunder«, was sie zu erheitern, aber auch etwas verlegen zu machen schien. Gleichzeitig war diese Phase verbunden mit großen Ängsten vor dem Schlafengehen, sofern Schlaf angesichts der Vielzahl der Albträume überhaupt möglich war und ich mich als Therapeut oft fragte, wie sie dennoch ihren beruflichen und familiären Verpflichtungen nachkommen konnte. Trotz einsetzender Schmerzen in den Armen schien es ihr aber zunehmend häufiger zu gelingen, während der Albträume die Schutzhunde und natürlich auch die beiden Polizeihunde zu rufen. Die berechtigte Wut auf die Täter schien noch durch Angst und Erstarren blockiert zu sein, aber sie berichtete, im Alltag jetzt schneller wütend werden zu können und auch den Tränen näher zu kommen – was ihr peinlich war. Immerhin schien sie nun nachts öfters verheult aus Albträumen aufzuwachen und immer häufiger tauchte meine Stimme ebenso so wie das Muster des Teppichs in meiner Praxis auf – so berichtete sie –, was alles etwas leichter aushaltbar mache. Beim Joggen würden allerdings gelegentlich noch dissoziative Zustände einsetzen, bei denen sie die Orientierung verliere und sich verlaufe. Vielleicht habe dies aber auch noch mit den Missbrauchssituationen zu tun, wo sie während der vielen »Katz-und-Maus«-Situationen von den sadistischen Tätern am Weglaufen gehindert worden sei. Auch persönlich Hilfe zu holen sei tagsüber immer noch schwierig, eine E-Mail zu schreiben sei leichter. Eine weitere Sitzung mithilfe der Beobachter-Technik ließ neue Details sichtbar werden, die auch die jetzt öfters unerträglichen Schmerzen in den Armen verständlich machten. Verschiedene Ressourcenangebote mit der Lichtstrom-Technik, dem Erleben der »Baumenergie«, den Bildern von der schützenden Baumhöhle und auch einer Tasse mit heißem Tee ließen Gefühle von Hoffnung aufkeimen, dass der Horror von damals doch irgendwann endlich überwunden werden könnte. Immerhin habe sie endlich mal völlig erschöpft am Folgetag bis 12 Uhr mittags durchschlafen können – offensichtlich sei die Erschöpfung stärker als die Macht der Albträume gewesen. Und erholsam schlafen zu können, sei etwas völlig Neues. Erneut wurde ihr für die stark schmerzenden Arme eine weitere Brainspotting-Sitzung (33) mithilfe einer Körperressource und auch der Lichtstromübung angeboten, was Linderung ermöglichte.

Insgesamt beschrieb sie sich in der Folge als verletzlicher und weniger belastbar, glaube aber, dass die vorher bestehende Trennung von Bildern und Körperempfindungen abnehme. Mithilfe einer weiteren Körperressource wurde ihr erneut die Beobachter-Technik angeboten, wo sie nun in eigener Kreativität von vorneherein die schützenden Hunde einsetzen konnte, welche die Täter festsetzten und das kleine Mädchen in die schützende Baumhöhle begleiteten, um dort einfach nur schlafen zu können. In der Realität beschrieb sie sich als sehr verletzlich und nahm zwei Wochen Urlaub, um Abstand von den Konflikten am Arbeitsplatz zu bekommen, zumal auch die Mutter mal wieder in der Psychiatrie gelandet war. Es erhärtete sich dabei der Verdacht, dass die Schwester heilfroh sein und vielleicht sogar hoffen könnte, dass die Suizidversuche der Mutter endlich mal klappen könnten und auch der Vater dem Geschehen ziemlich gleichgültig gegenüber zu stehen schien und die Mutter tatsächlich vielleicht unter einer dissoziativen Identitätsstörung (DIS) leiden könnte. Hier wurde nochmals eine Brainspotting-Sitzung (34) mit einer Körperressource angeboten, große Traurigkeit wurde spürbar, aber Tränen konnte sie noch immer nicht vergießen.

Imaginatives Durchspielen von alternativen Szenenabläufen

Sie beschrieb die Belastungen als etwas leichter, vielleicht auch wegen des besseren Verständnisses für die Diagnose der Mutter, auch habe sie sich ein wenig zwei Freundinnen anvertrauen können – die Scham sei weniger schwer aushaltbar gewesen. Versuchsweise wurde ihr mithilfe einer Körperressource angeboten, eine Idealsituation der Missbrauchsabläufe zu imaginieren. Dabei spielten die Hunde als Schutzwesen eine wesentliche Rolle, sie stoppten sowohl den Opa als auch die anderen Täter, nahmen das kleine Mädchen in die Mitte, boten Möglichkeiten, das weiche Fell zu spüren und zu streicheln, und geleiteten sie sicher in das schützende Baumhaus. Sie beschrieb sehr genau die Eigenschaften der einzelnen Hunde – z. B. die Unbestechlichkeit des einen, sich durch Fremde durch nichts verführen zu lassen – deren Klugheit und schützenden Körperkontakt. Zusätzlich wurde ihr über die Beobachter-Technik und den scharf beobachtenden Falken empfohlen, zwischen den beiden Versionen – der Realitätsversion und der idealisierten Imaginativversion – im eigenen Tempo imaginativ zu pendeln. Auch die abschließend angebotene Lichtstromübung brachte schließlich Erleichterung.

In der Folge berichtete sie, dass es ihr besser ginge und dass sie seit langer Zeit endlich mal wieder habe durchschlafen können, auch die Schamgefühle seien etwas zurückgegangen, denn sie hatte von der Mutter bei jedem kleinen Fehler eine Ohrfeige bekommen. Erneut wurde ihr in einer weiteren Brainspotting-Sitzung (35) sowohl eine Körperressource als auch erneut die Pendeltechnik zwischen der Realität und imaginierten Idealversion mithilfe des Falken als Beobachter angeboten. Wieder spielten die schützenden und kuscheligen Hunde die entscheidende Rolle. Der Falke berichtete weitere erschreckende Details, die hier nicht wiedergegeben werden sollen. Die Patientin begann zu überlegen, ob sie den Keller von damals aufsuchen und vielleicht sogar nach weiteren Opfern suchen sollte. Sie berichtete von einem etwas besserem Nachtschlaf, allerdings gäbe es immer noch Albträumen mit variierenden Szenen des fortgesetzten Missbrauchs, wobei in den Albträumen auch Szenen aus der Gegenwart und sogar vom Arbeitsplatz auftauchten. Daher wurde erneut mithilfe einer weiteren Brainspotting-Sitzung (36), einer Körperressource und der

Pendeltechnik die Möglichkeit geboten, zwischen der Realversion und der imaginierten Idealversion hin- und herzuwechseln. Erneut tauchten heftige Armschmerzen mit einem SUD-Score von 9 Punkten auf. Die Lichtstromübung ließ den Aktivierungswert allmählich absinken. Und auch die imaginierte »Baumenergie« und die kuscheligen und schützenden Hunde waren hilfreich.

Behandlungstechnischer Hinweis: Vielleicht ist dieses Vorgehen mit dem vergleichbar, was Gunther Schmidt (2008) in vielen Fortbildungen als »*Problem-Lösungs-Gymnastik*« beschreibt, wo zum gegenwärtigen Erleben auch die entsprechenden Körperempfindungen abwechselnd in angenehmer und unangenehmer Weise ausgeübt und wahrgenommen werden sollen. Im hier vorliegenden Fall überstieg »das Unangenehme« bei Weitem das, was man sonst in Therapiesitzungen erlebt.

Die Patientin berichtete, dass sie dissoziative Zustände wieder häufiger erlebt habe und vielleicht erst jetzt allmählich realisiere, was ihr alles angetan worden sei. Hinzu komme die Überforderung am Arbeitsplatz und die fehlende Wertschätzung durch die Vorgesetzten, aber sie versuche mehr Distanz zu gewinnen und sich nicht für alles verantwortlich fühlen zu müssen. Gelegentlich trete hier aber auch der »Innere Kritiker« (Peichl 2014; 2019) auf den Plan und werfe ihr sowohl fehlende Anstrengung als auch fehlende Abgrenzung vor.

Zustand von »Endlos-Jammer« – Hilfe einfordern weiterhin schwierig

Angesichts der Urlaubsabwesenheit des Therapeuten wurde das Bedürfnis deutlich, nicht alleine zu sein. Zwar hatte sie das Angebot, sich jederzeit per E-Mail oder auch per Telefon zu melden, doch dabei wurden erneut die Schwierigkeiten sichtbar, sich Hilfe holen zu dürfen – die Täter hatten offensichtlich sehr gründliche Arbeit geleistet, ihr Entsprechendes zu verbieten bis hin zu der Drohung, wenn sie irgendjemandem etwas erzählen würde, könnte es der Mutter noch schlechter gehen oder sie sich tatsächlich umbringen und dann wäre die Patientin schuld. Diese Drohungen wirkten sehr nachhaltig, zumal der unter den Tätern mitbeteiligte Arzt der Hausarzt der Mutter war und immer über deren Gesundheitszustand bestens Bescheid wusste. Die Patientin konnte dementsprechend nur schrittweise und bruchstückhaft Kontakt aufnehmen, ihre Angstzustände beschreiben, wohl verstärkt dadurch, dass sie nun begann, das Verbot der Täter zu durchbrechen. Sie bezeichnete die Beschreibung ihres Zustandes als »Endlos-Jammer«. Dabei stellte sie auch die Frage, wie man sich eigentlich so dafür schämen könne, dass es einem jetzt so schlecht geht? Sie beschrieb schließlich, dass sich nun öfters die Perspektive ändere, meistens sehe sie das kleine Mädchen von damals von außen – da sei auch die Falkenperspektive sehr hilfreich, immer öfters kippe dies aber in die Innenperspektive und sie sehe die Szenen durch die Augen der Kleinen und dann sei es völlig unerträglich. Zeitgleich jährte sich der Todestag des ersten wichtigen Freundes. Da der nächste Präsenztermin unmittelbar bevorstand, artikulierte sie ihre Zweifel, ob es ihr gelingen würde zu erzählen, wie schlecht es ihr ging. Dazu trieb sie die Frage um, ob es mich (den Therapeuten) nicht langsam nerven würde, dass es ihr dauernd schlecht gehe.

Die grauenhaften Erfahrungen sind vorbei, haben aber tiefe Spuren im episodischen Gedächtnis hinterlassen

Zum nächsten Präsenztermin schaffte die Patientin es tatsächlich, sich weiter über das Schweigegebot der Täter hinwegzusetzen, und stimmte einer weiteren Pendel-Technik bzw. »Problem-Lösungs-Gymnastik« zu – ein in diesem Zusammenhang viel zu euphemistischer Begriff. Auf Details soll hier wiederum verzichtet werden, entscheidend war, dass sie grauenhafte Dinge benennen konnte, aber ihr gleichzeitig zunehmend bewusster wurde, dass diese Geschehnisse der Vergangenheit angehörten, dass sie vorbei seien, aber eben doch erhebliche Spuren im episodischen Gedächtnis hinterlassen hatten. In den nachfolgenden Albträumen tauchten weitere Unterwerfungsszenen mit den Tätern auf und dass diese versuchen wollten, die Hunde zu vergiften und gegen mich als den Therapeuten gewaltsam vorzugehen. Immerhin wurde in den weiteren Sitzungen auch sichtbar, dass sich die Patientin wohl einen allerletzten Rest von Selbstwirksamkeit bewahrt hatte, indem sie sich im Beisein der Täter weigerte zu sprechen. Gleichzeitig wurde erneut eine heftige Scham sichtbar für das, was sie hatte erdulden müssen – ebenfalls ein körperliches Gefühl, was mit Brainspotting (37) zumindest schrittweise reduziert werden konnte. Ebenso sichtbar wurde aber auch die erlebte Todesangst, wenn sie bis zur Bewusstlosigkeit gewürgt wurde, um sie zu unterwerfen. Durch eine weitere Brainspotting-Sitzung (38) ohne spezifische Fokussierung, sondern nur mithilfe einer Körperressource zeigten sich nicht nur die erlebte Todesangst, sondern auch ein Versagen jeglicher Sprache – eine physiologische Reaktion des Broca-Sprachzentrums –, Engegefühle im Hals und als paradoxer Überlebensmechanismus die Hoffnung auf Dunkelheit: »Ich muss so lange durchhalten, bis es dunkel wird – dann ist es vorbei – tot oder lebendig.«

Ein allerletzter Rest von Selbstwirksamkeit und das Erinnern verdienen Anerkennung und Akzeptanz

In den folgenden Sitzungen berichtete sie vom ständigen Kampf gegen Dissoziationen, dem Aufwachen aus Albträumen und Flashback-Zuständen und Reorientierungsversuchen. Es stellte sich die Frage, ob der allerletzte Rest von Selbstwirksamkeit nicht nachträglich Anerkennung verdienen müsste und ob nicht auch das zunehmend stärkere Erinnern Akzeptanz erfahren müsse, um schließlich als erlebte Realität integriert werden zu können. Ich erinnerte sie an das häufig geäußerte Statement meines Mentors Gottfried Fischer: »Erlittenes Leid muss Anerkennung finden, um heilen zu können.« Tatsächlich schien ihr dies zu helfen besser zu verstehen, warum sich immer neue Bilder, Albträume, Flashback-Zustände und Beinahe-Dissoziationen meldeten. Gleichzeitig bestätigte sie, dass es so etwas wie einen »Überlebenstrotz« gebe und ihre eigene Zähigkeit bislang geholfen hätte, durchs Leben zu kommen. Dennoch würden sie immer wieder heftige Schamprobleme quälen, die in einer weiteren Brainspotting-Sitzung (39) über eine Körperressource angegangen wurden, wo sich der ganze Körper regelrecht zusammenzog. Dabei berichtete sie auch, dass ihr für jeden Streit in der Familie die Schuld gegeben wurde: »Das hast du ja wieder gut hingekriegt.« Und auch die Oma habe sie immer wieder ermahnt: »Mädel, jetzt machst du uns wieder Schand.«

»Überlebenstrotz« trotz Scham und Brutalitäten

In der Folge berichtete sie, dass sie sich schon als Kind und Jugendliche komisch erlebt habe – die Scham sei ein durchgängiges Gefühl gewesen, was auch jetzt noch sehr oft anhalte, dauernd habe sie Versteckspielen müssen. Später hätten die Eltern behauptet, sie sei ein hässliches und schwieriges Kind gewesen und hätte besser ein Junge werden sollen. Vielleicht habe die Mutter während der Schwangerschaft auch unter Tavor-Entzug gestanden. Sie berichtete weiterhin, es tauchten immer noch weitere Szenen mit den Tätern auf und auch Albträume von der Einschulung – aber die Bruchstücke würden sich mehr und mehr zusammensetzen.

»Die Kleine« darf in die Praxis einziehen und sich hier erholen

Eine Dreamspotting-Sitzung (40) mit dem Bild von dem kleinen, blutig verletzten Mädchen zeigte während eines Albtraums das Auftauchen des Falken und meiner Stimme, dass »es mehr als die Erinnerungen« gebe, worauf die Kleine in meiner Praxis angekommen sei und eine schützende Decke gebraucht und sich geschämt hätte. Dies schien ein weiterer Wendepunkt der Therapie zu sein, denn etwas verschämt fragte die Patientin, ob die Kleine nicht von nun an in meiner Praxis campieren könne, weil es hier wohl am sichersten sei. Ich hatte keinerlei Einwände dagegen, fragte, was sie wohl bräuchte, um sich wohlzufühlen, aber im Vordergrund stand erst mal das Sicherheits- und Erholungsbedürfnis angesichts jahrelanger, völliger Überforderung und andauernder Schutzlosigkeit. Von nun an hatte ich also eine kleine Assistentin in der Praxis, die sich aber die meiste Zeit in einem Erschöpfungs- bzw. Erholungsschlaf befand. Von Zeit zu Zeit fragte ich die Patientin, was die Kleine wohl brauchen würde, aber bis zum Lesen von Pippi-Langstrumpf-Büchern dauerte es noch einige Zeit. Einmal mehr wurde der Patientin bewusst, dass ihr die Unbeschwertheit und Selbstwirksamkeit trotz allem Sadismus nicht völlig zerstört worden war und dass sie sich eine Portion »gesunde Sturheit« hatte bewahren können. Sie berichtete, bereits als Kind und auch als Jugendliche wegen der Zustände der Mutter mehrfach beim Rettungsdienst angerufen zu haben – nicht immer sei sie ernstgenommen worden und habe Erfolg gehabt, aber aufgegeben habe sie nie. Später sei sie bei Greenpeace Mitglied geworden, habe eine Ausbildung zur Rettungssanitäterin gemacht und neben dem Studium Flohmärkte organisiert – ein wenig habe dies alles gegen die Scham geholfen und ein Gefühl von Selbstwirksamkeit wachsen lassen.

Immer wieder tauchten weitere »Traumafilme« vom Missbrauch auf, aber immerhin spielten plötzlich die Praxis selbst und auch meine Person in den Träumen eine relativierende Rolle. Erneut wurde in einer weiteren Brainspotting-Sitzung (41) das schützende Hunderudel imaginativ eingesetzt, was Linderung ermöglichte. Dabei berichtete die Patientin auch, dass sie zeitweise durch die andauernde Übelkeit an Gewicht verloren und kaum auf etwas Appetit hätte. Vielleicht habe sie gezwungenermaßen die gesamte Interozeption abschalten müssen und deswegen auch Hungergefühle weggepackt. Energydrinks halfen, das Gewicht zu halten, dennoch merkte sie, dass sie auch zu Hause nur in guter familiärer Stimmung essen konnte, denn im Elternhaus sei sie immer am Stress der Eltern schuld gewesen. Sie sei vom Esstisch weggeschickt worden und habe schließlich trotzig behauptet, sie habe überhaupt keinen Hunger.

In der Folge berichtete die Patientin, dass es ihr ein wenig besser ginge, sich die Bruchstücke weiter vervollständigen würden und sie diese besser einordnen könne. Angesichts des sechsten Geburtstags der eigenen Tochter sei sie aber doch zunehmend geschockt, zu realisieren, was ihr damals alles angetan worden sei. Der Ehemann bekomme inzwischen mehr davon mit, wie es ihr manchmal ginge und sei betroffen, auch wenn er die ganze Wahrheit nicht kenne. Noch immer würden Schmerzen im Unterleib auftauchen, mittlerweile seien aber die Unsicherheit, ob sie Hilfe einfordern dürfe, ebenso wie die Scham zurückgegangen. Die damaligen Schuldzuschreibungen durch die Täter seien wohl noch wirksam, obgleich sie zu jung gewesen sei zu verstehen, was die Täter mit »Schlampe« meinten. Gewalt sei nicht nur durch das Auskugeln der Arme, sondern auch durch Rippenbrüche angewandt worden. Von diesen Frakturen wurden mehrere nie behandelt, was sie selbst jahrzehntelang ausgeblendet hätte.

Es gibt auch positive Lebenserfahrungen mit Zufriedenheit, Stolz oder sogar Glück

Um die Aufmerksamkeit nicht nur auf das erlittene Leid zu lenken, sondern der Patientin auch klarzumachen, was sie trotz all der erlebten Brutalitäten und Vernachlässigungen ausgehalten und im Leben erreicht hatte, wurde ihr eine Vorlage zur Erfassung positiver life-events, die mit Zufriedenheit und Stolz oder Glück verbunden waren oder es noch sind, überreicht. Zu ihrem eigenen Erstaunen fand sie eine ganze Reihe wichtiger Lebenserfahrungen, die ihr in ihrer Bedeutung bislang vielleicht gar nicht so klar gewesen waren. Diese waren in erster Linie die Geburten ihrer Kinder, das Wagnis sich auf eine partnerschaftliche Beziehung einlassen zu können und viele Reisen in fremde Länder, meistens alleine, z. B. in den Nahen Osten, nach Asien und Südamerika. Als hierfür hilfreiche Fähigkeiten konnte sie Vertrauen in sich selbst und in Freundschaften identifizieren sowie die Fähigkeit, selbstfürsorglich mit sich umzugehen und Hilfe einfordern zu dürfen. Des Weiteren entdeckte sie das legitime Recht auf ein glückliches Familienleben, den eigenen Mut, eine Unabhängigkeit in der eigenen Meinungsbildung, Beharrlichkeit sowie Spontaneität, Loyalität und Treue in Freundschaften. Die daraus abgeleiteten positiven Kognitionen (»Ich bin …«) sowie die daraus resultierenden positiven Konsequenzen erstaunten sie sehr, auch dass es im Erwachsenenleben doch ein paar Menschen gab oder noch gibt, die das Gefühl von Glück, Stolz oder Zufriedenheit mit ihr teilen konnten. Ihr wurde empfohlen, diese Liste künftig immer bei sich zu tragen und in emotional schwierigen Situationen nochmals nachzulesen, was im eigenen Leben trotz allem gut gelaufen war.

Behandlungstechnischer Hinweis: Die *Erfassung positiver life-events* (nach Lutz Besser vom ZPTN) ist ebenso wichtig wie die Erstellung eines Traumatogramms, denn Trauma-Patient:innen, vor allem komplex Traumatisierte, tendieren leicht dazu, in das sog. Desillusionierungsschema zu rutschen – erst recht, wenn die Therapie sich überwiegend auf das erlittene Leid fokussiert. Dass diese Menschen oft erstaunliche Bewältigungsfähigkeiten entwickelten, weil ihnen gar nichts anderes übrig blieb, wenn sie nicht endgültig untergehen wollten, wird oft übersehen. Die Erstellung dieses Gegengewichts wird von Patient:innen anfangs oft abgewehrt, weil sie dann vermuten, die Therapeut:innen würden ihr erlittenes Leid bagatellisieren (»Es kann doch gar nicht so schlimm gewesen sein, wenn Sie das alles aufbauen und erreichen konnten …«), weshalb dies erst zu einem späteren Zeitpunkt des Behandlungsverlaufs erfolgen sollte. Dann allerdings sind die Patient:innen meistens erstaunt, weil sie sich ihre eigenen Bewältigungsfähigkeiten als Überlebensmechanismen bislang kaum klargemacht hatten. Und wenn diese anfängliche Abwehr überwunden ist, entdecken die Patient:innen oft noch sehr viel mehr Ereignisse und Erfahrungen, auf die sie stolz sein können. Und sie können sich vielleicht erstmals wieder nicht nur als geschädigt, defizitär, Opfer oder als Verlierer fühlen, sondern als Überlebende und vielleicht sogar erfolgreiche Menschen.

Nach der Durcharbeitung der positiven life-event-Liste (siehe Tab. 2) bemerkte die Patientin, sie fühle sich »erstmals wieder voll innerlich ruhig«, dennoch wurde es notwendig, ihr eine Körperressource (40) für die Unterleibsschmerzen anzubieten, was für zusätzliche Linderung sorgte. An der Liste der Erfolgserlebnisse wolle sie weiterarbeiten.

	Ereignis/Szene (Bild)	Zeitpunkt/ Alter	Grad der Freude SUC 1–10		Welche meiner Fähigkeiten hab mir dabei geholfen?
			Damals	Heute	
1	Geburt des jüngsten Kindes		10	10	Vertrauen in sic selbst, überzeu dass alles gut w
2	Geburt der Zwillinge	Ende der 20er-Jahre	10	10	Vertrauen in ein Freundschaft, Selbstfürsorglichkeit und Überzeugung, Hilfe einfordern zu können
3	Wagnis einer Beziehung	Ende der 20er-Jahre	?	9–10	Legitimes Rech auf ein glücklic Familienleben, Konsequenz un Treue
4	Erlebnisse während einer Reise nach Nah-Ost	Mitte der 20er-Jahre	8	8	Mut und Unabhängigkeit in de Meinungsbildu
5	In Asien in der Sonne mit Ehemann über Berge kletternd und langer Abstieg	Ende der 20er-Jahre	8	8	Beharrlichkeit, Mut, stabile Gesundheit
6	Reise nach Südamerika mit bester Freundin	23	8	8	Freundschaftslo lität, Spontanitä Vertrauensfähig keit, Treue
7					

Tab. 2: Liste positiver »life-events« mit Zufriedenheit und Stolz oder Glück (Ide

: – Was denke ı dabei? ›sitives über ich? ch bin …«!	Wie profitiere ich noch heute von diesem Ereignis?	Wer hat mir dahin geholfen?	Wer hat das Gefühl von Glück/Stolz mit mir geteilt?	Wer hat das Gefühl von Glück/Stolz mit mir geteilt?
zuversicht-h, dass alles t wird und bin rtrauensvoll, es ıinzukriegen«	Das Kind ist da!	Hebamme und Ehemann	Ehemann und ältere Kinder	
in der Lage, :ue und verläss-he Freunde zu ıden	Kind und Freunde	Beste Freundin	Ehemann und beste Freundin	
in der Lage, ein legitimes ·cht auf ein ückliches milienleben nsequent ein-fordern und ı treu	… verheiratet, kann mich auf meinen Ehemann verlassen und werde geliebt	Mehrere Freundinnen	Ehemann und Freundinnen	
mutig, kann lbst denken d urteilen	Habe schon ein bisschen was von der Welt gesehen		Beste Freundin	
für meine eunde da, bin ıtig, konse-ent, beharrlich d gesundheit-h stabil	Vertrauen in meinen Körper	Beste Freundin	Beste Freundin	
für meine eunde da, bin verlässig und :u	Schöne Erinnerungen, tiefe Verbindung mit bester Freundin	Beste Freundin	Beste Freundin	

N *Besser 2001)*

Weiterer »Sondermüll« taucht auf

Vielleicht aufgrund des gewonnenen Gegengewichts oder wegen des an mich per E-Mail weiter gesandten »Sondermülls«, wie sie neu auftauchendes »Filmmaterial« nannte, berichtete sie weiter vom Schicksal der Mutter, die als Vergewaltigungskind von der Oma nicht angenommen worden war. Die väterliche Großmutter, die im fünften Lebensjahr der Patientin starb, scheint etwas von den Missbrauchserfahrungen geahnt zu haben, denn sie habe den Vater angesprochen, dass wohl mit der Tochter »etwas nicht stimmt« – diese habe Flecken am Hals und Probleme mit dem linken Arm gehabt. Ihr Tod sei für die Patientin schlimm gewesen, und sie hatte alleine und unbemerkt weinen müssen, weil sie es nicht habe unterdrücken können. Diese Oma sei Cellistin gewesen, sie habe viel mit den Kindern gespielt und gesungen und sei aus einer Musiker-Familie gekommen. Bei ihr sei die Patientin als Kind oft stundenlang alleine in der Küche gesessen und habe Bilder aus Reiskörnern gestaltet. Gelegentlich sei die Oma vorbeigekommen und habe ihr durch die Haare gestrichen. Auch der Lieblingsonkel Johann sei ein sehr gütiger Mensch gewesen, aber im 18. Lebensjahr der Patientin gestorben.

Im weiteren Verlauf beschrieb sie ihren Zustand als »sehr bescheiden«, immer wieder rutsche sie in unerträgliche Zustände, als würde sie nicht überleben, zumal sie sich dann keine Hilfe holen könne. Immer wieder erinnerte ich sie, dass es sich um Körpererinnerungen handelt, dass sie die Brutalitäten ihrer Kindheit längst überlebt habe, aber das Unfassbare und Unerträgliche Spuren im episodischen Gedächtnis hinterlassen hätte, die sich nun meldeten – vielleicht sogar, dass sie dies alles erst jetzt zulassen könne, damit dies alles jetzt endlich wahrgenommen und integriert werden könne. Und vielleicht auch, weil sie an Stabilität gewonnen hatte.

In einer weiteren Brainspotting-Sitzung (42) wurden mithilfe einer Körperressource sehr dosiert die todesnahen Zustände von damals fokussiert, wobei sich nun auch Freeze-Zustände ankündigten. Völlig unkontrolliert begannen die Beine und Füße zu zittern – die Patientin beschrieb dies als sehr unangenehm, ich ermutigte sie jedoch, dies zuzulassen, da es sich offensichtlich um Stress-Entladungen handelte – aus den ältesten und tiefsten Verarbeitungszentren, dem Stammhirn.

Die Patientin berichtete anschließend, es ginge ihr »etwas besser« und sie leide »weniger unter Anspannungen«, aber die Übelkeit und die Schmerzen würden sie noch quälen. In ihren Albträumen würde sie übrigens inzwischen gelegentlich jammern, sodass der Ehemann aufwachen und sich wundern würde. Dies sei ihr peinlich, aber sie finde es auch komisch, dass so etwas jetzt sichtbar würde. Dafür habe sie aufgrund der Übelkeit und der Schmerzen wieder Probleme mit dem Essen und müsse sich dazu zwingen. Eine weitere Brainspotting-Sitzung (43) konnte die Übelkeit und die Schmerzen etwas reduzieren. In der Folge berichtete sie, dass es ihr etwas besser ginge, vor allem habe sie sich mehr aus den Selbstabwertungen befreien können und statt dem alten »Stell dich nicht so an« mehr Kontakt aufnehmen und Hilfe annehmen können. Gegen die nächtlichen Schmerzen helfe übrigens auch die »ISS-Perspektive«, wo man versucht, sich imaginativ aus der Schwerelosigkeit in 400 km Höhe von oben aus der internationalen Raumstation ISS zuzusehen, um von dort herauszufinden, was »die da unten«, der es schlecht gehe, bräuchte. Im Übrigen hatte ich der Patientin schon seit Längerem Tonaufnahmen von Stabilisierungsübungen zur Verfügung gestellt, die ich für Klient:innen im Trauma-Hilfe-Zentrum in München (THZM) aufgenommen hatte. Die vertraute Stimme schien gegen nächtliche Albtraum-Überflutungen zu helfen. Außerdem hatten wir inzwischen eine hypnotherapeutische »Atem-Pendel-Übung« entwickelt, wo offensichtlich die kleinen Bewegungen der Nasenflügel besonders hilfreich schienen (sehr empfehlenswert hierzu: Jensen 2012; Gößling 2023; Harrer u. Ebell 2021).

Behandlungstechnischer Hinweis: Die hypnotherapeutische sog. *»ISS-Perspektive«* kann sehr hilfreich für Menschen sein, die nicht wissen, wie sie sich selbst in schwierigen oder schmerzhaften Situationen weiterhelfen können. Hierzu werden sie gebeten, sich imaginativ auf die Raumstation ISS 400 km über unseren Köpfen hochschießen zu lassen. Dort sollte es ihnen in der Schwerelosigkeit total gut gehen, sie würden in 90 Minuten die Erde mit 28.800 km/h umrunden, innerhalb von 24 Stunden mehrere Sonnenauf- und -untergänge erleben und flögen gelegentlich auch über Europa. Bei einem solchen Überflug sollten die Klient:innen durch ein großes Fernrohr auf die Erde herunterschauen. Was könnten sie dort sehen? Sich selbst – die Person, der es da unten auf der Erde nicht gut ginge, die Hilfe und Unterstützung bräuchte. Könnte aus der großen Distanz von 400 km sichtbar werden, was die Person da unten jetzt bräuchte? Sehr oft finden Patient:innen aus dieser distanzierten Perspektive plötzlich intuitiv Lösungen oder zumindest Ideen, die eine Besserung ermöglichen können – ähnlich wie bei der *»Wunderfrage«* von Steve de Shazer (de Shazer u. Dolan 2015).

Das Vertrauen in sich selbst scheint zu wachsen – die Omertà bröckelt

Als Feedback und Zwischenbilanz berichtete sie von einem zunehmenden Vertrauen in diese Distanzierungs- und Anker-Techniken, die ihr halfen, sich besser zu orientieren und zu stabilisieren. Und eine ganz neue Erfahrung sei für sie, sich melden zu dürfen, wenn es ihr nicht gut ginge. Hierzu ermutigte ich sie immer wieder, dies per E-Mail oder auch Telefon zu tun, egal ob ich in der Praxis oder sonst irgendwo unterwegs war. Mit großen Schamgefühlen schickte sie nun öfters kurze Meldungen, die sie »Sondermüll« nannte und sowohl das Aufschreiben als auch das schwierigere Senden schienen zu helfen. Sie berichtete, die wiederholten Brainspotting-Sitzungen würden »zwiebelschalenmäßig« helfen, die ursprünglichen Erfahrungen mehr zuzulassen, alles mehr in Zusammenhängen zu sehen und dann distanzieren zu können, vor allem wenn das Schlimme von damals eigentlich vorbei, aber dennoch oft kaum aushaltbar sei. Meistens höre der Spuk auf, wenn sie bei Albtraumbildern meine Stimme höre. Meine Stimme sei auch in einem weiteren Albtraum aufgetaucht, wo ich entsprechend der Beobachtertechnik gesagt hatte »Sie sind mehr als Ihre Gedanken, mehr als Ihre Gefühle, mehr als Ihr Körperempfinden, denn Sie können diese alle beobachten« – dies habe sie in die Gegenwart geholt, sie habe sich plötzlich in der Praxis gesehen und habe Streichel- und Körperkontakt mit dem Hunderudel aufnehmen können.

> *Behandlungstechnischer Hinweis*: Das wiederholte Auftauchen meiner Stimme erinnerte an das Lehrseminar von Milton Erickson (Erickson u. Rossi 1999) und auch das Buch von Jeffrey K. Zeig (Zeig 2018) *Meine Stimme begleitet Sie überall hin.* Diese hypnotherapeutische Interventionen schienen der Patientin geholfen zu haben, die albtraumartigen Erfahrungen der Vergangenheit in die Gegenwart zu holen und dem Stressverarbeitungssystem zu vermitteln, dass es jetzt nicht nur Hilfemöglichkeiten gebe, sondern auch ein Gefühl oder vielleicht sogar Bewusstsein, dass der Spuk von damals der Vergangenheit angehöre und dass sie jetzt im Hier und Jetzt in einer anderen Gegenwart lebe – auch ein Gewinn mittels der bereits erwähnten Unterschiedsbildung.

Inzwischen habe sie sich auch Freundinnen gegenüber etwas mehr outen können – diese seien sehr verständnisvoll gewesen. Angesichts der Bearbeitung von weiterem »Sondermüll« mithilfe einer Körperressource (44), der sich auf die schwierige eigene Einschulung bezogen, wurde auch deutlich, dass der Patientin auch angenehme Gerüche – in diesem Fall der Geruch von gemahlenen Kaffeebohnen – halfen, in der Gegenwart zu bleiben und nicht von der Vergangenheit überwältigt zu werden. Ähnliches zeigte sich auch im Alltag, wo Smartphonesignale halfen, nicht in dissoziative Zustände abzurutschen. Ebenso hilfreich war die anweisende Stimme des Navigationssystems dabei, die Orientierung zu behalten, wenn sie mit dem Auto unterwegs sein musste. Dementsprechend wurde nun bei allen weiteren Sitzungen nicht nur als Erstes nach einer Körperressource gesucht und die Patientin beim Prozessieren auch immer wieder auf deren Vorhandensein hingewiesen, sondern immer auch ein Döschen mit frisch gemahlenen Kaffeebohnen zur Verfügung gestellt. Und häufig half der geistig sehr interessierten Patientin auch der Blick auf verschiedene Bücher in der Praxis, die sich mit dem Thema »Trauma« beschäftigten. Dennoch machten sich auch Täterintrojekte bemerkbar, die es ihr schwer machten gegen die Omertà, das Schweigegebot der Täter, weitere Details der Misshandlungen preiszugeben. Sie glaubte außerdem eine Zeit lang, dass alle Freundinnen, Freunde und Mitarbeiter:innen in der Firma sie verlassen würden, wenn sie erfahren würden, was sie erlebt habe. Dies ging so weit, dass sie zeitweise fragte, ob sie denn überhaupt ein Lebensrecht hätte. Das Durcharbeiten sowohl der Täterintrojekte als auch der negativen Selbstzuschreibungen habe »total geholfen« bemerkte sie in der nächsten Sitzung. Die Erwachsene habe jetzt wieder die Oberhand und sie habe entdeckt, dass es so etwas wie einen »Lebenstrotz« und eine »Überlebenssturheit« bei ihr gebe.

»Lebenstrotz« und »Überlebenssturheit« erlauben Freeze-Entladungen – das Broca-Sprachzentrum setzt physiologisch bedingt aus

Darüber konnte sie weitere Details über die Misshandlungen und die Täter selbst preisgeben. In einer weiteren Folgesitzung mithilfe einer Körperressource (45) und mit Kaffeebohnengeruch sowie dem Blick auf Fachbücher wurden Freeze-Entladungen mit zunehmendem Zittern – beginnend an den Füßen und schließlich den Beinen – sichtbar. Für die Patientin schien dies sehr schwer aushaltbar zu sein, denn damit schien sich die tiefste Ebene von Traumatisierung zu melden: Wenn Flucht oder Kampf nicht mehr möglich sind, bleibt nur noch der Totstellreflex – die Ebene des Hirnstamms ist erreicht.

Gleichzeitig versagte ihr in solchen Prozessen auch die Fähigkeit zu sprechen, denn bekanntlich ist bei schweren Traumatisierungserfahrungen auch immer das Broca-Sprachzentrum betroffen: »speechless terror«, sprachloser Schrecken wird sichtbar. Gerade angesichts dieses tiefen Prozessierens ermutigte ich sie immer wieder, dabei zu bleiben, dies auszuhalten, sich klar zu machen, dass es sich um Körpererinnerungen handle, dass dies alles bereits der Vergangenheit angehöre und im Kontakt mit der Körperressource oder dem Kaffeegeruch oder der Blickorientierung auf die Fachbücher zu bleiben. Allerdings wurde sie auch darauf hingewiesen, dass sie nicht alles unbegrenzt aushalten müsse, sondern nur so weit gehen solle, wie es für sie erträglich sei. David Grand pflegt hier zu Klient:innen oft zu sagen: »Don't be a hero!«

In der Folge berichtete sie, dass der Alltag und auch das Schlafen etwas besser gelingen würden, auch wenn sie vor allem auf der beruflichen Ebene immer noch ihre Abgrenzungsprobleme spüren würde. Immerhin helfe gelegentlich ihre Erfolgsliste, die sie meistens bei sich trage, sich nicht völlig als Versagerin oder Verliererin fühlen zu müssen.

Auf den Vorschlag, einen Opfer-Entschädigungsantrag einzureichen, reagierte sie sofort mit der Äußerung, dies würde ihr nicht zustehen, was wiederum deutlich machte, wie gründlich destruktiv die Täter gearbeitet hatten. Sie stimmte dem aber doch bald zu und hatte schließlich auch Erfolg damit und ein klein wenig Genugtuung, eine Anerkennung für erlittenes Leid durch eine amtliche Institution zu erhalten. Zunehmend häufiger tauchte nun in den Albträumen meine Stimme auf und sie konnte sich an ihren sicheren inneren Ort retten. Mithilfe einer weiteren Körperressource (46) konnten Albtraumbilder, Schmerzen und Übelkeit weiter reduziert werden.

Ein Urlaub in Österreich wurde »zum Kampf mit sich selbst«, auch wenn weniger »Sondermüll« auftauchte. Trotz Gefühlen von Traurigkeit habe sie nicht weinen können, auch andere Gefühle und Körperempfindungen (z. B. ein zugeschnürter Hals) seien aufgetaucht, aber sie habe ja Entsprechendes nie jemandem zeigen können, nie hätte ihr jemals jemand Entsprechendes geglaubt, die Täter hätten ihre Macht voll ausgekostet. Das nächtliche Wimmern würde den Ehemann aufwecken, der ihr beistünde, oft tauche auch meine Stimme auf. Die Kleine von damals könne sich dann in die Praxis retten und würde am liebsten dortbleiben – was ihr inzwischen imaginativ ermöglicht worden war.

Häufiger würden nun auch tagsüber alte Bilder auftauchen. Eigentlich habe sie sich damals meistens auf die Oma gefreut, wenn die Eltern in Urlaub gefahren seien. Gleichzeitig habe sie aber »eine wahnsinnige Angst« entwickelt. Ähnlich sei es mit dem Kindergarten gewesen, auf den sie sich gefreut hätte, vor dem sie als Außenseiterin und als Kind, das kaum gesprochen habe, aber auch große Ängste gehabt hätte – vor allem, weil sie alles habe verstecken müssen: Was zu Hause mit der Mutter los war, was der Großvater und andere Schlimmes trieben. Auch beim Tod der väterlichen Großmutter habe sie sich verstecken müssen, denn Trauer oder Tränen habe sie nicht zeigen können und auch nicht dürfen. Dieses In-sich-gefangen-Sein wurde ebenso mithilfe einer Körperressource (47) prozessiert – es zeigten sich nicht nur starke Schamgefühle, sondern auch Atemprobleme sowie Erschöpfung, aber anschließend Erleichterung.

Immer wieder berichtete sie, der Nachtschlaf sei »eine Katastrophe«, sie müsse sich Kaffeegeruch holen oder imaginativen Körperkontakt mit einem der Hunde aufnehmen, um mit den Albtraumbildern fertig zu werden bzw. überhaupt zu etwas Schlaf zu kommen. Wiederholt wurden – soweit die Patientin dies aushielt – solche nächtlichen Erfahrungen mithilfe einer Körperressource (48 ff.) prozessiert, zunehmend häufiger wurde hierbei das Sprechen unmöglich – das Broca-Sprachzentrum setzte aus, ebenso meldeten sich zunehmend häufiger Freeze-Entladungen. Diese schienen für die Patientin immer wieder sehr unangenehm zu sein, denn sie waren offensichtlich mit Gefühlen von völligem Kontrollverlust über den eigenen Körper verbunden. Dafür tauchte schließlich ein Traum auf, in dem sich die Kleine in der Praxis aufhielt und ich als der Therapeut ihr den Durchgang zum sichern inneren Ort zeigte. Seitdem schien diese imaginativ lieber in meiner Praxis zu schlafen, was für die erwachsene Patientin einerseits mit einer großen berichteten Sehnsucht nach Sicherheit und andererseits mit großen Schamgefühlen und der Angst, sich abhängig zu machen, verbunden war: Sie nannte dies »dumm-kindliche Anhänglichkeitsbedürfnisse«, was aber im Sinne des von Gottfried Fischer so benannten »Normalitätsprinzips« relativiert werden konnte.

Gottfried Fischer beschrieb das *Prinzip der Normalität* (Fischer 2003) folgendermaßen: »Nicht der Betroffene oder das Traumaopfer ist verrückt. ›Verrückt‹ sind vielmehr die Situationen oder die Lebensumstände, mit denen es konfrontiert ist oder war. Trauma ist eine

> normale, grundsätzlich gesunde Antwort der Persönlichkeit auf eine verletzende bzw. extrem kränkende Erfahrung. Auch wenn starke Beschwerden und Symptome auftreten, so sind diese eine verständliche, normale Reaktion auf situative Bedingungen, die uns keine wirksame Gegenwehr erlauben und uns einer extrem bedrohlichen Situation hilflos ausliefern. Das Normalitätsprinzip in der Psychotraumatologie besagt aber darüber hinaus, dass wir die Krankheitssymptome selbst nicht nur als eine Schädigung, sondern auch und vor allem als einen Selbstheilungsversuch der Persönlichkeit verstehen.«

Das Durcharbeiten mithilfe des Normalitätsprinzips nach Fischer half auch, die finanziellen Möglichkeiten des Opfer-Entschädigungsgesetzes in Anspruch zu nehmen sowie dafür notwendige Berichte – natürlich anonymisiert – an die zuständige Behörde weiter zu geben, ohne die Rache der Täter allzu sehr auf den Plan zu rufen, denn innerlich meldeten sich diese natürlich. Aber sie konnten der Patientin nichts mehr anhaben, auch wenn sich nach Angaben der Patientin »die Kleine« zeitweise »roboterhaft« bewege, denn sie war von den Tätern dahin gehend »dressiert« worden, alles, was diese wollten, zu tun. Dies zu sehen und zuzulassen, war für die Patientin ziemlich schwierig, aber auch hier halfen Empathie und das Normalitätsprinzip.

Zwischenbilanz der Patientin

Im Sinne einer Zwischenbilanz äußerte sich die Patientin schriftlich dahingehend, dass sie erstaunt sei, dass ich als Therapeut nie gesagt hätte, dass dies alles zu viele Traumatisierungen seien, die man niemals alle anschauen könne – dies habe sie in vorangegangenen Therapien nicht erlebt. Auch dass ich nie nach der psychosexuellen Entwicklung gefragt hätte, sei für sie neu gewesen. Ebenso, dass ich das Versagen ihres Sprechens und damit das Versagen des Broca-Sprachzentrums nicht als Widerstand gedeutet hätte, sei für sie sehr wohltuend gewesen, denn diese physiologische Blockade habe sich »richtig mies angefühlt«. Auch sei sie noch nie in einem komplett dissoziierten Zustand aus der Praxis gegangen, was sie anderweitig oft erlebt hätte. Die Einführung des Traumatogramms sei als Einstieg sehr erleichternd gewesen, denn sie sei mit einer »riesigen Unsicherheit gekommen, wo und mit was ich anfangen sollte«, denn ihre Biografie sei ihr »ein bisserl unübersichtlich« vorgekommen. Mit dem Traumatogramm habe die Anamnese eine Struktur bekommen, die sie nicht überfordert hätte, in der sie aber durch den klaren Rahmen für sich schon erstaunlich viel zumindest habe benennen können. Dadurch sei es ihr »machbarer« vorgekommen. Auch sei zu Anfang gut gewesen, dass ich als Therapeut nur angeleitet, aber sie selbst habe entscheiden können, was sie wann bearbeiten wollte. Die Kontrolle zu haben und zu merken, dass der Prozess einer eigenen Logik folgt und es wirklich funktioniert, auf den Körper zu hören, sei eine völlig neue Erfahrung gewesen und habe »ein Grundvertrauen gegeben, dass es gelingen könnte, all die Belastungen anzuschauen«.

Ab der Phase, wo begonnen wurde, mit den Missbrauchserfahrungen zu arbeiten, sei es oft schwierig für sie gewesen – und ist es wohl immer noch –, »der Kopf des Kometen zu sein«. Oft sei sie wohl an die Grenze des Toleranzbereiches gekommen, wo die Erinnerungen schnell überflutend gewesen und sehr viel Hilflosigkeit und Orientierungslosigkeit aktiviert worden seien. Dabei sei es sehr wichtig, »den Patienten im Kopf des Kometen nicht alleine zu lassen«. Sie sei froh gewesen, wenn ich ihr als ihr Therapeut Orientierung gegeben und Vorschläge gemacht hätte, »wo wir ansetzen könnten«. Denn die Orientierung am Körper funktioniere nicht mehr, wenn sie schon weitgehend abhandengekommen sei, z. B. wenn zu viel gleichzeitig aktiviert werde, wenn ihr schon übel sei und schon eine Ahnung aufsteige, in welche alte Szene das führe, sie zusätzlich noch Schmerzen habe, die aber wahrscheinlich in eine andere Szene hineinführen würden. Und wenn gleichzeitig auch noch nächtliche Zustände schwer aushaltbar seien, dann bekäme sie durch Vorschläge meinerseits und Unterstützung von außen mehr Sicherheit. Auch die wiederholten Erinnerungen an die Körperbereiche, die zur Körperressource verholfen hätten (z. B. Füße, der Rücken, die Hände o. Ä.) oder der Vorschlag die Blickorientierung zu ändern oder das Erzählen von etwas ganz anderem helfe sehr, »nicht verloren zu gehen«. Hilfreich sei zudem das »Ausbremsen« durch die Frage nach der gegenwärtigen Gesamtbelastung und der Vorschlag, in einzelnen Stunden mal nicht mit Brainspotting zu arbeiten.

Auf der Beziehungsebene sei es eine völlig neue Erfahrung gewesen, sich jederzeit melden zu können. Allerdings habe dies geradezu zu einem inneren Kampf geführt, auch wenn ihr kognitiv klar gewesen sei, dass der Therapeut dies ernst meine. Trotzdem habe sie in den ersten Malen am ganzen Körper zitternd mit dem Smartphone zu

Hause gesessen, habe sich übergeben müssen und habe nicht anrufen können. Stattdessen habe sie dann eine E-Mail geschrieben – dies sei leichter gegangen. Und erst als ich als Therapeut ihr geschrieben hätte, sie könne anrufen, habe sie physiologisch nicht mehr so stark reagiert und tatsächlich anrufen können. Und nachdem sie sich in Notsituationen leichter habe melden können, habe sie irgendwann auch mal ihren Ehemann um Hilfe bitten können. Ebenso löste das Angebot, Termine auch in meiner Urlaubszeit zu vereinbaren, Verwirrung aus. Vielleicht hatte dies damit zu tun, beim Urlaub der Eltern zusammen mit der Schwester bei den Großeltern abgesetzt worden zu sein – »damit sie nicht störe«. Und obwohl sie gewusst habe, dass dieses Angebot vom Therapeuten ebenso ernst gemeint war, habe es gedauert, bis sie es habe annehmen können. Wichtig scheint auch die Beharrlichkeit und Geduld des Therapeuten gewesen zu sein, bestimmte Sätze 100 Mal zu sagen – z. B., dass es sich beim Aushalten der schlimmen alten Erfahrungen um Körpererinnerungen handle und alles schon längst vorbei sei – »um wirklich da zu sein und zu bleiben«. Aber »inzwischen gehen mir diese Sätze und auch Sie nicht mehr verloren, selbst in völliger Überflutung oder fast unaushaltbaren Gefühls- und Körperzuständen«.

Zur Frage nach der Stabilisierungsarbeit meinte die Patientin: »Für mich ist das Brainspotting selbst die beste Stabilisierungstechnik. Dadurch, dass wir mit weniger belastenden Situationen begonnen hatten, war mir die Suche nach einer Körperressource und passender Blickorientierung schnell vertraut. Und wenn ich in Freeze-Zustände gerate, ist die Imagination wie der innere sichere Ort für mich viel zu weit weg, ich bekomme dann das innere Bild nicht her. Aber die Augen kann ich immer noch bewegen, und damit mir einen Punkt suchen, der am meisten im Hier und Jetzt ist und mit dem Punkt als Anker versuchen, ob ich etwas bewegen kann. Wenn das wieder geht, kann ich einen Punkt suchen, an dem ich mich besser rühren kann und mich so ›raustasten‹. Erst dann kann ich an den sicheren Ort wechseln. Auch bei Flashbacks hilft die Suche nach einer Blickorientierung außerhalb des Flashbacks viel mehr als der Versuch, auf positive Bilder umzuschalten. Und vor allem habe ich über die Körperressource mit passendem Blickpunkt meine Arbeitsfähigkeit behalten. Ohne diese vor jeder Sitzung für mich zu suchen, hätte ich im letzten Jahr oft kaum arbeiten können. Der sichere Ort hilft mir eher zum Einschlafen oder um im Alltagsstress ruhiger zu werden oder auch, wenn Intrusionen laufen, die mich aber nicht überfluten. Die Lichtstromübung ist für mich am hilfreichsten bei Schmerzen und Übelkeit.« Soweit die schriftliche Rückmeldung der Patientin.

Das Schlimme ist vorbei, »die Große« muss die Traumafolgen aber noch integrieren

Insgesamt gesehen setzte sich bei der Patientin trotz immer wieder auftauchenden »Sondermülls«, den sie mir per E-Mail schicken oder von dem sie in den Sitzungen berichten konnte, allmählich ein Bewusstsein durch, dass »die Kleine« dies alles nicht mehr erleben müsse, weil sie jetzt in Sicherheit und das Schlimme vorbei sei. Offensichtlich müsse die Erwachsene aber all das Schlimme von damals als »state dependent memories« (zustandsabhängige Erinnerungen) nochmals zulassen, damit das alles über das Arbeitsgedächtnis dem Hippocampus ermögliche, es zu kontextualisieren und damit zu integrieren. Sowohl der wiederholte Hinweis, dass all die schlimmen Bilder, Albträume, Flashbacks und Körpersensationen Erinnerungen – vor allem eben Körpererinnerungen – seien, das tatsächliche Geschehen von damals vorbei sei, aber alles dennoch als reale Ereignisse akzeptiert werden müsste, schien bei der Bewältigung etwas zu helfen. Die Akzeptanz des Geschehenen und die Anerkennung des Erlittenen schien unabdingbar wichtig, um dies alles der Vergangenheit zuordnen und verarbeiten zu können. Dies hieß umgekehrt: Auch wenn es extrem schwer auszuhalten war – je weniger die Patientin bereit war, das erlittene Leid als tatsächlich passiert oder zumindest als soundso erinnert zu akzeptieren, desto stärker würde das (notwendigerweise lange) verdrängte und abgespaltene Material der Vergangenheit penetrant »anklopfen« und sie belästigen. Symptome haben ja bekanntlich die Funktion, auf etwas aufmerksam zu machen, was unerledigt geblieben ist und jetzt Aufmerksamkeit benötigt. Wichtig war aber in jedem Falle, sich klar zu machen, dass es sich um Erinnerungen und vor allem um Körpererinnerungen handelte – auch wenn alles eigentlich total unfassbar gewesen ist.

Akzeptanz des Geschehenen und Anerkennung des Erlittenen sind unabdingbar wichtig

Das Aufschreiben aller neu auftauchenden Szenen, die größtenteils gar nicht in Worte zu fassen waren, schien etwas zu helfen. Weitere Brainspotting-Sitzungen (51 ff.) mit Körperressourcen, mit Kaffeepulvergeruch und Igelball wurden notwendig, die sogar den Wunsch nach einer begleiteten Ortsbegehung aufkommen ließen. Allerdings tauchten jetzt erhebliche Rückenprobleme auf, die beim Atmen sogar zu Luftnot führten. Der Luftmangel löste inneren Alarm aus und wurde mit einer weiteren Brainspotting-Sitzung (56) fokussiert und mit einer Körperressource balanciert (Bodenkontakt mit einem Fuß), was allmähliche Erleichterung ermöglichte. Eine weitere Sitzung mithilfe einer Körperressource (57) wurde in der Folgesitzung wegen erheblicher Schamprobleme angesichts des Einnässens »der Kleinen« notwendig, wobei Außen- und Innenperspektive wechselten und sie nahe an dissoziatives »Wegbeamen« geriet, aber stabilisiert werden konnte. Die jetzt wieder heftiger auftretenden Albträume und der dabei entstehende »Sondermüll« führten zu einem völligen Übermüdungsgefühl und der Äußerung »Ich kann nicht mehr«. Von allen Seiten erlebe sie Druck, den Sondermüll könne sie nicht mal mehr aufschreiben, dauernd verspüre sie Schmerzen. Eine weitere Sitzung mit einer Körperressource (58) angesichts der »Scham-Falle« wurde notwendig, das Befinden der Patientin besserte sich erst, als wirklich klar wurde, dass »die Kleine« dauerhaft imaginativ in der Praxis bleiben dürfe. Die Lichtstromübung half der Erwachsenen gegen die anhaltenden Schmerzen. Die Patientin berichtete in der Folge, das »lebensmüde Gefühl« – »Ich kann nicht mehr« – sei besser geworden und »die Kleine« müsse sich nicht mehr so schämen.

Hypnotherapie hilft, unerträgliche Schmerzen zu lindern – die Menschenwürde gewinnt an Bedeutung

Hypnotherapeutisch wurde erneut an der schon erwähnten *Atemschaukel* weitergearbeitet, bei der die Patientin über den rechten Fuß einatmen, über den ganzen Körper weiteratmen und über den linken Fuß wieder ausatmen konnte. Die anfängliche Angst schwächte sich ab, die Schmerzen ließen nach, über die Lichtstromübung wurde dem Körper heilsame Farbe zugeführt. Sie berichtete, dass die zur Verfügung gestellten Tonaufzeichnungen helfen würden. Zusätzlich wurde am Ausbau des sicheren inneren Ortes gearbeitet. Mittlerweile war dies eine Berghütte mit Kachelofen, Bücherregalen und einer Nische für eine Badewanne. Und die Patientin berichtete, dass bei den Atemtechniken die Fokussierung auf die Nasenflügel besser helfe als die Beachtung der Bewegungen von Bauchdecke und Brustkorb. Auch bezüglich der immer wieder auftauchenden Schamprobleme – u. a. im

Alltag – wurde sie ermuntert, sich nicht ihre Menschenwürde nehmen zu lassen, wenn sie bedroht sei.

Ein Kurzurlaub auf einer Hütte in Österreich half etwas, den Nachtschlaf und den Umgang mit den Albträumen zu verbessern. Sie stellte die Frage, wo »die Kleine« sein solle oder bleiben könne? Sie sei »kleiner geworden«, aber mische sich mehr ein, wenn es der Mutter schlecht gehe. Die Schwester befinde sich in der Trennung von ihrem Partner. Immerhin habe »die Kleine« mehrfach bewirkt, dass die Mutter noch lebe – diese sei gerade 80 Jahre alt geworden – »die Kleine« habe eigentlich genug geleistet, aber glaube immer noch, schuld an der Situation der Mutter zu sein. Erneut wurde ein bekanntes Täterintrojekt sichtbar: »Wenn du was erzählst, bringt sich deine Mutter um« und die Mutter habe immer gesagt: »Das hast du ja wieder gut hingekriegt.« Den Opa habe die Patientin nie gemocht und empfinde jetzt Angst und Ekel vor ihm. Die manipulativen Äußerungen hätten ein Grundgefühl von Nicht-willkommen-Sein getroffen – niemand habe sie haben wollen, eher habe sie ein Junge werden sollen. Dieses magische Denken wurde ihr als Orientierungstraumatisierung erklärt, denn jetzt wie damals springe im Sinne einer Parentifizierungsdynamik sofort ein Gefühl der Verantwortlichkeit an. Im Sinne magischen Denkens brachte die Patientin auch die Zeitgleichheit der finanziellen Anerkennung ihrer Forderungen über das Opferschutz-Gesetz und die simultane Suizidalität der Mutter in die Diskussion ein. Angesichts der Qualen, welche die Mutter nahezu lebenslang habe erdulden müssen, wäre es auch in Ordnung, wenn die Mutter friedlich versterben könne, denn Lebensqualität habe sie schon lange nicht mehr. Es bestehe aktuell ein Dilemma zwischen der Erwachsenen und »der Kleinen«, denn sowohl die Mutter als auch die Gesamtfamilie seien kaum mehr erträglich, aber »die Kleine« sei solidarisch mit der Mutter. Der Vater produziere sich als Märchenerzähler und habe die Patientin immer mit der Frage »Was hast du denn jetzt wieder falsch gemacht?« gequält. Die Patientin meinte, »die Kleine« brauche eine Grenze, das Kümmern um die Mutter und die Familie sei jetzt nicht mehr »ihr Job«. »Die Kleine brauche die Perspektive, dass alles gut werde« und Schutz, Erholung und vor allem Schlaf. Die selbst konstruierte »Atemschaukel« helfe dem Körper sich zu entlasten, entscheidend sei die Konzentration auf die Nasenflügel. In der Folge berichtete die Patientin, dass die Atemübungen mit der Konzentration auf die Nasenflügel gut funktioniert hätten, dass sie einen Schritt weiter in

Richtung Befreiung sei, auch die Tonaufzeichnungen würden immer wieder helfen.

Nach dem Versuch weiterer Relativierung durch das Angebot, über eine Herzratenvariabilitätsmessung Feedback zu den eigenen physiologischen Reaktionen zu bekommen, hätten sich wieder Täterstimmen gemeldet: »Alles nicht so schlimm.« Auf die erneute Frage, was bisher hilfreich gewesen sei, meinte die Patientin in erster Linie die therapeutische Arbeits- und Vertrauensbasis, Brainspotting habe viel geholfen, aber die richtige Dosierung sei schwierig. Die Selbsthypnose sei angesichts der noch bestehenden Atemproblematik und dem Gefühl, zu ersticken, wichtig gewesen – oft wache sie aus Träumen bzw. Albträumen auf und habe das Gefühl, zu ersticken. Dann helfe die Atemschaukel, wodurch sie ganz neu Momente freien Atmens erlebe. Auf die Frage, wie es »der Kleinen« ginge, meinte sie etwas verschämt, sie hätte sich um diese derzeit gar nicht gekümmert, weil die eigene kleine Tochter einige Probleme gemacht hätte und ihre volle Aufmerksamkeit gebraucht hätte. Vielleicht brauche »die Kleine« weiteren Heilschlaf und die Erwachsene weiteres »Sortieren«, auch mit der Frage, wie es weitergehen solle. Die Täterstimmen »Alles nicht so schlimm« hätten erneut Scham ausgelöst und das Gefühl, »der letzte Dreck zu sein« inklusive des magischen Denkens bzgl. der Suizidalität der Mutter. Diese liege wieder tagelang im Bett und habe sich die Treppe heruntergestürzt. Durch die vielen Medikamente sei ihre Sprache völlig verwaschen, »die Kleine« fühle sich schuldig«, die Erwachsene wünsche der Mutter eine Erlösung.

»Die Kleine« braucht weiteren Heilschlaf – »die Große« weiteres Sortieren

Tatsächlich bereitete sich die Patientin auf eine Begehung zum Ort vor, an dem die schrecklichen Ereignisse von damals stattgefunden hatten. Sie berichtete von großer Angst und fantasierten Drohungen der Täter, sie könnten Rache nehmen. In einem weiteren Albtraum hätten diese die Mutter und die Nichten ermordet. Weiteres »Sortieren« wurde notwendig: Was gehöre zur »Kleinen« und was zur Erwachsenen? Auch mit der Frage, ob einer der Täter noch leben würde: Der Jüngste dürfte jetzt zwischen 50 und 60 Jahre alt sein, »der ganz Fiese« um die 70 Jahre. Die Kellerräume seien in Laufweite der Wohnung der Großeltern gewesen, der Opa sei Mitglied einer politisch rechten Gruppierung gewesen. Der mitbeteiligte Arzt sei der Frauenarzt der Mutter und der Lieferant der vielen Tabletten gewesen und jetzt wohl um die 80 Jahre alt. Bei Arztbesuchen zusammen mit der Mutter habe sie immer panische Angst gehabt, bis zum 26. Lebensjahr der Patientin sei die Mutter immer zu diesem Arzt gegangen. Der Arzt habe also immer bestens über den Zustand der Mutter Bescheid gewusst und habe dies als Druckmittel gegen »die Kleine« einsetzen können. Diese habe sich inzwischen imaginativ in meiner Praxis erholt – es gehe ihr gut und sie habe mit der Vergangenheit nichts mehr zu tun. Als weitere »Vorboten« der Tatortbegehung schilderte sie eine »dämliche Angst vor den Tätern«, sie könnten die eigenen Kinder entführen. Inzwischen habe die Patientin die Mutter nach dem mitbeteiligten Arzt befragt – der Opa habe ihn ihr empfohlen – »eine Superinformationsquelle«. Weitere Albträume von der Entführung der Kinder, Vergewaltigung und Ermordung aller, auch zu Hause und auch am Arbeitsplatz tauchten auf – aber immerhin sei die eigene latente Suizidalität weg – sie könne sich zwecks Zentrierung inzwischen gut auf den Atem konzentrieren, ohne angetriggert zu werden. Und sie habe sogar weinen können. In allen Albträumen sei immer sie am Tod der anderen schuld gewesen. Eine weitere Brainspotting-Sitzung (59) zu den Albträumen, zu Tod und Schuld half mittels einer Körperressource und später die Vorstellung, die Täter seien inzwischen allesamt alte, sabbernde Tattergreise, inkontinent und an Parkinson erkrankt.

Die begleitete Tatortbegehung hilft, die Täter allmählich zu »schreddern«

Dies wurde in der Folge »Täter-Schreddern« genannt und reduzierte die Ängste am meisten tagsüber, ein wenig auch nachts. Inzwischen habe sie sich ein Fußband gerissen und könne nicht laufen, aber die Tatortbegehung in meiner Begleitung wolle sie trotzdem. Auch seien die Einschüchterungsversuche der Täter nicht mehr so bedrohlich. Weiterer Sondermüll wurde mittels einer Körperressource (60) wie ein Traum behandelt und mit einem imaginativen Beamer »an die Wand geworfen und entschärft«. Zum Tatort-Termin meinte die Patientin, sie wolle sich nicht verkleiden, denn als Erwachsene von heute könne ihr jetzt nichts mehr passieren. Angesichts der Ortsbesichtigung meinte sie, »die Kleine« könne gar nicht glauben, dass sie aus diesem Keller »heil wieder rausgekommen« und jetzt in Sicherheit sei. Vor der Begehung habe sie doch sehr viel Angst und Unsicherheit gehabt und die Nächte seien trotz des heutigen Termins besser als noch vor längerer Zeit, auch wenn es wieder Rückenschmerzen gebe. Während der Woche habe sie allerdings auch wieder kürzere Momente von Todessehnsucht, dem Gefühl, nicht mehr leben zu wollen, und die Angst, alles nicht zu überleben, gehabt. Vermutlich state dependent-memories – zustandsabhängige Erinnerungen.

In der Folge berichtete sie von anfänglicher Erleichterung, dann aber auch von Kopf- und Bauchschmerzen, von Schwindelgefühlen und Bild- und Filmabläufen von den letzten »Katz- und Maus-Situationen« mit einem der Täter, der als Letzter verschwand. Die Drohungen der Täter hätten durch die Tatortbegehung an Macht verloren, aber die letzten drei Nächste seien angesichts weiterer Albträume und Schmerzen dennoch »eine Katastrophe gewesen«. Eine weitere Brainspotting-Sitzung (61) mittel Körperressource und Dreamspotting wurde angeboten, heftige Bilder schienen anzuspringen, welche die Patientin aber größtenteils nicht verbalisierte. Die körperlichen Misshandlungen schienen an den Fahrradunfall zu erinnern, bei dem die behandelnde Klinik den Eltern ein Besuchsverbot ausgesprochen hatte, weil sie offensichtlich den Heilungsprozess sabotiert hatten.

Beschämungen aus der Schulzeit, aktuelle »Auftrittsängste« und das Problem des Angeschautwerdens

Sie berichtete, der Nachtschlaf und ihre Situation insgesamt würden langsam besser, die Grundanspannung nehme ab, sie lasse sich im Alltag weniger leicht verunsichern, das Gewicht bleibe stabil. Teebeutel würden für besseren Nachtschlaf sorgen, auch wenn sie gelegentlich noch Kopfschmerzen und Sehstörungen habe – vermutlich wegen des damaligen Fahrradunfalls. Für ihre Firma müsse sie demnächst öffentlich auftreten. Diese Auftrittsangst konnte mit Brainspotting (62) und einer Körperressource bearbeitet werden. David Grand nennt die Bearbeitung von Auftrittsängsten »performance issue«. Dafür meldeten sich jetzt Beschämungen aus der Schulzeit – in der derzeitigen Situation am Arbeitsplatz sei sie »unsicher wie nie« – alle Gefühle der Schulzeit seien »wohl mitgelaufen«, obwohl die Schule damals ihr sicherer Ort gewesen sei. Zwar habe sie dort Ruhe vor den Eltern gehabt, aber sie sei dennoch ziemlich »mutterseelenallein« gewesen. Erstmals verspüre sie deutlicheren Ärger auf den Vater, der damals durchaus mitbekommen hätte, dass die Mutter nicht aufgestanden sei und die Kinder nichts zu essen bekommen hätten. Keine und keiner habe registriert, wie schlecht es ihr damals gegangen sei, erstmals sei ihr an der Universität zu Bewusstsein gekommen, was damals alles passiert sei. Die Momente des »Sichtbarwerdens« seien für sie auch bei der Begegnung mit Männern sehr schwierig gewesen, weshalb ihr auch hierzu eine Brainspotting-Sitzung (63) mit einer Körperressource angeboten wurde. Der Moment des »Angeschautwerdens«, wo sie etwas habe sagen müssen, sowohl in der Schule als auch an der Uni, sei für sie sehr belastend gewesen. In der Schule habe sie immer mit beginnenden Asthmaanfällen zu kämpfen gehabt, die zweimal auch durch Mitschüler durch direktes Anblasen mit Staubpartikeln aktiv provoziert worden seien und wonach sie notfallmäßig ins Krankenhaus gemusst habe. Immerhin habe der Schuldirektor damals angesichts der Aggressionen gegen die Patientin der Klasse eine Standpauke gehalten. Auch beim Sportunterricht habe sie darauf achten müssen, dass die blauen Flecken nicht sichtbar würden. In dieser Sitzung »sprangen« auch die Bilder und Szenen von gefährlichen Streitereien zwischen den Eltern wieder an, bei denen die Mutter mit einem Messer auf den Vater losgegangen und die Patientin als Kind dazwischen gegangen sei. Leider habe dabei die Mutter die Patientin in den Bauch getreten, der Vater sei betrunken und wutentbrannt davongerannt.

Ein sicherer Ort für die jugendliche Patientin

Hilfeholen schien immer noch schwierig, nur mit Mühe gelang es der Patientin, telefonisch von ihrer großen Scham wegen der wiederholten Bloßstellungen durch die Täter zu berichten. Gestern habe sie zu laufen versucht, aber sich Bänder gerissen. Der Fuß sei angeschwollen, sie habe Schwindelgefühle erlebt und frage sich, ob die Jugendliche, die sie mal gewesen sei, nicht auch einen sicheren inneren Ort brauche. Nach längerem Überlegen und Vorschlägen meinerseits entschied sich die Patientin für die Buchhandlung des Herrn Karl Konrad Koriander aus *Die unendliche Geschichte* von Michael Ende. Hier schien sie sich sicher und geschützt zu fühlen, hier konnte sie »einfach da sein«. Die immer wieder auftauchenden Schwindel-, Scham- und Übelkeitsgefühle konnten schließlich aber auch als gesunde Abwehrreaktionen verstanden werden – gegen die Beschädigung der kindlichen Würde. »Die Kleine« habe durch Blick in die Gesichter der Täter nach Hilfe gesucht, habe aber nur Ablehnung und Sadismus erfahren. Das Gefühl, kein Existenzrecht zu haben, hätten nicht nur die Täter, sondern auch die Eltern verstärkt.

Für den anstehenden öffentlichen Auftritt wurde ihr empfohlen, die Jugendliche zu »externalisieren«, also räumlich »nach außen« zu verlagern, neben sich zu platzieren, und ihr zu vermitteln, dass die schlimmen Gewalt- und Demütigungserfahrungen von damals nun vorbei seien. Und dass es nun eine schützende Erwachsene gebe, die Garantien dafür abgebe, dass so etwas wie damals nie wieder passieren würde, weil die Erwachsene andere Schutzmöglichkeiten hätte als »die Kleine« oder »die Jugendliche«.

Erneut beteuerte die Patientin, »ein großes Stück weiter als letztes Jahr« zu sein, auch wenn der Nachtschlaf wieder schlechter sei. Eine weitere Brainspotting-Sitzung (64) mit einer Körperressource und dem Fokus auf »Gesehenwerden« (von den Tätern, sie anglotzenden Männern u. Ä.) sowie auf Körperreaktionen, von Kopfschmerzen, Ekel- und Schwindelgefühlen, Albtraumbildern, gelegentlichen Rückenschmerzen und Atemproblemen, wurde notwendig. Vor allem beim »schamvollen Gesehenwerden« entstanden Unterleibsschmerzen mit einem SUD-Score von 8, Angstgefühle und Zittern am ganzen Körper. Nachträglich sei es für sie »verrückt«, dass die Täter sich so sicher gefühlt und so viel Risiko eingegangen seien, dass der Opa die Enkelin verraten und verkaufen konnte.

»Ganz neu« sei, dass Wutgefühle gegenüber den Eltern auftauchen würden und sie von »der Kleinen« genervt sei. Die Eltern hätten sehr viel Verantwortungsdelegation betrieben, obwohl der Vater für sie lange Zeit die sicherere Bindungsperson gewesen sei. Aber vermutlich gebe es bei ihm auch viel Frauenhass und seine Gleichgültigkeit sei eigentlich unfassbar. Von »der Kleinen« sei sie genervt, weil diese dauernd mir, dem Therapeuten, »nachlaufe«. Soll sie womöglich einen Kindersessel im Therapiezimmer bekommen?

Die Mutter sei inzwischen wieder mal in der Psychiatrie, der Kontakt sei wieder schwierig, »faszinierend, wie viel sie weggedrückt hat«. Die Schwester habe mehr Kontakt mit den behandelnden Ärzt:innen – eine Konfrontation mit ihr sei aber sinnlos. Ihre emotionale Kälte könne sehr wehtun. Das Normalitätsprinzip musste angesichts der entstehenden Schamgefühle und Sprachlosigkeit wieder bemüht werden. Ein starkes Gefühl der eigenen Bedürftigkeit meldete sich, Erinnerungen an nächtliches Sich-übergeben-Müssen meldete sich, was niemand habe merken dürfen. Vorsicht beim Hilfeeinfordern sei geboten gewesen, weil es gefährlich gewesen sei. Deswegen sei das Unterbringen »der Kleinen« jetzt so wichtig. Immer habe sie Schmerzen gehabt, beim Fahrradfahren, beim Stehen und auch beim Sitzen – es habe so weh getan. Derzeit ändere sich das Bild vom Vater rapide.

Es gebe aber auch schöne Erinnerungen an die Vorschulzeit. Sie habe von der Schwester sogar mal Schokolade geschenkt und Geschichten erzählt bekommen. Ein erster Bruch sei im Gymnasium passiert, wo sich die Schwester an Gleichaltrigen orientiert und die Patientin ihr »hinterhergelaufen« sei, bis die Eltern dies verboten hätten. Die Schwester hätte trotz Nachhilfeunterricht immer schlechtere Noten als die Patientin gehabt. Sie selbst habe nicht so viel machen müssen, die Schule sei ihr leicht gefallen. Vielleicht sei die Schwester auch eifersüchtig gewesen? Beide hatten wohl unterschiedliche Rollen: Die Patientin kümmerte sich um die Mutter, die Schwester sei immer wieder verschwunden gewesen. Immer wieder habe sie selbst als Kind und auch als Jugendliche Suizidversuche der Mutter verhindert. Für die Schwester sei sie aber peinlich und lästig gewesen. Die Schwester habe ein Talent gehabt, die Patientin zu verletzen – das Weiche und Liebenswürdige von früher sei schon »eingemauert« gewesen. Mit der Schwester habe sie jetzt angesichts ihrer Trennung vom Partner seit 15 Jahren erstmals wieder telefonischen Kontakt gehabt. Möglicherweise sei diese sogar neidisch auf die Patientin, weil diese den Absprung von zu Hause geschafft hätte und die Schwester immer noch neben den Eltern wohne und vielleicht sogar die Mutter endlich loswerden wolle.

Nach 15 Jahren wieder mal persönlicher Kontakt mit der Schwester – Rote Grütze mit Vanillesoße bei der väterlichen Oma

Erstaunlicherweise habe es wegen der Verlegung der Mutter und des Scheiterns der Ehe der Schwester ein weiteres Telefonat mit dieser gegeben. Wieder sei aber auch neuer »Sondermüll« aufgetaucht und sie sei in schwierige Gefühlszustände geraten. Erinnerungen an Zeiten kamen hoch, in denen sie hilfesuchend auf ihrem Bett gelegen sei und die Hilfe der Mutter gebraucht hätte, aber Angst gehabt habe, dafür Prügel zu beziehen. Beides sei untrennbar miteinander verbunden, meist auch noch mit Sprachlosigkeit. Auch hierzu erfolgte eine Brainspotting-Sitzung (65) mit einer Körperressource (der rechte Fuß), Anspannungen machten sich im ganzen Körper gemeinsam mit Atembeklemmungen breit mit einem SUD-Score von 8 sowie der negativen Selbstüberzeugung, dass es doch »dumm« sei, »immer zu versuchen, wieder etwas einzufordern«. Die Panik beim Hilfeeinholen von damals wurde spürbar und musste als grundlegendes menschliches Bedürfnis und mit der positiven Konnotierung des Nichtaufgebens relativiert werden. Immerhin tauchten jetzt auch Erinnerungen an die Oma auf, die Kuscheln erlaubte und auch trösten konnte. Bewusst wurde der Patientin, dass die beiden Omas die einzigen Menschen waren, die eine schöne Form des Körperkontaktes erlaubten und sich freuten, dass es die Patientin gab. Bei der väterlichen Oma habe es oft rote Grütze mit Vanillesoße gegeben – das habe immer geholfen. Dennoch habe immer ein Grundgefühl bestanden, was sich auch heute noch oft melde: Es wäre besser, wenn sie nicht da wäre.

Hilfeholen ist immer noch schwierig aufgrund der »Spätabtreibungsversuche«, aber »die Kleine« darf mit in den Urlaub fahren

Angesichts heftiger dissoziativer und Schwindel-Zustände habe sie sich krankschreiben lassen – bei diesen schnellen Wechseln der Zustände habe sie derzeit keine Chance gegenzusteuern. Bzgl. aller Hilfesysteme stecke sie in einem Annäherungsvermeidungskonflikt und habe Probleme, bei mir in der Praxis anzurufen. Und sie frage sich, ob »die Kleine« jetzt immer jünger werde, sie sei jetzt schon jünger als vier Jahre. Würden sich die »Spätabtreibungsversuche« der Mutter bemerkbar machen? Das dissoziative »Zeitverlieren« mache Angst, sie gerate in körperliche Erstarrungszustände und bekäme kaum mehr Luft. Zu diesen schon sehr früh einsetzenden »Spätabtreibungsversuchen« mit den genannten Symptomen wurde eine erneute Brainspotting-Sitzung (66) angeboten, neben der Körperressource über den rechten Fuß wurde Kaffeepulver- und Zitronengeruch zur Verfügung gestellt, wodurch die anfänglich hohe Aktivierung langsam zurückging. Angesichts der Sommerzeit und meines Urlaubs stellte sich die Frage: Wohin mit »der Kleinen«? Mit großem Schrecken wiederholte die Patientin, dass sie bei Urlauben der Eltern immer bei den Großeltern und damit auch beim missbrauchenden Großvater abgeliefert worden sei. Und da »die Kleine« imaginativ bereits in meiner Praxis in Sicherheit gebracht worden war, stellte sich nun diese Frage, wie es mit ihr weitergehen sollte. Eher spielerisch erwähnte ich als Therapeut, sie könne ja imaginativ auch mit mir und meiner Frau in den Urlaub mitkommen. Die Patientin schien sehr erstaunt über diese Idee, fand sie aber schnell einerseits sehr erleichternd und andererseits beschämend, meinte aber dann, da müsse sie doch bald den Rucksack für die Kleine packen. Dementsprechend schickte ich im folgenden Jahr aus allen Urlauben alle paar Tage kurze Kommentare und vor allem ein paar Bilder – sowohl aus dem Périgord in Südfrankreich als auch Venedig von der Biennale und über Weihnachten von Jordanien und im Frühjahr sogar von Mauritius aus.

Bilder aus den Urlaubsregionen schwächen alte Erfahrungen ab

Dennoch beschrieb sie in der Folge ihren Zustand als »ganz schön elend«: innerlich würde sie »rückwärtsgehen« und sei »am Ende der Fahnenstange«. Sie sei sehr, sehr müde, denn das Einschlafen ginge zwar ganz gut, aber der Schlaf sei sehr häufig unterbrochen, das Wiedereinschlafen sei sehr schwierig, oft befinde sie sich in einem halb wachen Zwischenzustand, ohne sich bewegen zu können oder habe Atemschwierigkeiten. Eine erneute Brainspotting-Sitzung (67) mit einer Körperressource und Blick-Alternativen und dem Fokus auf Gefühle der Totalvernichtung, Unerwünschtheit und auch Todessehnsucht – der Hoffnung, dass alles endlich und endgültig vorbei sei (SUD = 7–8) – wurde angeboten. Hinzu meldete sich auch ein Gefühl des Verschwindenwollens, um niemandem zur Last zu fallen – vermutlich aufgrund kindlicher Loyalitätsbemühungen.

Immer wieder sei sie sehr erstaunt über die Empathielosigkeit des Vaters in Bezug auf seine Ehefrau. Die letzte Nacht sei katastrophal gewesen, immer wieder habe sie sich in fast stuporösen Zuständen wiedergefunden, vermutlich Reaktionen auf die Tötungsversuche der Mutter. Diese hatte dies in Tagebuch-Eintragungen festgehalten, was für die Patientin triggernd sei. Sie erinnere sich, wie sie nach der Großmutter geschrien hätte, wenn die Eltern sie wieder von dort abholen wollten. Erneut wurde sie auf das Normalitätsprinzip und die Unterschiedsbildung hingewiesen: Nicht die betroffene Person ist verrückt, sondern die Situationen und Bedingungen, die Traumaopfer aushalten müssen, sind verrückt. Und es gebe mittlerweile einen großen Unterschied zwischen den Lebensbedingungen von damals und denen von heute. Peinlich sei der Patientin dennoch, dass »die Kleine« dauernd hinter mir, dem Therapeuten, herliefe. Dauernd »klopfe die Vergangenheit an«, sie erlebe weiterhin Schwindel, dissoziative Zustände und habe Angst um ihren Ehemann, denn er habe sich verletzt und falle beruflich für längere Zeit aus. Sie bekomme keine Luft, habe öfters das Gefühl, zu sterben und auch sterben zu wollen – »grauenhafte Zustände«. Vermutlich Folgen der vielen Versuche, ihr nach dem Leben zu trachten bei gleichzeitiger totaler Gleichgültigkeit der Umgebung, oft mit einem Gefühl der Sehnsucht, »hoffentlich ist es endlich vorbei«.

Todessehnsucht als Erlösung?

Erneut wurde eine Brainspotting-Sitzung (68) mittels Körperressource zu den »Spätabtreibungsversuchen« und der daraus resultierenden Todessehnsucht angeboten. Deutliche Luftnot und »grauenhafte Gefühle« wurden spürbar, reduzierten sich im Verlauf des Prozessierens aber allmählich. Mittlerweile sei die Mutter mal wieder in der Klinik, jetzt in der Gerontopsychiatrie. Die Patientin schlafe inzwischen trotz noch gelegentlich bestehender nächtlicher Schwindel- und Luftnot-Zustände tiefer – es scheine sich etwas zu verändern, aber immer noch sei sie »wahnsinnig erschöpft«. Als Kind habe sie kaum schlafen können und auch nicht nach Hilfe rufen können, wenn sie nahe am Umgebrachtwerden gewesen sei. Geträumt habe sie, dass »die Kleine« in der Praxis sei und kaum glauben könne, dass sie mit in den Urlaub fahren dürfe.

Schwindel und Luftnot würden sich nicht nur nachts, sondern jetzt auch tagsüber melden – mit dem Gefühl, das alles nicht zu überleben. Alles sei sehr anstrengend angesichts der vielen Nahtoderfahrungen. Erneut wurde hierzu Brainspotting (69) mit einer Körperressource (der rechte Fuß) angeboten. Alle entsprechenden Gefühle sowie das Gefühl des totalen Alleingelassenwerdens meldeten sich deutlich und ebbten erst langsam ab. Vorwürfe mache sie sich, weil sie aufgrund gelegentlicher dissoziativer Zustände für die eigenen Kinder nicht immer voll verfügbar sei, aber sie versuche ihr Möglichstes zu tun. Trotz allem tauche immer wieder ein »Überlebenstrotz« auf, nicht klein beizugeben.

Im Sinne der »Wunderfrage« nach Steve de Shazer (de Shazer u. Dolan 2015) wurde die Patientin auf der Suche nach Annäherungszielen für die Zukunft statt Vermeidungszielen gegenüber der Vergangenheit gefragt: Was wäre, wenn das Elend der Vergangenheit endlich überwunden sei? Sie gab als Erstes an, dass sie erholsamen Tiefschlaf erleben könne und es keine Albträume und grauenhaften Zustände mehr gäbe. Auch könne sie sich noch mehr zusammen mit ihren Kindern am Leben erfreuen. Sie würde dann endlich Ruhe im Körper und ein Wohlgefühl spüren, Halt in sich selbst finden, freier und tiefer atmen können, könnte auch im Winter schwimmen gehen und noch mehr Dankbarkeit für das Leben empfinden, auch gerade nach mehreren Verlusten wichtiger Menschen, und ein grundsätzliches Vertrauen darin entwickeln, dass es Menschen gibt, die gerne mit ihr zusammen sind. Sie könne ein »Ganzkörpergefühl« entwickeln und sehe und spüre dabei auch einen ihrer »Kuschelhunde« bei aufgehender Sonne – das sei »wunderschön«. Immerhin sei schon das morgendliche Joggen »ein Lebenselixier«, die Verzweiflungs- und die Unaushaltbarkeitsgefühle ließen langsam nach, immer häufiger könne sie ohne Not laufen und auch schwimmen gehen.

Seit der Tatort-Begehung sei das Hilfeholen wieder deutlich schwieriger – es sei unmöglich, zum Smartphone zu greifen, erst wenn sie das Hilfeholen innerlich aufgebe, würde »wieder was gehen«. Vielleicht sollte wieder einmal eine Sitzung mit Beobachter-Technik stattfinden, in jedem Falle sei es sehr hilfreich, dass »die Kleine« in der Praxis in Sicherheit sei.

In der Folge beschrieb die Patientin, dass es »der Kleinen« ganz gut zu gehen scheine und der erwachsenen Patientin selbst ebenfalls – sie komme besser aus alten Zuständen zugunsten von Zukunftsfantasien heraus. Dabei habe auch die Erfolgsliste geholfen.

Hilfeholen immer noch schwer möglich – Hilfeannehmen sehr riskant

Erneut wurde der Fokus auf das Problem des Hilfeholens gelegt. Sie berichtete, dass sie letzte Woche krank gewesen sei, sich verzweifelt und lebensmüde, schwindelig und häufig wegdissoziierend gefühlt und erlebt hätte. Immer wenn sie sich gedacht hätte, jetzt sei es gut, jemanden anzurufen, habe sie sich sofort in einem dissoziativen Zustand erlebt. Sie habe von »der Kleinen« geträumt, die lästig geworden sei. Sie erinnerte sich plötzlich, dass sie im Kindergartenalter bei einem Urlaub am Meer »verloren gegangen« sei. Lange sei sie am Strand umhergeirrt, bis sie die Eltern wiedergefunden hätte, welche sie umgekehrt nicht gesucht hätten, ihr dafür aber Schläge verpasst hätten. Beim Joggen könne sie sich Augenblicke des »Auftauchens« (aus offensichtlich dissoziativen Zuständen) inzwischen bewusster machen, um dem »Müll der Nacht« leichter zu entkommen.

Nach einer fünfwöchigen Urlaubspause meinerseits berichtete die Patientin, dass sie zu Anfang Antidepressiva eingenommen hätte, um den suizidalen Grenzzuständen von Verzweiflungsalbträumen besser fertig zu werden. Es habe sich um Albtraummischungen aus den »Spätabtreibungen« der Mutter und dem »Katz-und-Maus-Spiel« der Täter gehandelt. Hilferufe oder E-Mails seien in dieser Zeit völlig unmöglich gewesen, aber die Antidepressiva hätten geholfen. Sie selbst habe zwei Wochen Urlaub zu Hause verbracht und dann mit den Kindern wieder mehr Spaß gehabt. Auch der Nachtschlaf sei wieder etwas besser und sie käme schneller aus den schlimmen Zuständen raus. Aktuell würde sie »aus den Latschen kippen«, wenn sie Hilfe brauche: Das erwachsene Selbst bemerke die völlige Verzweiflung, sie könne dann auch den Ehemann wecken und sogar eine E-Mail schreiben, aber der Körper dissoziiere, sie beame sich weg und »verliere Zeit«. Auch beim Spazierengehen erlebe sie Schwindel und Orientierungsverlust. Sie erinnere sich, dass sie öfters vom Vater weggesperrt worden sei, um keinen Kontakt mit der Mutter zu haben. Alle diese Erinnerungen und Körpersensationen, vor allem die dissoziativen Phänomene, wurden erneut mit Brainspotting (70) mittels einer Körperressource (Fuß) fokussiert. Hitzewallungen und Übelkeitsgefühle stiegen auf, hilfreicher Kaffeebohnengeruch musste eingesetzt, immer wieder an die Körperressource erinnert werden. Die anfänglich hohe Aktivierung ließ allmählich nach, sie meinte, es zöge sich ein »roter Faden der Gefährlichkeit des Hilfeholens« durch ihr früheres Leben. Auf die Wichtigkeit der Unterschiedsbildung wurde erneut hingewiesen.

In der Folge berichtete sie, dass die Nächte immer noch schwierig seien, aber Kaffeebohnengeruch helfe. Mit dem eigenen Vater habe sie telefoniert und habe ihn darauf angesprochen, dass sie als Kind in den Ferien immer bei den Großeltern abgegeben worden sei und dass die Mutter »Spätabtreibungsversuche« unternommen hätte. Sie sei immer noch geschockt, wie gleichgültig er reagiert habe, meistens seien seine Reaktion nach dem Schema »Stell dich nicht so an« abgelaufen. Sie selbst habe mit Schwindelgefühlen und Übelkeit reagiert. Hilfeeinfordern sei immer noch schwierig. Bei den Albträumen handle es sich immer wieder um eine Mischung aus den tätlichen Übergriffen der Mutter und denen der Täter. Aber sie habe auch geträumt, dass »die Kleine« noch mit mir als dem Therapeuten in Urlaub sei, z. B. mit einer Schwimmweste ausgestattet im Kanu auf der Vézère im Périgord in Südfrankreich – am Ufer habe es Mammuts und in einer Bäckerei Schokokuchen gegeben. Die Todessehnsüchte als erlösende Alternative bei der Erwachsenen seien besser geworden, nach dem Telefongespräch mit dem Vater sei sie aber in einen dissoziativen Zustand gefallen – Hilfeholen sei unmöglich gewesen. Vielleicht seien diese Körperreaktionen die einzig rettenden Bewältigungsversuche gewesen. Und lieber verspüre sie derzeit Wut auf den eigenen Körper als sich die erlebte Hilflosigkeit einzugestehen. Die Empathie des eigenen Vaters liege bei null.

Zunehmende Fassungslosigkeit über die Brutalität des Erlebten und die erfahrene Hilflosigkeit

In den Albträumen passiere nichts wesentlich Neues – es sei mehr desselben, aber inzwischen erlebe sie mehr Fassungslosigkeit über die Brutalität dieser Foltererfahrungen. Vielleicht müsste eine nachträgliche Anerkennung der erlebten Hilflosigkeit stattfinden. Nach einem weiteren größeren Abstand meinte sie, es sei »gar nicht so schlimm«. Seitdem »die Kleine« imaginativ mit im Urlaub habe sein können, träume sie andere Träume, seien diese erstaunlicherweise unbelasteter. Sie erinnerte sich, dass sie in der Grundschulzeit mehrfach mit den Eltern an der Adria, in Caorle und auch in Venedig gewesen sei. Sie habe angesichts meines Biennale-Besuchs in Venedig geträumt, dass »die Kleine« mit mir als dem Therapeuten auf dem Markusplatz gewesen und Eis gegessen und dann die Tauben gefüttert hätte. Dabei war sie sowohl im Sommerurlaub als auch bei meinem Venedig-Besuch alle paar Tage mit ein paar Bildern und kurzen Kommentaren versorgt worden – dies schien auf einer tieferen Ebene des Stressverarbeitungssystems angekommen zu sein.

Bei beruflichen Herausforderungen könne sie sich inzwischen besser mit einer Körperressource und Blickorientierungsveränderungen helfen. Nachts gebe es aber immer noch Albträume mit Schwindelattacken, Übelkeit, es werde ihr schwarz vor Augen. Kaffeebohnengeruch helfe, gelegentlich auch die Flucht aus dem Bett. Zudem verspüre sie immer noch Wut auf den Körper oder könne sie inzwischen die erlebte Hilflosigkeit anerkennen? Aber es gebe den »Überlebenstrotz«!

Nach der letzten Sitzung sei Panik wegen des Berichtes über den Trotz »der Kleinen« entstanden, aber sie habe immerhin eine E-Mail schreiben und sich damit etwas Hilfe holen können. Auch das Autofahren sei gelegentlich schwierig, denn sie habe – wie bereits erwähnt – öfters erlebt, wie die Eltern sich beim Autofahren gestritten hätten, die Mutter dem Vater ins Lenkrad gegriffen oder aus dem fahrenden Auto herausgesprungen sei. Hinzu käme das Gebracht-Werden zum eigenen Opa und das Wieder-abgeholt-Werden – die häufig erlebte Reiseübelkeit sei also nicht verwunderlich. Inzwischen erleide sie auch wieder mehr Schmerzzustände – vielleicht melde sich die lange unterdrückte Interozeption zurück? Trotz noch gelegentlicher dissoziativer »Einbrüche« scheine sich ihr Zustand doch langsam zu stabilisieren, der Nachtschlaf habe sich gebessert, seit »die Kleine« imaginativ mit dem Therapeuten habe mit in Urlaub fahren können.

Die Patientin berichtete in der Folge von dieser langsamen Besserung, trotz noch gelegentlicher »dissoziativer Einbrüche«. Bei Halloween sei sie deutlich entspannter gewesen – früher habe sie hierbei immer sehr viel mehr Angst gehabt – und darüber sei sie vielleicht sogar ein klein wenig stolz auf sich. Und seit »die Kleine« mit in den Urlaub habe fahren können, schlafe sie nachts besser. Aber »das Hilfeholen« sei immer noch schwierig. Hierüber wurde ein Notfall-Termin notwendig, denn das Thema »Hilfeholen« habe sehr viel ausgelöst bis hin zu einer »bodenlosen Verzweiflung«. Auch hierzu wurde ihr eine Brainspotting-Sitzung (71) mit einer Körperressource angeboten, verstärkt durch zusätzlich angebotene angenehme Geruchsreize und weitere selbstgewählte Blick-Alternativen. Noch immer sei »das Hilfeholen« mit Todesdrohungen gegen »die Kleine« und auch gegen die Patientin selbst verbunden. Im Endeffekt sei sie dann schuld am Tod der Kinder oder der eigenen Mutter – der SUD-Score stieg auf 8 Punkte und fiel erst allmählich langsam ab. Dabei zeigten sich erneut die für die Patientin sehr unangenehmen Freeze-Entladungen, die erlebte Verzweiflung wurde als Erinnerung an unaushaltbare Zustände nachvollziehbar.

> *Behandlungstechnischer Hinweis:* Freeze-Entladungen kommen in den meisten Brainspotting-Sitzungen nur selten vor, wenn dies aber der Fall ist, sollten Therapeut:innen nicht erschrecken, sondern sich freuen, dass das Stressverarbeitungssystem und der »Zensor« offensichtlich so viel Vertrauen in die therapeutische Situation, in die Therapeut:innen und den eigenen Verarbeitungsprozess entwickeln konnte, um diese »tiefste« Abreaktionsmöglichkeit zuzulassen. Dies sind – wie bereits im Behandlungsbeispiel 4 auf S. 39 beschrieben – bekanntlich Reaktionen des Stammhirns, wenn die Möglichkeiten von Kampf oder Flucht für einen Menschen nicht mehr gegeben sind. Dann bleibt nur noch der »Totstellreflex«.

»Sperre aus der Vergangenheit« macht Hilfeholen immer noch schwierig

Erneut zeigte sich das ganze Ausmaß der erlebten Verzweiflung. Das Herfahren in die Praxis ginge ganz gut, sie versuche dabei, »im Arbeitsmodus« zu bleiben. Das Hilfeholen oder auch nur einen Notanruf abzusetzen, ginge immer noch nicht. Es sei »wie eine Sperre aus der Vergangenheit«. Eine »Flut von Filmen, Bildern und Situationen« habe sich seit dem Wochenbeginn bemerkbar gemacht – zum Teil mit neuem Material. Erneut wurde Brainspotting (72) mit einer Körperressource notwendig, wobei die Kälte der rechten Hand als Anker diente. Erneut meldeten sich Freeze-Zustände, der Kontakt zu den Beinen »verschwand« zeitweise völlig und kam nur langsam wieder zurück. »Die Kleine« würde sich am liebsten in einem Mauseloch verkriechen und habe große Schamprobleme. »Die Große« sei sauer auf den eigenen Körper und fühle sich verraten. Als neues Thema tauchte die Frage auf, wie sie sich ihre eigene Würde bewahren bzw. zurückerobern könnte.

In der Folge berichtete sie, es sei ihr eine Woche lang übel gewesen, aber immerhin habe sie Trost von einem ihrer Hunde erhalten. »Die Kleine« könne sich inzwischen vieles besser aus der Zuschauerperspektive anschauen. Eine weitere Brainspotting-Sitzung (73) mit einer Körperressource und unter Einbezug der Beobachter-Technik wurde durchgeführt. Das wiederholte angstauslösende Hinlegen in der Praxis wurde ihr unter Wahrung eigener Handlungsfähigkeit und Selbstwirksamkeit empfohlen, erneut zeigten sich Freeze-Entladungen und erhebliche Schmerzen im Beckenbereich. Immerhin könne »die Kleine trotz großer Ängste jetzt malen, eine ebenfalls angebotene Lichtstromübung linderte die Schmerzen.

Selbstbestimmtes Hinlegen und Aufstehen soll geübt werden

Nach einwöchiger Pause berichtete die Patientin, seit der letzten Brainspotting-Sitzung gehe es ihr am Tag sehr viel besser. Erst jetzt merke sie, unter welcher Anspannung sie dauernd gestanden habe und teilweise auch jetzt noch stehe. Erneut wurde ihr über weiteres Brainspotting (74) mit Körperressource (rechter Fuß und linke Hand) empfohlen, selbstbestimmt das Hinlegen und Aufrichten in der Praxis zu üben. Im Gegensatz zu vorher können sie sich besser rühren und sich aufsetzen – anders als früher. Dennoch zeigten sich erneut Freeze-Entladungen, wenngleich nicht so heftig wie zuvor. Eine weitere Lichtstromübung half, die Körperschmerzen zu lindern. Sie meinte, das Hilfeholen würde leichter gehen, wenn auch noch nicht in akuten Stressüberlastungssituationen, wo es ihr richtig schlecht ginge. Neue nächtlich auftauchende Szenen habe sie zwar aufschreiben, aber noch nicht abschicken können.

Endlich gelingen wieder Weinen und Ärgern

Angesichts beruflicher Herausforderungen gelang in der Folge nun doch das zumindest telefonische Hilfeholen – in der Firma ginge es zu wie im Krieg mit Machtkämpfen und Eifersuchtsdramen. In der Firma habe sie bislang immer »alle Kartoffeln aus dem Feuer geholt«, sei immer über ihre Grenzen gegangen – wie in der Familie – und alle hätten dies für ganz normal gehalten. Dies ginge jetzt nicht mehr, denn sonst brenne sie aus und sie müsse mit neuen Abgrenzungsbemühungen versuchen, ihre Würde wieder herzustellen. Denn diese sei verloren gegangen. Immerhin würden seit den wiederholten Brainspotting-Sitzungen nun die Erinnerungen vollständiger, sie habe endlich mal wieder weinen und auch sich ärgern können – dies sei seit dem vierten oder fünften Lebensjahr nicht mehr möglich gewesen. Große Angst habe sie vor einer bevorstehenden, notwendigen Magen-Darmspiegelung, der Nachtschlaf sei entsprechend schlecht, auch beim Hinlegen tauche gelegentlich noch Todesangst auf – »Filme« liefen ab. Aber manchmal gelinge es ihr, wenigstens »mit einer Zehe in der Gegenwart zu bleiben«. Oder sie müsse sich eine alternative Blickorientierung suchen oder die Therapeuten-Stimme herholen. Mittlerweile gebe es auch langsam ein Bewusstsein dafür, dass sie sich beim Liegen in eigener Selbstwirksamkeit aufrichten könne. Der »Sondermüll« scheine sich zu vervollständigen. Durch Aufrichten und Hinsetzen könne ein Fuß in der Gegenwart verankert werden und auch die wiederholt angebotene Lichtstromübung helfe. Und obgleich es in den Albträumen immer noch Täterandrohungen mit »Gemetzel« gebe, tauche zunehmend mehr ein Erkennen auf, dass diese Täterdrohungen der Vergangenheit angehörten – diese würden an Glaubwürdigkeit verlieren. Auch die aktuellen Heuschnupfen-Tabletten, die müde machten, seien ebenso hilfreich wie die eingeübte Atemschaukel sowie die Lichtstromtechnik und die Beobachtertechnik.

Beim nächsten Termin berichtete sie, sie sei froh die Magen-Darmspiegelung gut überstanden zu haben, zumal sie mit dem eher unsympathischen Arzt eine kleine Auseinandersetzung gehabt habe. Aber interessanterweise sei mit den Vorbereitungen zu diesen medizinischen Untersuchungen »die Türe zur Vergangenheit zugegangen«. Dafür sei als neue Herausforderung die Ankündigung der Eltern aufgetaucht, zusammen mit der Schwester am ersten Weihnachtsfeiertag zu Besuch zu kommen. Sie hätten natürlich mit keinem Wort gefragt, ob der Patientin dies passen würde – ein neuer Test für ihre Abgrenzungsfähigkeit? Bisher sei Weihnachten immer »altlastenfrei« gewesen.

Gibt es Sehnsuchts- und Zukunftsziele?

Auf die Frage nach Sehnsuchts- und Zukunftszielen gab sie an, in einem halben oder einem ganzen Jahr einen erholsamen Nachtschlaf erreicht zu haben, keinen morgendlichen Kampf mehr um Realität führen zu müssen. Freizeitaktivitäten wie Laufen und andere Sportarten würde sie wieder mit mehr Freude praktizieren können, auch das Ärgerlichwerden sowie befreit Lachen zu können, sei erstrebenswert. Ebenso wenig müsse sie bei Grenzüberschreitungen anderer nicht mehr »in alle Löcher springen«, könne sich also besser abgrenzen und denjenigen Menschen, die vertrauenswürdig sind, vertrauen und sich auf diese verlassen. Ein wichtiger erster Schritt könnte das Wahrnehmen, aber nicht Übernehmen von Verantwortung sein.

Mit Beginn des neuen Jahres berichtete die Patientin, dass sie nach der Magen-Darmspiegelung »richtig krank« geworden sei – sie habe über 40 Grad Fieber gehabt. Der Körper habe also doch noch nachträglich massiv reagiert – aber zum Gesundwerden gehöre das Kranksein oder Krankwerden ja auch dazu. Immerhin gelang der Patientin die telefonische Kontaktaufnahme – angesichts mehrwöchigen wiederholten Dissoziierens melde sich als erstes immer wieder der Rücken. Nach einem Arbeitsgespräch in der Firma habe sie nicht mehr aufstehen können und habe nach Hause gefahren werden müssen – der Orthopäde habe sie krankgeschrieben. Sie spüre erst jetzt, »wie wahnsinnig erschöpft« sie sei und manches fühle sich wie neurologische Ausfälle an. Schmerzmittel seien in hoher Dosis nötig – am heilsamsten sei derzeit das Alleinsein – sie müsse sich hinlegen, könne Hörbücher hören und sich auf die Suche nach Reisen mit den Kindern machen.

In der Folge wurde die Frage besprochen, ob die Körperreaktionen ein Korrektiv gegen Grenzüberschreitungen sein könnten – der Körper jetzt sozusagen »zurückschlagen« könnte angesichts der vielen Grenzüberschreitungen und Verletzungen. Und durch die körperlichen Beeinträchtigungen sei natürlich auch die eigene Handlungsfähigkeit und Selbstwirksamkeit stark beeinträchtigt.

Die gelegentlichen Unstimmigkeiten in der Ehe aktivierten erneut die Streitereien der Eltern, bei denen die Mutter zunehmend lauter und hysterischer geworden sei und die Patientin als Kind oft versucht hätte, dazwischen zu gehen. Meistens habe der Vater die Mutter ausgelacht, worauf es – wie bereits erwähnt – vorgekommen sei, dass diese ihn mit einem Messer in der Hand durchs Haus gejagt hätte. Entsprechende Streitereien habe es auch beim Autofahren gegeben (siehe oben). Bei der angebotenen Brainspotting-Sitzung (75) sowohl mit Aktivierungs- als auch Ressourcenspot stieg die Anspannung bis zur Erstarrung, das Gefühl, nichts machen zu können, wurde unerträglich, Freeze-Entladungen wurden über Zittern der Füße sichtbar. Das Beschriebene seien damals aber »alles normale Streitereien« gewesen.

Dauerkämpfe an allen Fronten

In der Folge berichtete die Patientin von »Dauerkämpfen an allen Fronten«, sie habe dank der Urlaubszeit zu viele Nachbarskinder im Haus gehabt, zu wenig erholsamen Nachtschlaf erhalten, zu viel gegrübelt und Gefühle von Hoffnungslosigkeit und Verzweiflung erlebt. Am Arbeitsplatz gebe es immer wieder Konflikte, vielleicht könnte dies auch damit zusammenhängen, dass sie sich selbst im Laufe der Zeit verändert hätte und unbequemer geworden sei – die jeweiligen Rollen hätten sich verschoben. Bislang habe sie alles »hinbekommen«. Aber immerhin gebe es jetzt eine andere »Streitkultur« sowohl mit dem Ehemann als auch am Arbeitsplatz als im Elternhaus, wo Suizidandrohungen und Messereinsatz vorkamen. Unglücklicherweise könne sie aber in dieser Konfliktatmosphäre auch kaum Unterstützung oder Hilfe annehmen und könne sich auch nicht verletzlich zeigen – es helfe nur »Augen zu und durch«. Im Elternhaus habe die Patientin immer lügen, alles aktiv vertuschen müssen, vor allem dem Vater sei wichtig gewesen, dass keiner etwas von dem, was zu Hause los war, mitbekommt – nach außen hin hätten alle »glückliche Familie« spielen müssen. Das »Schalterumlegen« bzw. Anpassen habe sie notgedrungen auch mitgemacht. Anderenfalls hätte vielleicht die Inobhutnahme, die Verbringung ins Heim und damit die Zerstörung der Familie gedroht. Das sei in der jetzigen Familie Gott sei Dank anders – sie wolle wieder Vertrauen aufbauen und für eine Umverteilung der Lasten kämpfen. Derzeit gebe es weniger Albträume, aber auch das Gefühl, »es wird nie etwas leichter«.

Wie mit Stolz umgehen?

In der Folge berichtete die Patientin von ihrem Problem, mit Stolz umzugehen – sie habe in der Firma endlich auch mal Lob und Anerkennung bekommen und habe sofort mit Schuld- und Schamgefühlen reagiert. Sie habe eine Woche am Stück gearbeitet und versucht, konsequent Pausen einzubauen, aber sofort eine Schamattacke erlitten.

Selten würde sie ihren Doktortitel nutzen und darauf hinweisen, dass sie promoviert sei, auch dass sie beim Abitur bayernweit die besten Bio- und Chemieleistungen erreicht hätte und dafür geehrt worden sei, sei ihr peinlich. Ein Lehrer habe sie vor der Sonderschule gerettet und der Direktor der Grundschule sei zum Vater nach Hause gekommen und habe den Vater darauf aufmerksam gemacht, dass auch Mädchen aufs Gymnasium gehen könnten. Dies sei ihr »saupeinlich« gewesen, zumal der Vater dies für Mädchen für überflüssig gehalten habe. Ein bisschen stolz sei sie auf das Übertrittszeugnis mit 1,0 – dies alles sei immer mit dem bedrohlichen Sichtbarwerden verbunden gewesen.

Trotz aller Turbulenzen praktizierte sie weiter ihren Kampf um Abgrenzung und Erhaltung ihrer Würde und träumte, dass »die Kleine« mit dem Therapeuten auf Entdeckungsreisen sei. Beim anhaltenden, standhaften Kampf um Abgrenzung und Ignoranz gegenüber dem antriggernden Brüllen eines Kollegen entdeckte sie, dass unerwartetes Lautwerden und Brüllen kaum erträglich sei, es aber meistens Vorwarnzeichen gebe, die es leichter machten, sich darauf einzustellen. Dennoch blieb das Problem des Neinsagens und die Gefahr der Selbstabwertung. Erst allmählich gelang es ihr, zu differenzieren zwischen der Angst, etwas nicht zu tun und dann z. B. die Mutter zu verlieren, und der Notwendigkeit, sich gegen Affektdysregulation von Kolleg:innen abgrenzen zu müssen und zu dürfen.

Das Fell wird dicker

In einer weiteren Sitzung sprach sie davon, es sei »eigentlich besser und das Fell werde dicker«: Die Konflikte am Arbeitsplatz gingen ihr nicht mehr so nahe. Der Nachtschlaf sei etwas besser, die Albträume »weniger gruselig«. Vorrangig ginge es um Situationen mit der Mutter, wo sie über Tage hinweg suizidal im Bett gelegen sei und nach außen hin nichts habe durchdringen dürfen. Noch drastischer als derzeit in der Firma habe damals niemand etwas merken dürfen, was in der Familie los gewesen sei. Im Gegensatz hierzu würden immer wieder Urlaubsbilder auftauchen, bei denen »die Kleine« entspannt mit dem Therapeuten unterwegs sei. Angesichts der Bilder von einem Hindufest auf Mauritius, wo ich mich Anfang des Jahres aufhielt und wovon ich ein paar Bilder schickte, berichtete die Patientin, dass sie von »der Kleinen« geträumt hätte, dass diese auf diesem Hindufest dabei gewesen sei. Sie sei wohl oft »nicht mehr in Not« und springe im Alter. Immer häufiger könne sie »die Kleine« in meiner Praxis sehen und sei auch bei meinem Frankreich-Urlaub im Périgord »mit dabei« gewesen. Bei allen Kontakten mit den Eltern, z. B. gemeinsamen Autofahrten und beginnenden Streitereien, mache sie sich inzwischen bewusst, dass »die Kleine« in der Praxis sei. Die Erwachsene könne wieder viel besser zwischen kalten und warmen Empfindungen unterscheiden und ihr Gewicht halten, also darauf Einfluss nehmen.

Ein Täter wird sichtbarer

In der Folge tauchte plötzlich die Erinnerung an den Namen des mitbeteiligten Täter-Arztes auf, die Folge waren erneute Albträume und dissoziative Situationen – die letzte Nacht sei »eine Mischung aus Missbrauchsszenen und dem Arzt gewesen«, der die Hauptbezugsperson der Mutter gewesen sei und deshalb immer bestens Bescheid gewusst habe, wie es der Mutter ging. Und vielleicht habe dieser der Mutter auch – fahrlässig – viel zu viele Medikamente aufgeschrieben. Die Patientin selbst sei bis zum Beginn der Pubertät zu ihm als Patientin gegangen, weshalb er in den Albträumen auf deutlichsten aufgetaucht sei. Dissoziative Zustände würden im Alltag auftauchen, sie verlege Dinge, vergesse Vereinbarungen, fühle sich oft abwesend und verliere beim Joggen mit den Hunden manchmal wieder die Orientierung. Eine neue Brainspotting-Sitzung (76) mit Einbezug einer Körperressource (jetzt der Rücken) wurde bzgl. der Albträume mit dem Täter-Arzt angeboten, weitere Fragmente tauchten auf, die Frage, wer hier »verrückt« sei, diskutiert, Erstarrungs- und Freeze-Entladungszustände machten sich bemerkbar.

Todessehnsüchte, Selbstwertprobleme und Sachertorte in Wien

In der Folge berichtete die Patientin, dass es ihr besser ginge, aber es gebe immer noch Albträume bis hin zu dem Gefühl, dass es besser wäre, sie wäre gar nicht da. Die in den traumatischen Missbrauchssituationen entstandenen Todessehnsüchte meldeten sich wieder. Eine weitere Brainspotting-Sitzung (77) mit Körperressource sowie Kaffeebohnengeruch wurde notwendig, auch zu der Beschimpfung »Du bist ein Dreck«. Eine allmähliche Stabilisierung trat ein. Sie berichtete von einem beruflichen Angebot und dem Traum, in dem »die Kleine« angesichts meiner Kongressteilnahme in Wien mit mir Sachertorte essend zu sehen gewesen sei.

Völlig überraschend hätten die Eltern sie, ihre Familie und ihre Schwester nach Paris eingeladen – natürlich ohne sie vorab zu informieren oder zu fragen. Solche »Überfälle« liebe sie gar nicht und sie wisse noch nicht, wie sie damit umgehen solle. Nach längerer innerer Vorbereitung habe sie sich wegen des Interesses an der tollen Stadt Paris dann doch darauf eingelassen – die Mutter sei erstaunlich »gut drauf« gewesen. Am anstrengendsten sei die Schwester mit ihrem »Verwöhnungsschaden« gewesen, aber die Patientin habe alles ganz gut bewältigt und sich an Paris erfreut. Die Nächte seien wieder »übler«, es käme wieder mehr Sondermüll, aber sie sei ein wenig stolz darauf, dass es tagsüber besser ginge. Die Begegnung mit der Ursprungsfamilie habe mal wieder die Spaltung einschließlich Schweigegebot gezeigt: nach außen hin perfekt, nach innen hin kaputt. Der mitgebrachte Sondermüll musste mit Brainspotting (78) und einer Körperressource und Geruchsunterstützung bearbeitet werden. Der Nachtschlaf sei oft »noch eine Katastrophe«, aber eine Tasse Tee bei den Hunden würde oft helfen, auch wenn sie oft länger als zwei Stunden wach sei. Das Wiedereinschlafen sei oft schwierig, wenngleich sie die Müdigkeit stärker spüren würde als noch vor einiger Zeit. Am Arbeitsplatz habe sie inzwischen mehr Rückendeckung, um sich nicht »verheizen« zu lassen und sie versuche jetzt Psychohygiene einzuüben.

»Die Kleine« hat jetzt die Wahl, mit »der Großen« oder mit dem Therapeuten in den Urlaub zu fahren

Kurz vor der Sommerpause und eigener Urlaubsvorbereitungen stellte sich wieder die Frage, wie es »der Kleinen« wohl ginge. Gerne würde sie wieder mit mir als dem Therapeuten in Urlaub fahren, die Patientin selbst wolle mit Ehemann und Kindern mit dem Zelt nach Südfrankreich und Spanien. Es gebe noch Restmüll, aber sie könne sich besser darum kümmern und es passiere auch nicht mehr jede Nacht etwas Schlimmes. Auf der beruflichen Ebene könne sie sich besser abgrenzen – vielleicht sollte sie sich auch aus der Therapie bald verabschieden?

Wenige Tage später – noch vor Urlaubsantritt – meldete sich die Patientin ziemlich erschrocken, ihre Abschiedsankündigung sei wohl etwas voreilig gewesen und sie könnte sich ein alleiniges Weiterkämpfen kaum vorstellen. Ihr wurde versichert, dass sie den Kontakt so lange halten dürfe, wie sie es brauche, was sie zu beruhigen schien. Vom Urlaub zurück berichtete sie, dass die drei Wochen gutgetan hätten, wobei es für sie beruhigend gewesen sei, dass »die Kleine« mit mir in den Urlaub habe fahren dürfen. Dabei hätten aber auch »Wechsel« stattgefunden, denn am Strand am Meer habe die Patientin »der Kleinen« ein Schildkröten-Armband kaufen können. Sie habe jetzt also offensichtlich die Wahl gehabt, bei wem sich diese aufhalten durfte. Gleichzeitig berichtete die Patientin beim Durchfahren der Regionen, wo ich letztes Jahr »mit der Kleinen in Urlaub gewesen« war, dass ihr die Gegend »irgendwie bekannt« vorgekommen sei. Offensichtlich habe sich »irgendjemand im System« erinnert.

Belastende Traumasymptome seien im Urlaub nur angesichts einer Autopanne aufgetaucht, wo die Familie ohne fahrtüchtiges Fahrzeug in der Abgeschiedenheit ohne elektrischen Strom und ohne fließendes Wasser gestrandet sei. Die nächste Einkaufsmöglichkeit sei acht Kilometer entfernt gewesen. Dies habe Belastungserfahrungen aus den schlimmsten Zeiten der Mutter ausgelöst, wo diese suizidal über mehrere Tage im Bett gelegen habe, niemand einkaufen gegangen sei und es dann nichts mehr zu essen gegeben habe. Diese Angst im Urlaub – auch hier hätten die Lebensmittel ausgehen können – verschlechterten den Nachtschlaf. Neu sei hingegen für sie, den Zusammenhang zwischen vermehrtem Essen und Gewichtszunahme zu entdecken und beeinflussen zu können. Auch die Übelkeit sei seltsamerweise durch Albträume verflogen. Den noch angefallenen Sondermüll wolle sie zuschicken.

Mit dem Arbeitseinstieg nach dem Urlaub verschlechterte sich aufgrund des Arbeitsdrucks wieder der Nachtschlaf – sie freue sich schon jetzt auf die Herbstferien. »Der Kleinen« scheine es ganz gut zu gehen, aber die Patientin habe kaum Zeit gehabt, sich um sie zu kümmern. Auch wenn sie imaginativ in der Praxis sei, bräuchte sie jetzt vielleicht mehr Aufmerksamkeit. Die Mechanismen bei ihr selbst seien immer die gleichen: Wenn der Arbeitsdruck zunehme, wechsle sie in den Funktionsmodus – wie früher. Der Ehemann helfe zu Hause viel mit, könne sich aber aufgrund seiner Verletzung körperlich schlecht bewegen, die Patientin sei weiterhin die Alleinverdienerin. Das Ausmaß an Verpflichtungen sei viel zu groß und an den Zeiten mit den Kindern wolle sie nicht sparen. Inzwischen merke sie die Anstrengungen deutlicher, schrecke nachts oft hoch, weil sie im Haus auch im Schlaf jedes Geräusch höre, aber es gebe weniger Sondermüll und wenn – mehr entfremdet. Am Wochenende sei ihr bewusst geworden, wie gut sie gelernt hätte abzuspalten – auch bei ihrer Tätigkeit als Rettungssanitäterin – aber dabei versäumt habe, gut auf sich selbst zu schauen, also das, was man Psychohygiene nennt. Beim Rettungsdienst habe sie auch viel gesehen, was vermutlich nicht gut »verdaulich« war.

Der letzte Zeitabschnitt der Behandlung – »Die Scham muss die Seite wechseln«

Im letzten Zeitabschnitt nahm die Patientin nur noch wenige Sitzungen und diese auch nur in größeren Intervallen in Anspruch. Sie berichtete, dass »Vieles wirklich besser geworden« und sie »nur noch selten richtig in Not« sei. Sie wurde auf den öffentlichen Prozess im Falle Gisèle Pelicot[7] in Avignon aufmerksam gemacht, den sie – vielleicht aus gutem Grund – nur wenig mitverfolgt hatte. Einer der beiden Anwälte von Madame Pelicot hatte erklärt: »Meine Mandantin wollte, dass man begreift, wie es zu dieser Geschichte kommen konnte und was daraus folgen muss, damit so etwas nicht wieder geschieht.« Mit ihrer eigenen Geschichte und Identität an die Öffentlichkeit zu gehen – soweit wollte und konnte meine Patientin nicht gehen, ich hätte dies aus Schutzgründen auch nicht unterstützt. Aber wenigstens anonym und damit geschützt an die Fachöffentlichkeit zu gehen, war und ist ihr sehr wichtig. Und mit dem im Pelicot-Prozess gefundenen Konsens »Die Scham muss die Seite wechseln« konnte sie sich voll und ganz einverstanden erklären, auch wenn sie manchmal immer noch von Schamgefühlen überrollt wurde.

Eine Auszeit auf einer bescheidenen Berghütte sei nach großer Erschöpfung »toll« gewesen, in der Firma könne sie sich inzwischen sehr viel besser abgrenzen und sie lasse alles, was jenseits ihres Teilzeitvertrages nicht zu schaffen sei, einfach unbearbeitet liegen, informiere allerdings die Chefs hierüber. Aber sie opfere sich nicht mehr auf so wie früher. Zwischenzeitlich sei »vieles echt gut«, auch würden »keine neuen Baustellen mehr auftauchen«. Der Nachtschlaf sei »extrem unterschiedlich« und ihr sei bewusst geworden, wie sehr

7 Gisèle Pelicot erlangte 2024 im Strafprozess gegen ihren geschiedenen Ehemann und 50 weitere Täter internationale Bekanntheit. Der Ehemann hatte seine Ehefrau wiederholt betäubt und die Mittäter eingeladen, sie zu vergewaltigen. Um aus der Opferrolle herauszutreten und den Tätern die Scham zuzuweisen, setzte sie bei Gericht in Avignon durch, dass der Prozess nicht unter Ausschluss der Öffentlichkeit stattfand und sogar die Videoaufnahmen der Taten im Beweisverfahren öffentlich gezeigt wurden. Pelicot gilt durch ihren Mut seitdem als Ikone im Kampf gegen sexualisierte Gewalt an Frauen. Am Justizpalast hing ein Transparent mit der Aufschrift »Die Scham muss die Seite wechseln«.

sich ihre Weltsicht verändert hätte. Ihr sei klar geworden, dass ihr Leben wohl immer anstrengend bleiben würde. »Leicht« werde es vermutlich auch in Zukunft nicht. Diese Hoffnung aufzugeben, helfe ihr, mit den weiter bestehenden Herausforderungen besser fertigzuwerden. Auch solange die Eltern leben, werde es nie eine »Normalität« geben – derzeit gingen beide Eltern in Richtung Pflegebedürftigkeit, die nebenan wohnende Schwester kümmere sich nicht wirklich, aber die Patientin wolle es auch nicht mehr tun – sie habe genug geleistet.

Erlittenes Leid muss Anerkennung finden, um heilen zu können

Zusammenfassend lässt sich rückblickend und auf einer Meta-Ebene feststellen, dass offensichtlich die vielen wirklich scheußlichen Misshandlungen durch die Täter erinnert und bewusst werden mussten, um mithilfe des körperorientierten Brainspotting-Verfahrens schrittweise kontextualisiert und integriert zu werden. Dabei zeigten sich im Sinne kindlicher Loyalität zunehmend mehr Schuld- und Schamgefühle sowie auch Täterintrojekte, die das von den Tätern mit Todesbedrohungen verknüpfte Schweigegebot betrafen. Dies zu überwinden, dürfte die Patientin sehr viel Anstrengungen gekostet haben, einschließlich der begleiteten Tatort-Begehung zu den Kellerräumen unweit der Wohnung der Großeltern, wo die Übergriffe stattgefunden hatten.

Im Gesamtverlauf zeigte sich öfters der von Horowitz (1976) beschriebene »biphasische Verarbeitungsprozess« zwischen Erleichterung und Distanzierung einerseits und Überflutung mit immer neuen Bildern, Albträumen und Schreckensszenarien andererseits. Gleichzeitig ließ sich ein Rückgang der Interozeptionsblockade beobachten. Der Preis hierfür waren allerdings die zunehmenden und zeitweise kaum auszuhaltenden Schmerzempfindungen. Durchgängig handlungsleitend war die Wichtigkeit der Befolgung der »Kometen-Metapher« – die Klientin alleine bestimmte den Weg und die Intensität des Prozesses, nicht der Therapeut – sowie das »Uncertainty-principle«, das Aushalten der Ungewissheit, wohin die Reise durch die Hölle auch immer gehen würde – schwer auszuhaltende Ungewissheit für die Patientin ebenso wie für den Therapeuten. Ebenso wichtig war das oft notwendige Schweigen des Therapeuten – ohne die Patientin dabei alleine zu lassen – und die Möglichkeit für die Patientin, nicht alles aussprechen und benennen zu müssen, was in den meistens sehr heftigen Prozessen ablief. Und nicht zu vergessen: Statt der therapeutischen Arbeit mit dem in vielen Psychotherapien viel zu häufig angewandten Neurosen-Paradigma mit Übertragung und Widerstand – gut geeignet für »Edel-Neurotiker« – war hier die Arbeit mit dem Trauma-Paradigma conditio sine qua non: Der Therapeut stellte sich *nicht* als Übertragungsfigur zur Verfügung, sondern als bedingungslos unterstützender Coach, als Partner auf Augenhöhe und zuverlässiger Begleiter durch alle Höllen-Untiefen und versuchte sowohl das Ich-Selbst-System zu unterstützen als auch aktiv beim Aufbau eines vertrauensvollen Arbeitsbündnisses zu helfen. Ebenso versuchte er, mithilfe eines Traumatogramms ein kognitives Durcharbeiten zur Vorbereitung des späteren emotionalen Durcharbeitens zu ermöglichen. Und vermutlich erst hierdurch konnten ein allmähliches Rekonstruieren der traumatischen Erfahrungen und damit ein Integrieren und Implementieren in die Lebensgeschichte ermöglicht werden.

Zur Distanzierung, Entlastung und im Versuch, ein besseres Gleichgewicht gegen die Heftigkeit und Brutalität der erlebten Traumatisierungserfahrungen herzustellen, half auch die Fokussierung auf Zukunftsaspekte (»Wie wird es sich anfühlen, wenn alles vorbei ist?«) und die Erstellung einer Auflistung positiver Lebenserfahrungen, die mit Zufriedenheit, Stolz und sogar Glück verbunden waren. Diese Liste sollte die Patientin künftig immer mit sich führen, was offensichtlich tatsächlich hilfreich war. Bei allen Brainspotting-Sitzungen – insgesamt fast 80 – wurde unabdingbar deutlich, wie wichtig das Angebot war, Körperressourcen, ebenfalls eine absolute conditio sine qua non, und zusätzliche Stabilisierungsmöglichkeiten anzubieten, wie z. B. angenehme Gerüche, die z-Achse, andere Blickorientierungen, imaginative Bilder und Dreamspotting. Durch Pendel-Techniken zeigte sich auch ein allmählicher Wechsel von der Problemorientierung hin zu einer Lösungsorientierung.

Da es sich fast ausschließlich um Kindheitserinnerungen handelte, tauchten natürlich immer wieder einerseits Loyalitätskonflikte der ebenfalls leidenden Mutter gegenüber auf, andererseits auch große Probleme, Hilfe einzufordern. Dies schien sowohl den Schlägen der Mutter in Situationen, wo Trost und Nähe notwendig gewesen wäre, und erst recht den Drohungen der Täter und auch den Vorgaben des Vaters geschuldet zu sein, denn es durfte nichts nach außen dringen – worauf übrigens die Schwester bis heute besteht. Im Prozessverlauf erwies sich dies als schwierig, denn der Patientin ging es zeitweise wirklich sehr schlecht und der Therapeut wusste oft nicht, ob er ihr nicht von sich aus Unterstützung anbieten sollte – auch zwischen den Sitzungen. Dies änderte sich langsam, nachdem »die Kleine« das Angebot und die Möglichkeit erhielt, sich imaginativ in der Praxis einzuquartieren. Dementsprechend tauchte in den Träumen und Albträumen häufiger meine ermutigende Stimme oder einer der Schutzhunde oder ein Bild davon auf, dass »die Kleine« in der Praxis in Sicherheit sei. Dies zeigte sich verstärkt durch das Angebot »die Kleine« imaginativ mit in den Urlaub des Therapeuten zu nehmen. Durch dieses »In-die-Gegenwart-Holen« der Kinderanteile dürfte sich einiges langsam zum Positiven gewendet haben. Immer häufiger berichtete die Patientin von Träumen, in denen »die Kleine« mit dem Therapeuten in Urlaub war, beim Eisessen in Venedig oder Kajakfahren in Südfrankreich, denn ich hatte ihr von unterwegs immer wieder Bilder meiner Aufenthaltsorte geschickt, egal, wo ich unterwegs war. Dadurch schien sich bei der Patientin allmählich ein Bewusstsein dafür zu entwickeln, dass die Schreckenserfahrungen »der Kleinen« vorbei sind, aber die Erwachsene noch die Folgen der Traumatisierungserfahrungen »abzuarbeiten« habe – vielleicht getreu dem Leitsatz von Gottfried Fischer: »Erlittenes Leid muss Anerkennung finden, um heilen zu können.«

Insgesamt gesehen handelte es sich um die schwierigste, am meisten herausfordernde und am stärksten erschütternde Behandlung meiner über 40-jährigen beruflichen Laufbahn, aber ich habe sehr viel gelernt, vor allem, nicht aufzugeben, zuversichtlich zu bleiben und immer wieder zu versuchen, genau zu dosieren, was in der jeweiligen Situation für die Patientin zumutbar war und welche Kombinationen von Brainspotting-Varianten oder anderen Stabilisierungsmöglichkeiten für die Patientin am hilfreichsten sein könnten. Tatsächlich war es immer wieder herausfordernd, ihr das nachträgliche Spüren und Erleben alter, schrecklicher Erfahrungen im Sinne des Anerkennungsgebotes von Fischer zuzumuten, sie viele Male immer wieder darauf aufmerksam zu machen, dass es sich um Körpererinnerungen handelte und dass das Schlimme bereits in der Vergangenheit liege, wobei mich gleichzeitig immer wieder ihre Durchhaltekraft und ihr unerschütterlicher Optimismus beeindruckten – nicht umsonst sprach ich öfters von einem »Resilienz-Wunder«. Und gleichzeitig motivierten mich die fein dosierten Möglichkeiten des Brainspotting-Verfahrens dazu, immer weitere Angebote zu machen und damit neue Herausforderungen zu bewältigen, da kontinuierlich immer wieder kleine Erfolge sichtbar wurden. Auch die Patientin selbst berichtete, dass sie allmählich ein Gefühl dafür bekommen hätte, was Brainspotting ermögliche, und dass sie nach eigenen Vorgaben zunehmend besser eine Ahnung davon bekommen hätte, auf was sie sich einlassen könne und auf was besser noch nicht – das Ausmaß an Selbstregulation nahm also stetig zu (siehe hierzu auch das Buch von Schröder, Grundwald u. Schröder [2023]: *Der Valebo-Effekt*). Ich wüsste kein anderes Verfahren, mit dem dies so dosiert und über einen so langen Zeitraum – mit Unterbrechungen etwas mehr als fünf Jahre – möglich gewesen wäre als mit Brainspotting.

Inwieweit die Patientin alles »abgearbeitet« und integriert hat, was sie bislang gequält hat, kann nur sie selbst angesichts eventuell noch vorhandener Alltagsbeeinträchtigungen beurteilen – in jedem Falle scheint sich ihre Lebensqualität erheblich verbessert zu haben. Und sollte noch weiteres unverarbeitetes Material aus der Vergangenheit auftauchen, steht ihr von meiner Seite aus jederzeit weitere Unterstützung zu – solange auch immer es notwendig ist.

Warum ich mich für Brainspotting immer wieder begeistere

Was mich am meisten an Brainspotting fasziniert, ist die vorrangige Orientierung an der Körperebene – meiner Ansicht nach die tiefste Ebene von Wahrheit. Epigenetische Studien legen nahe, dass die Zellen des Körpers sich an Umwelteinflüsse erinnern und Beziehungserfahrungen molekular-biologisch eingespeichert werden (Spork 2017).

Die besondere Haltung der Therapeut:innen

Die besondere Haltung der Therapeut:innen ist sehr bedeutsam: David Grand nennt dies »dual attunement« – die doppelte Einstimmung sowohl auf der Beziehungsebene als auch in der sehr genauen Beachtung und Beobachtung der Physiologie und der Körperreaktionen der Klient:innen. Therapeut:innen sind nicht »der große Zampano«, von denen der Therapieprozess gesteuert und weitgehend kontrolliert wird, sondern sie sind bestenfalls »Ermöglicher«, ein *Facilitator.*

Das Ungewissheitsprinzip und die Kometen-Metapher

Therapeut:innen müssen dementsprechend in der Lage sein, eine vertrauensvolle Arbeitsbasis und Behandlungsbedingungen herzustellen, sich auf eine emotionale Beziehung zu den Patient:innen einzulassen und entsprechend dem Ungewissheitsprinzip und der Kometen-Metapher den Vorgaben der Patient:innen, dem Prozessverlauf und den möglichen Überraschungen zu folgen – ohne steuernd oder kontrollierend oder mit verbalen, meist störenden Interventionen den Prozess zu beeinflussen. Therapeut:innen sollten dementsprechend eher eine sokratische Haltung des Nichtwissens einnehmen und möglichst keine Vorannahmen oder Hypothesen entwickeln, was im Brainspotting-Prozess passieren könnte.

Das Gehirn als selbstreferenzielles, sich selbst organisierendes, nichtlineares, komplexes System

Geschuldet ist dies den in den meisten psychotherapeutischen Verfahren zu wenig berücksichtigten Erkenntnissen, dass unser Hirn als ein selbstreferenzielles, sich selbst organisierendes, nichtlineares und komplexes System überwiegend im Selbstdialog mit sich selbst beschäftigt ist und seine Hauptaufgabe darin besteht, unser Überleben zu sichern. David Grand nimmt hierauf besonderen Bezug in seinem neuroexperienziellen Modell, das er auf der zweiten internationalen Brainspotting-Konferenz in Denver/Colorado 2021 vorstellte.[8] Er betont dabei, dass fast alle in den westlichen Gesellschaften entwickelten psychotherapeutischen Modelle sehr logisch-rational und kognitiv konzipiert sind. Dies würde aber den ganzheitlichen Verarbeitungsprozessen der tieferen Mittelhirnebenen nicht gerecht werden – und erst recht nicht dem, was im Stammhirn passiert. Vermutlich seien deswegen die meisten regelbasierten und leitlinienorientierten Psychotherapien so wenig effektiv.[9]

Das Gehirn ist ein ultimativer Scanner

Das Gehirn als »ultimativer Scanner« – wie es David Grand einmal formulierte – ist für die Überwachung und die Anpassung all unserer körperlichen und mentalen Funktionen zuständig und versucht 24 Stunden am Tag und sieben Tage in der Woche, die Homöostase aller inneren Systeme zu sichern oder wiederherzustellen. Wäre unser Hirn dazu nicht in der Lage, wären wir alle schon längst tot. Diese interne Regulationsfähigkeit kann aber bekanntlich durch traumatische Erfahrungen überfordert werden, das Hirn ist dann nicht mehr in der Lage, Erfahrungen zu »synthetisieren« – hier ist vor allem der Hippocampus gefragt. Das traumatische Belastungsmaterial bleibt dann in »Rohform« auf der Amygdala- und der Körperebene gespeichert und belastet nicht nur den Energiehaushalt des ansonsten ökonomisch arbeitenden Gehirns, sondern führt auch zur Symptombildung.

Brainspots können Erinnerungsabszesse auflösen

Derartige »Erinnerungs-Abzesse« (Sachsse 2004) lassen sich mithilfe von Brainspotting über die Brainspots auflösen und scheinen tatsächlich dem Stressverarbeitungssystem nicht nur eine bessere Integration traumatischer und abgespaltener Erfahrungen zu ermöglichen, sondern auch dem ganzen System zu helfen, aus der Dysregulation in ein

8 Nachlesen und herunterladen können Sie den Vortrag unter: https://www.brainspotting-germany.de/media/brainspotting_as_a_neuroexperiential_process_david_grand.pdf [6.8.2025], ebenso eine deutsche Übersetzung des Autors: https://www.brainspotting-germany.de/media/brainspotting_as_a_neuroexperiential_process_david_grand_translation.pdf [6.8.2025].

9 Nachlesen können Sie diesen Vortrag auf meiner Webseite, verfügbar unter: https://www.brainspotting-germany.de/brainspotting/veroeffentlichungen/ [01.12.2025].

besseres homöostatisches Gleichgewicht zu kommen und die »Schieflage« zwischen Sympathikus und Parasympathikus zu reduzieren.

Brainspotting bedarf vor allem einer guten Grundausbildung

Es bedarf bei Brainspotting also keiner Manuale oder detaillierter Handlungsanweisungen, sondern neben einer guten Grundausbildung vor allem einer therapeutischen Haltung von Geduld und empathischem Interesse einerseits sowie Zurückhaltung andererseits, einer Bereitschaft, die Patient:innen bei der Begegnung mit traumatischen Erfahrungen auf Augenhöhe zu begleiten und ihnen zu helfen, das »Unfassbare« von damals einzuordnen, neu zu bewerten und integrieren zu können – und dies kann unser Stressverarbeitungssystem viel besser als alle noch so gut ausgebildeten Therapeut:innen –, man muss es nur lassen.

Titrieren und Dosieren muss gelernt werden, um Patient:innen jenseits des Toleranzfensters zu helfen

Eine gute Grundausbildung ist unabdingbar, um zu wissen, dass es auch Patient:innen jenseits des Toleranzfensters gibt, die spezifischere Angebote brauchen, um vor Überflutung geschützt zu bleiben – das *Dosieren* und *Titrieren* muss erlernt werden.

Wenn der Körper zum »Sprechen« gebracht wird, kann Brainspotting selbstregulative Veränderungs- und Heilungsprozesse in Gang setzen, was mit anderen überwiegend kognitiv angelegten Verfahren nach meiner Erfahrung deutlich mehr Zeit – und damit auch mehr finanzielle Mittel – erfordert.

Zusammenfassend ist bei Brainspotting das Entscheidende also:

1) die grundsätzlich andere Haltung der Therapeut:innen (»Realitäten-Kellner« à la Gunther Schmidt)
2) der »Einstieg« über die Körperebene
3) das sogenannte dual attunement – die Berücksichtigung der Beziehungsebene *und* die genaue Beobachtung der Physiologie der Patient:innen
4) die Nutzung des Visualsystems
5) die grundsätzliche Prozessorientierung, d. h., die Therapeut:innen sollten in der Lage sein, einen Verarbeitungsprozess anzustoßen und ohne Vorannahmen zu begleiten, wobei die Patient:innen oft nicht mal offen ansprechen müssen, um was

es inhaltlich geht – dies ist besonders bei schambesetzten Themen sehr hilfreich

6) zu verstehen, dass unser Stressverarbeitungssystem bzw. unser Hirn ein selbstreferenzielles, sich selbst organisierendes, nichtlineares komplexes System ist, das in einem sicheren und vertrauensvollen therapeutischen Rahmen Instabilitäten (»Phasen-Übergänge« nach Schiepek 2013) und gespeicherte Dysbalancen zulassen kann, damit diese besser einreguliert und integriert und dissoziative Barrieren aufgehoben werden können; die Therapeut:innen sind also keine Heiler:innen, sondern bestenfalls »Ermöglicher« (engl. *facilitator*), welche die immanenten Scan-Fähigkeiten unseres Hirns nutzen und damit Selbstorganisation und Selbstheilung ermöglichen. Hartmut Schröder, Elisabeth Grunwald und Marlen Schröder (2023) betonen in ihrem Buch zum Valebo-Effekt: »Alle Heilung ist Selbstheilung.«

Zu guter Letzt ein weiteres Beispiel: Körpererinnerungen und Unerledigtes

Die verheiratete Patientin kam, weil sie sich, obwohl verheiratet und Mutter zweier Kinder, zunehmend weniger körperlich berühren lassen konnte, vom Ehemann sowieso eher nicht, inzwischen aber auch kaum von den beiden Kindern. Darüber hinaus berichtete sie aufgrund mehrerer Viruserkrankungen mit massivem Brechdurchfall und dabei erlebten Hilflosigkeits- und Ohnmachtserfahrungen von der sie häufig begleitenden Angst, dies könnte sich wiederholen und sie würde dabei nicht nur die Kontrolle über ihren Körper verlieren, sondern sich auch nicht mehr um ihre beiden kleinen Kinder kümmern können. Die Erstellung eines Traumatogramms zeigte eine ganze Reihe von erzwungenen Unterwerfungs- und Disziplinierungsmaßnahmen vor allem durch den autoritären Vater, aber auch das Fehlen emotionaler Unterstützung durch die Mutter.

Wütendes Herausreißen der Kinderzimmertür

Eine erste Brainspotting-Sitzung fokussierte das wütende Herausreißen der Kinderzimmertür durch den Vater, weil die Klientin versucht hatte, sich ihm zu widersetzen – Freunde der Eltern kamen zu Besuch, betraten die Wohnung, hatten freien Einblick in das Kinderzimmer und sahen die Patientin noch halb schlafend und sich versteckend im Bett wieder – für das Kind sei dies sehr peinlich und beschämend gewesen. Beim Prozessieren und Fokussieren des damaligen Geschehens stieg der SUD-Score auf 8 Punkte, Gefühle der Beraubung von Schutz und Sicherheit, Wutgefühle im Bauch wurden für die Klientin deutlich spürbar.

Verbot, am Esstisch mitzuessen

In der zweiten Brainspotting-Sitzung wurde das Verbot, am Tisch mitzuessen, fokussiert, da die Tochter vergessen hatte, den Wellensittich im Käfig zu füttern. Der SUD-Score stieg auf 10 Punkte, Gefühle von Wut, Verzweiflung und Traurigkeit wurden – kaum aushaltbar – spürbar, vor allem im Brustbereich. Dazu kamen Engegefühle, Resignation, ein »Käfiggefühl«, der »Verlust von Urvertrauen«, das Gefühl, als Mensch nicht gesehen zu werden, und ein »Nicht-sein-dürfen-wie-man-ist«.

Zunehmend schlimmere negative Intimitätserfahrungen durch den älteren Cousin

Die dritte Brainspotting-Sitzung fokussierte die erlittene negative Intimität durch den Cousin, der den Aufzug blockiert hatte und die Achtjährige betatschte, geküsst und übergriffig unsittlich berührt hatte. Weitere sexuelle Übergriffe durch diesen vier Jahre älteren Cousin geschahen anschließend im Keller, welche die Klientin als Kind mit sich geschehen ließ – er zog sie aus und belästigte sie noch weit mehr. Der SUD-Score stieg auf 8 Punkte, sie schilderte, wie sich der Brustkorb zusammenzog, intensives Schmerzempfinden wurde spürbar – der Cousin habe ihr »wahnsinnig wehgetan«, sodass sie kaum nach Hause habe laufen können. Sie beschrieb, dass sie jetzt in dieser Sitzung intensiv die Pobacken zusammenkneifen müsse, um den Schmerz auszuhalten. Als Jüngste habe sie meistens das gemacht, was die Älteren gewollt hätten – das sei für sie »normal« gewesen. Sie habe es niemandem erzählen können, der Vater hätte vermutlich den Cousin erschlagen, wenn sie es ihm erzählt hätte. Bei der Mutter gab es keinen emotionalen Rückhalt – als Erwachsene habe sie ihr erzählt, dass sie einmal von einem Jungen überfallen worden sei, aber habe fliehen können. Die Mutter habe gefragt, warum sie es nicht erzählt hätte, und die Patientin fragte »Wozu?«. Verständnis, Trost, Schutz, Vertrauen in die Mutter oder Rückhalt durch diese habe es nicht gegeben. Sichtbar wurde, wie emotional alleingelassen und vernachlässigt sich die Patientin als Kind und Jugendliche gefühlt haben muss und weshalb vermutlich die Symptomatik jetzt auftauchte, um endlich darauf aufmerksam machen zu können, wie es ihr damals gegangen und was unerledigt geblieben ist. Leider trifft es aktuell am meisten den Ehemann, welcher der falsche Adressat ist, aber sie wandte sich wenigstens an den Therapeuten, um ihre Not von früher sichtbar und veränderbar zu machen.

Hilflosigkeitszustände nach Infektion mit Noro-Virus

In einer vierten Brainspotting-Sitzung wurden die Hilflosigkeitszustände von Brech-Durchfall-Situationen nach der Infektion mit einem Noro-Virus und deren Intensivierung nach der Geburt der beiden Kinder fokussiert, wobei die Klientin in der Sitzung nicht nur sehr schnell Gefühle von Traurigkeit entwickelte, sondern vor allem ein Gefühl tiefer Verzweiflung. Sie beschrieb Situationen der Kindheit und Jugend, wo es für sie keinerlei Auswege oder Hilfsangebote gegeben hätte – vor Verzweiflung und Alleinegelassenwerden habe sie sich öfters selbst blutig gekratzt und gegen den Kopf geschlagen. Erst durch den Auszug aus dem Elternhaus mit 19 Jahren habe sie ihr Leben selbst in die Hand nehmen können und sich eine berufliche Existenz und eine eigene Familie aufbauen können. In Kürze sei der Ehemann aber wieder für eine Woche auf Dienstreise und sofort springe »diese Riesenangst« wieder an, dass die Kinder sie bräuchten und sie ohnmächtig werden oder ihr »das Licht ausgehen« könnte.

Auf Halloween-Party eingeladen – der Gastgeber hatte sich stundenlang übergeben

In der fünften Sitzung fokussierte die Klientin die Situation eines Gastgebers, der sich auf einer Halloween-Party stundenlang übergeben hatte und der damit offensichtlich ihre eigenen Hilflosigkeitszustände aus den Zeiten der Virus-Infektion antriggerte. Sofort sprang die Angst vor eigener Infizierung an, die unaushaltbaren Zustände von Kontrollverlust und der Unfähigkeit, sich als Mutter um die kleinen Kinder zu kümmern, meldeten sich in heftiger Weise (SUD = 5–6). Nicht nur Gefühle von Verzweiflung, sondern auch Wutgefühle tauchten auf. Ein allmähliches Erkennen, dass diese Zustände von Hilflosigkeit und Ausgeliefertsein eng mit den Kindheitserfahrungen zu tun haben könnten, trat ein – zumal von der Mutter keinerlei Schutz, Trost oder Unterstützung erfahren worden war.

In den bislang acht Sitzungen, von denen in fünf Sitzungen Brainspotting eingesetzt wurde, bewies sie sehr viel Vertrauen. Vor allem in der letzten Sitzung wurden der Klientin die Zusammenhänge zwischen den Hilflosigkeitszuständen der Brech-Durchfall-Situationen – sie hatte dies mindestens fünf Mal erlebt – und der im Elternhaus erlebten Hilflosigkeit und Ohnmacht sehr deutlich und körperlich spürbar: Sie beschrieb einen »heißen Kopf«, schweißnasse Hände, starke Missempfindungen im Hals- und Schlundbereich sowie im oberen Brustbereich – erst allmählich setzte Entlastung und ein Bewusstsein für all das ein, was an Gefühlen »auf der Strecke geblieben« war.

Körpererinnerungen weisen fast immer auf Unerledigtes hin

Fast immer weist die von den Patient:innen gezeigte Symptomatik als Körpererinnerungen auf *Unerledigtes* von damals hin – Erfahrungen, die aufgrund ihrer Intensität und Heftigkeit nicht hatten integriert werden können. Das nicht erledigte Material scheint im System stecken zu bleiben und durch Dysregulation auf sich aufmerksam zu machen. Wer noch den amerikanischen Traumatherapeuten Mardi Horowitz (1976) kennt, weiß, dass er von einer »*completion tendency*« gesprochen hat: Menschen tragen die Tendenz in sich, unerledigte Handlungen zu einem guten Ende zu bringen, vor allem wenn es sich um existenziell bedrohliche Erfahrungen handelt. Und wer sich an den *Zeigarnik-Effekt* erinnert, weiß, dass unerledigte Handlungen besser erinnert werden als abgeschlossene (Zeigarnik 1927). So machen Symptome auf Unerledigtes aufmerksam und Brainspotting kann hier wirklich sehr hilfreich sein, Unerledigtes neu und anders zu integrieren und zu synthetisieren. Dabei erlebe ich als Brainspotting-Therapeut sehr viel häufiger und intensiver als in früheren konventionellen Behandlungen tiefe Gefühle von Verzweiflung und Hoffnungslosigkeit, die offensichtlich noch nie Beachtung und Anerkennung gefunden hatten. Dementsprechend habe ich schon öfters darüber nachgedacht, ob ich mich als Psychotherapeut nicht besser als »Verzweiflungsbegleiter« beschreiben sollte.

Die Rolle des anterioren cingulären Cortex (ACC)

Vom Neurowissenschaftler Damir del Monte (2016) gibt es hochinteressante Präsentationen, die überdeutlich zeigen, dass die Integration abgespaltener, traumatischer Belastungserfahrungen nur dann wirklich gelingen kann, wenn sich die betroffenen Menschen nochmals mit den Schrecken und Körperempfindungen von damals konfrontieren lassen – dabei spielt der *anteriore cinguläre Cortex* (ACC) eine wichtige Rolle –, wobei das Zulassen des Erlebten *viel Vertrauen* voraussetzt, aber jetzt mit dem Unterschied, dass erstens ein hoffentlich hilfreicher Therapeut den Prozess anleitet, begleitet und bei Überflutung auch eingreifen kann und zweitens dieser Prozess im geschützten Rahmen einer therapeutischen Situation geschieht – Patient:innen also »mit einem Fuß« in der Gegenwart bleiben, während der andere die schlimmen Erfahrungen der Vergangenheit zulässt – man also wieder mal sehen kann, dass in diesen Fällen Reden alleine nicht genügt.

Nachbemerkung

Was bei Brainspotting-Prozessen im Gehirn und Stressverarbeitungssystem wirklich passiert, ist wissenschaftlich leider noch kaum untersucht worden. Vielleicht liegt dies sowohl daran, dass Brainspotting immer noch zu wenig bekannt ist, als auch daran, dass sich bislang keine Wissenschaftler:innen gefunden haben, die es wagten, sich selbst auf einen Brainspotting-Verarbeitungsprozess einzulassen, um zu erforschen, worum es dabei wirklich geht. Denn bekanntlich kann es dabei sehr häufig und sehr schnell »um das Eingemachte« gehen, und das auszuhalten, sind üblicherweise nur Menschen mit Leidensdruck bereit – wissenschaftlich arbeitende Forscher:innen eher weniger. Lehrreich in diesem Zusammenhang ist immerhin die Studie von Frank Corrigan und David Grand von 2013, die zwar empirisch genannt wird, aber leider nur viele hypothetische Erklärungen anbietet. Dennoch ist sie sehr lesenswert. Sie finden sie auf meiner Webseite www.brainspotting-germany.de und im Literaturverzeichnis (Corrigan a. Grand 2013).

Auch interessant in diesem Zusammenhang ist der relativ neue Ansatz des *Neurokonstruktivismus*, einer radikalen Abkehr von den klassischen Emotionstheorien (Ekman 2017). Er wird vor allem von Lisa Feldman Barrett (2024, 2025) vertreten und betont, dass Gehirnstrukturen und -funktionen durch Wechselwirkungen zwischen biologischen, Umwelt- und Erfahrungsfaktoren geformt werden. Emotionen sind demzufolge konstruierte Erfahrungen und keine universellen, biologisch festgelegten Programme, wie dies Paul Ekman (2017) und seine Kolleg:innen in vielen Veröffentlichungen immer wieder betont haben. Ebenso interessant aus Sicht des Neurokonstruktivismus ist das immer aktueller werdende *Predictive Coding*, demzufolge unser Gehirn zwar auch ein Denk- und Problemlöseorgan ist, in erster Linie aber ein »Vorhersageorgan«: Um Energie zu sparen und unser Überleben zu sichern, sagt es kontinuierlich voraus, was als Nächstes passieren wird (Barrett 2024, 2025; Peters 2012, 2018). Die im Leben gemachten Erfahrungen sind außerdem nicht an einem einzigen Ort im Gehirn gespeichert, sondern in verteilten neuronalen Netzwerken über verschiedene Gehirnbereiche hinweg. Dabei speichert das Gehirn nicht Erlebnisse als Episoden wie in einem Fotoalbum oder auf einer Festplatte ab, sondern bildet aufgrund der vorausgegangenen Erfahrungen Vorhersagemodelle, die helfen sollen, zukünftige sensorische Inputs zu interpretieren und energiesparend zu verarbeiten. Das Gehirn ist also kein passiver Reiz-Reaktion-Mechanismus, sondern ein aktiver Konstrukteur von Realität. Passen die einlaufenden Sinnesdaten nicht zum Vorhersagemodell – man nennt das *prediction error* –, dann muss das Vorhersagemodell den neuen Erfahrungen angeglichen werden. Dies dürfte bei den meisten Psychotherapien eine wesentliche Rolle spielen, wenn Psychotherapie Veränderungen im Erleben und Verhalten ermöglichen soll, – und vermutlich erst recht beim Einsatz von Brainspotting. Aber all dies muss künftiger wissenschaftlicher Forschung vorbehalten bleiben – man darf sehr gespannt sein.

Ausblick

Während in dieser Veröffentlichung Bezug auf das »konventionelle« Brainspotting-Verfahren genommen wird, hat das Team von Brainspotting-Germany inzwischen eine Weiterentwicklung des Verfahrens um den Aspekt der Potenzialfokussierung vorgenommen: das potenzialfokussierte Brainspotting.

Die Potenzialfokussierung bezieht sich auf das jedem Menschen innewohnende Entwicklungspotenzial, welches durch wohlwollende Menschen im Umfeld gefördert und angeregt, durch weniger wohlmeinende, durch Unfälle oder Schicksalsschläge beeinträchtigt wird oder fast ganz zum Erliegen kommen kann. Bereits in den 70er-Jahren des letzten Jahrhunderts veröffentlichte Abraham Maslow (1993) seine »Bedürfnispyramide«, an deren Spitze die Selbstverwirklichung steht. Lichtenberg publizierte 1988 ein hierarchisches und aufeinander aufbauendes Motivsystem und fragte, welches Motivsystem durch Traumatisierungserfahrungen vorrangig betroffen ist. Ebenfalls in den 70er-Jahren entwickelte und praktizierte der Gründer und Leiter der ZIST-Akademie, Wolf Büntig (2007), als Variante der Humanistischen Psychotherapie die »Potenzialorientierte Psychotherapie«. Er versuchte dabei Menschen zu helfen, von der Überanpassung an die Erwartungen anderer wegzukommen und durch das bewusste Wahrnehmen von Gefühlen – Gerald Hüther beschrieb dies später mal als »inneren Weg« – zu mehr eigener Selbstbestimmung und Autonomie zu kommen. Der bereits erwähnte Neurobiologe Hüther veröffentlichte 2011 das Buch *Was wir sind und was wir sein könnten – ein neurobiologischer Mutmacher*. Darin beschreibt er, dass fast alle Menschen trotz unseres hochkomplexen Gehirns – eines selbstreferenziellen, sich selbst regulierenden, nicht-linearen, komplexen Systems – weit unter ihren Möglichkeiten leben. Dies hat in erster Linie mit den Lebensumständen zu tun, unter denen ein Mensch aufwächst. Die Natur stellt unserem Gehirn nach der Geburt einen verschwenderischen Verschaltungsüberschuss an Synapsen zur Verfügung. Nach dem Prinzip »use it or loose it« werden aber nur diejenigen Verschaltungen dauerhaft etabliert, die von den umgebenden Bezugspersonen angeregt, ermutigt und unterstützt werden bzw. Resonanz erfahren. Mit anderen Worten: Je anregungsärmer die Lebensbedingungen eines Kindes sind und je weniger Begeisterung es erlebt, desto weniger Wachstum passiert im noch jungen Gehirn. Unter glücklicheren Bedingungen macht ein Kind täglich eine Vielzahl von Entdeckungen und es wird sich auch in Resonanz mit den umgebenden Personen immer wieder auf's Neue begeistern können. Und bekanntlich wird unter Begeisterungserfahrungen der Neurotransmitter Dopamin ausgeschüttet, der nicht nur für eine bessere Verknüpfung der neuen Verschaltungen führt, sondern auch eine wichtige Rolle in der Motivationsentwicklung, bei Bewegung, Belohnung und sogar dem Gefühl von Glück spielt. Werden Kinder beim immer wieder Neuentdecken gehindert, ignoriert oder sogar bestraft, wird auch die morphologische Struktur und damit die Entwicklung unseres Gehirns als ein Beziehungsorgan behindert. Mittlerweile gibt es sehr eindeutige Belege dafür, dass die Struktur unseres Gehirns »gewordene Erfahrung« ist – jede bedeutsame Erfahrung, ob positiv oder negativ, wird zur morphologischen Struktur. Im günstigsten Fall kann sich unser Gehirn also optimal entfalten und ungeahnte Potenziale entfalten, im ungünstigsten Fall wird das Gehirn real geschädigt. Dies belegen auch neuere Forschungen aus der Neurobiologie, wie sie beispielsweise Ulrich Tiber Egle et al. (2024) in ihrem Psychosomatik-Buch unter dem Begriff »early life stress« zusammengetragen haben.

Aufgrund der Neuroplastizität unseres Gehirns müssen aber frühe Schädigungserfahrungen keineswegs lebenslang bestehen bleiben oder Folgen nach sich ziehen, sondern können mit geeigneten Methoden durchaus einer nachträglichen Veränderung und günstigeren Verarbeitung zugeführt werden. Hier eignen sich körperorientierte Verfahren am besten, denn die Körperebene dürfte die tiefste Ebene subjektiver Wahrheit repräsentieren.

Während die Ansätze von Wolf Büntig und anderer früher Pioniere sich entsprechend dem Neurosen-Paradigma eher auf einer Konfliktebene bewegen, zeigen die Ausführungen von Gerald Hüther bereits sehr viel mehr Nähe zu dem, was man traumatische Belastungserfahrungen nennt. In diesem Falle haben Menschen Dinge erlebt, die jenseits der Bewältigungsfähigkeiten unseres Stressverarbeitungssystems liegen und unverarbeitet in »Rohform« im System gespeichert bleiben. Es bedarf keiner großen Vorstellungskraft, um zu verstehen, dass solche traumatischen Lebenserfahrungen die freie Potenzialentfaltung des Gehirns erheblich beeinträchtigen und traumakompensatorische Maßnahmen notwendig machen. Mit anderen

Worten: Die Mehrzahl der Betroffenen lebt unter ihren Möglichkeiten und richtet sich womöglich auf ein bescheidenes Überleben ein. Dies umso mehr, wenn wir die bereits erwähnten neueren Erkenntnisse zum sogenannten Neurokonstruktivismus (Feldmann Barrett 2024, S. 205) in Betracht ziehen. Diese Erkenntnisse laufen unter dem Stichwort »predictive coding« und besagen, dass sich unser Hirn jederzeit auf bevorstehende Ereignisse dergestalt einstellt, dass entsprechend Energie zur Bewältigung bereitgestellt wird, noch bevor wir gehandelt haben. D.h. im schlimmsten Fall, dass traumatisierte Menschen entsprechende Erwartungen aufbauen und sie immer mit dem Schlimmsten rechnen, sich der Organismus energetisch darauf einstellt und dann wahrscheinlich mehr Energie verbraucht als eigentlich notwendig wäre. Dementsprechend ist wenig verwunderlich, dass für andere Aktivitäten oder vielleicht sogar Kreativität und Dinge, über die sich Menschen sonst begeistern könnten, wenig Energie zur Verfügung bleibt. Sigmund Freud hat im Zusammenhang von Verdrängung von Gegenbesetzungsenergie gesprochen und auch von der »Wiederkehr des Verdrängten«. Allerdings handelt es sich im Traumabereich meistens nicht um Verdrängungen, sondern eher um dissoziativ »weggebeamte« Inhalte, die meistens auch durch Sprache nicht erreichbar sind. Dass jedenfalls etwas »unerledigt« geblieben ist, zeigt sich an der Symptombildung: Der Körper scheint immer wieder darauf aufmerksam machen zu müssen, dass bestimmte Erfahrungen im Leben »unverdaulich« geblieben sind und auf eine nachträgliche Verarbeitung warten. Dies macht sich Brainspotting zunutze.

Dabei hat sich inzwischen gezeigt, dass durch das Abscannen des Gesichtsfeldes nicht nur bei alten traumatischen Lebenserfahrungen, sondern ebenso auch bei Erfahrungen, die ein Mensch mit Begeisterung und Erstaunen erlebt hat, befreiende Erfahrungen erzielt werden können. Diese alten Erfahrungen können Jahrzehnte alt sein, das spielt keine Rolle, denn existenzielle Erfahrungen scheint der Körper nicht zu vergessen. So ist mit dem »potenzialfokussierten Brainspotting« eine Weiterentwicklung dessen gelungen, was David Grand 2003 entdeckte und was sich seinerzeit aus dem EMDR weiterentwickelt hatte.

Um skeptischen Zeitgenossen mithilfe dieses Vorgehens einen ersten Einblick zu geben und ein Spüren dessen, was im Körper gespeichert ist, zu ermöglichen, empfiehlt es sich also, im therapeutischen Prozess oder bei Live-Demonstrationen nach Lebenserfahrungen zu fragen, die mit Erstaunen, Überraschung oder Begeisterung erlebt wurden – man könnte sie »Wow-Momente« nennen. Sobald sich hierbei Körpersensationen – egal welcher Art – bemerkbar machen, kann das Gesichtsfeld langsam abgescannt werden und diejenige Blickorientierung gehalten werden, welche die stärkste Reaktion hervorruft. Nach dieser meist überraschenden positiven Erfahrung kann das Brainspotting-Standard-Verfahren angewandt werden. Meistens ist es für Betroffene dann leichter, auch belastende Lebenserfahrungen zu fokussieren und sich auf den dann anlaufenden Verarbeitungsprozess einzulassen.

Mit dem potenzialfokussierten Brainspotting gewinnt Brainspotting breitere Anwendungsmöglichkeiten und wird aus der engen Fokussierung auf traumatische Lebenserfahrungen befreit. Schließlich sollte jegliches psychotherapeutische Vorgehen darauf ausgerichtet sein, das in jedem Menschen vorhandene Entwicklungspotenzial anzuregen. Hierdurch kann sich das verwirklichen, was der finnische Autor Ben Furman mit dem Buchtitel *Es ist nie zu spät, eine glückliche Kindheit zu haben* (1999) propagiert. Bereits Milton Erickson, der Begründer der modernen Hypnotherapie, sprach immer davon, dass alles notwendige Heilungspotenzial in einem Menschen vorhanden sei, dass dieser aber im Krankheitsfall momentan hierauf eben keinen Zugriff habe.

Jenseits erlebter traumatischer Erfahrungen ist gerade dieser Ansatz bei Traumapatient:innen sehr hilfreich, vermutlich werden auch hierdurch selbstregulative Heilungsprozesse angeregt und die Patient:innen erneut ins Staunen versetzt. Dies kann gerade bei Patient:innen, die längst in das sog. »Desillusionierungsschema« gerutscht sind, sehr hilfreich sein und vielleicht sogar zu einem Wendepunkt in der Therapie führen.

Weitere Anwendungsmöglichkeiten und Behandlungsbeispiele zum »konventionellen« Brainspotting-Verfahren finden Sie in dem vom Autor herausgegebenen Trauma-Themenheft Brainspotting (Wolfrum 2017) ebenso wie in *The power of brainspotting* (Wolfrum 2018) sowie im *Lehrbuch Brainspotting – ein neuer Weg in der Traumatherapie* (Wolfrum 2020).

Danksagung

Die vorliegende Veröffentlichung wäre ohne die Bereitschaft der Klient:innen, Patient:innen und Kolleg:innen, eigene Traumatisierungserfahrungen oder diejenigen anderer Personen preiszugeben, nie zustande gekommen. Ihnen allen sei hiermit sehr herzlich dankgesagt, ganz besonders der komplex traumatisierten Patientin, der es zunehmend wichtiger wurde, den Behandlungsprozess für andere Kolleg:innen nachvollziehbar zu machen und diese damit zu ermutigen, auch anderen Traumapatient:innen entsprechend zu helfen. Ihnen allen ein großes Dankeschön.

Darüber hinaus möchte ich Gunther Schmidt als einem meiner Lehrmeister für sein sehr differenziertes und ausführliches Vorwort danken und auch dem Carl-Auer Verlag für seinen Mut und seine Bereitschaft, diese zum Teil sehr schwer verdaulichen Texte zu veröffentlichen – der Lektor sprach von »hartem Tobak«.

Gerhard Wolfrum
München, 2026

Literatur

Anderegg, J. (2017): Effective treatment for generalized anxiety disorder. Verfügbar unter: https://www.brainspotting-germany.de/media/effective_treatments_for_generalized_anxiety_disorder.pdf [13.11.2025].

Badenoch, B. (2008): Beeing a brain-wise therapist: a practical guide to interpersonal neurobiology. New York (Norton).

Bauer, J. (2002): Das Gedächtnis des Körpers. Frankfurt/M. (Eichborn).

Barrett, L. F. (2024): Siebeneinhalb Lektionen über das Gehirn. Hamburg (Rowohlt).

Barrett, L. F. (2025): Wie Gefühle entstehen – eine neue Sicht auf unsere Emotionen. Hamburg (Rowohlt).

Barwinski Fäh, R. (2000): »Psychisches Trauma« – ein unmögliches Konzept. Vortrag gehalten am 2.12.1999 in der Schweizerischen Gesellschaft für Daseinsanalyse, Zürich. *Psychotraumatologie* 1 (1): 2. DOI: 10.1055/s-2000-8053.

Bering, R. (2005): Verlauf der Posttraumatischen Belastungsstörung. Grundlagenforschung, Prävention, Behandlung. Aachen (Shaker).

Besser, L. (2001): Traumata – vom Zwang des Vergessens, der Sprachlosigkeit, der Wiederholung zum heilsamen Erinnern. Isernhagen (ZPTN).

Braun, K. u. J. Bock (2003): Gehirnentwicklung: Die Narben der Kindheit. *Gehirn & Geist* 1 (03).

Buber, M. (1995): Ich und Du. Stuttgart (Reclam).

Büntig, W. (2007): Potenzialorientierte Psychotherapie – wozu? ZIST-Akademie, Penzberg.

Carter, R. (2009): The human brain book. New York (DK Publishers).

Clarkin, J. F., F. E. Yeomans u. O. F. Kernberg (2008): Psychotherapie der Borderline-Persönlichkeit: Manual zur psychodynamischen Therapie. Stuttgart (Schattauer).

Corrigan, F. a. D. Grand (2013): Brainspotting: Recruting the midbrain for accessing and healing sensimotor memories of traumatic activation. *Medival Hypotheses* 80 (6): 759–766. Verfügbar unter: https://www.brainspotting-germany.de/media/corrigan_grand_2013_med_hyp_paper_proofs.pdf [13.11.2025].

Dana, D. (2019): Die Polyvagal-Theorie in der Therapie. Lichtenau (Probst).

Del Monte, D. (2016): Stress, trauma and pain in brain and body. Neurobiology for trauma- and Brainspotting therapists. Live in Amsterdam, Dezember 2016. Verfügbar unter: https://www.brainspotting-germany.de/brainspotting/videos/ [01.12.2025].

De Shazer, S. u. Y. Dolan (2015): Mehr als ein Wunder: Die Kunst der lösungsorientierten Kurzzeittherapie. Heidelberg (Carl-Auer).

Doidge, N. (2008): Neustart im Kopf. Frankfurt/M. (Campus).

Egle, U. T., C. Heim, B. Strauß u. R. von Känel (Hrsg.) (2024): Psychosomatik – neurobiologisch fundiert und evidenzbasiert: Ein Lehr- und Handbuch. Stuttgart (Kohlhammer).

Ekman, P. (2017): Gefühle lesen. Berlin (Springer).
Erichsen, J. E. (1867): On railway and other injuries of the nervous system. Philadelphia, PA (Henry C. Lea).
Erickson, M. H. u. E. L. Rossi (1999): Hypnotherapie. Aufbau, Beispiele, Forschungen. Stuttgart (Pfeiffer bei Klett-Cotta).
Esch, T. (2017): Der Selbstheilungs-Code – die Neurobiologie von Gesundheit und Zufriedenheit. Weinheim/Basel (Beltz).
Fernando, J. (2012): Trauma und der Zeroprozess. *Psyche – Zeitschrift für Psychoanalyse und ihre Anwendungen* 66 (11): 1043–1073.
Fischer, G. (2000a): Mehrdimensionale Psychodynamische Traumatherapie (MPTT). Heidelberg (Asanger).
Fischer, G. (2000b): KÖDOPS – Kölner Dokumentationssystem für Psychotherapie und Traumabehandlung. Köln (Deutsches Institut für Psychotraumatologie).
Fischer, G. (2003): Neue Wege aus dem Trauma. Erste Hilfe bei schweren seelischen Belastungen. Düsseldorf (Patmos), 3. Aufl.
Fischer, G. (2007): Kausale Psychotherapie. Manual zur ätiologieorientierten Behandlung psychotraumatischer und neurotischer Störungen. Kröning (Asanger).
Fischer, G. u. P. Riedesser (1999): Lehrbuch der Psychotraumatologie. München (Ernst Reinhardt).
Fischer, G., T. Weber u. C. Eichenberg (2010): Posttraumatische Belastungsstörungen. In: S. Letzel u. D. Nowak (Hrsg.): Handbuch Arbeitsmedizin. Landsberg (ecomed MEDIZIN), S. 1–19.
Fischer, G., C. Eichenberg, K. Mosetter u. R. Mosetter (2006): Stress im Beruf? Wenn schon, dann aber richtig! Der Ratgeber für den intelligenten Umgang mit Stresssituationen. Kröning (Asanger).
Flatten, G., A. Hoffmann, P. Liebermann, W. Wöller, T. Siol u. E. Petzhold (2001): Posttraumatische Belastungsstörung. Leitlinie und Quellentext. Stuttgart (Schattauer).
Freud, S. (1896): Zur Ätiologie der Hysterie. In: Gesammelte Werke I: Studien über Hysterie. Frühe Schriften zur Neurosenlehre. Frankfurt a. M. (S. Fischer), 4. Aufl. 1972.
Freud, S. (1912): Zur Dynamik der Übertragung. In: Studienausgabe, Ergänzungsband: Schriften zur Behandlungstechnik (1975). Frankfurt a. M. (S. Fischer).
Freud, S. (1920): Jenseits des Lustprinzips. Gesammelte Werke, Bd. 13. Frankfurt a. M. (S. Fischer).
Freud, S. (1926): Hemmung, Symptom und Angst. Gesammelte Werke XIV. Frankfurt a. M. (S. Fischer), S. 111–207.
Furman, B. (1999): Es ist nie zu spät, eine glückliche Kindheit zu haben. Dortmund (modernes Lernen), 8. Aufl.
Gendlin, E. (1978): Focusing. Everest House (New York). [dt. (1981): Selbsthilfe bei der Lösung persönlicher Probleme. Hamburg (Rowohlt).]
Gößling, H. W. (2023): Hypnose für Aufgeweckte. Heidelberg (Carl-Auer), 3. vollst. überarb. u. erw. Aufl.

Grand, D. (1999): EMDR und psychodynamische Theorie und Praxis. In: D. Grand: Defining and redefining EMDR, Part III.
Grand, D. (2001): Emotional healing at warp speed: the power of EMDR. New York (Harmony Books). [dt. (2011b): EMDR – Ein Durchbruch in der Psychotherapie. Wien (Passagen).]
Grand, D. (2002): Treating survivors of the world trade center disaster with natural flow EMDR resourcing. EMDRIA Conference Lecture.
Grand, D. (2009a): Brainspotting Phase One Training. Fortbildungsskript.
Grand, D. (2009b): Brainspotting Phase Two Training. Fortbildungsskript.
Grand, D. (2011a): Brainspotting. Ein duales Regulationsmodell für den Psychotherapeutischen Prozess. *Trauma & Gewalt* 5 (3): 276–285.
Grand, D. (2011b): EMDR – Ein Durchbruch in der Psychotherapie. Wien (Passagen). [am. Orig. (2001): Emotional healing at warp speed – the power of EMDR. New York (Harmony Books).]
Grand, D. (2013a): Brainspotting Phase Three Training. Fortbildungsskript.
Grand, D. (2013b): Brainspotting: the revolutionary new therapy for rapid and effective change. Louisville, CO (Sounds True).
Grand, D. (2014): Brainspotting: Wie Sie Probleme, Traumata und emotionale Belastungen gezielt auflösen. Kirchzarten (VAK).
Grand, D. (2019): Brainspotting Phase Four Training. Fortbildungsskript.
Grand, D. a. A. Goldberg (2011): This is your brain on sports. Indianapolis (Dog Ear Publishing).
Grinker, R. R. a. J. Spiegel (1945): Men under stress. Philadelphia (Blankiston).
Harrer, M. E. u. H. Ebell (2021): Hypnose und Achtsamkeit in der Psychoonkologie. Heidelberg (Carl-Auer).
Hebb, D. O. (1949): The organization of behaviour. New York (Wiley).
Herman, J. L. (1993): Die Narben der Gewalt. Traumatische Erfahrungen verstehen und überwinden. München (Kindler).
Hildebrand, A., D. Grand u. M. Stemmler (2017): Die therapeutische Wirksamkeit von Brainspotting im Vergleich zu EMDR bei der Behandlung von Posttraumatischen Belastungsstörungen. *Trauma – Zeitschrift für Psychotraumatologie und ihre Anwendungen* 15 (1): 84–93.
Horowitz, M. J. (1976): Stress response syndromes. New York (Jason Aronson).
Hüther, G. (1997): Biologie der Angst: Wie aus Stress Gefühle werden. Göttingen (Vandenhoeck & Ruprecht).
Hüther, G. (2002): Bedienungsanleitung für ein menschliches Gehirn. Göttingen (Vandenhoeck & Ruprecht).
Hüther, G. (2005): Die Macht der inneren Bilder. Wie Visionen das Gehirn, den Menschen und die Welt verändern. Göttingen (Vandenhoeck & Ruprecht).
Hüther, G. (2011): Was wir sind und was wir sein könnten. Ein neurobiologischer Mutmacher. Frankfurt/M. (Fischer).
Hüther, G. u. U. Sachsse (2007): Angst- und stressbedingte Störungen. Auf dem Weg zu einer neurobiologisch fundierten Psychotherapie. *Psychotherapeut* 52 (3): 166–179.

Hüther, G., A. Korittko, G. Wolfrum u. L. Besser (2010): Neurobiologische Grundlagen der Herausbildung psychotraumabedingter Symptomatiken. *Trauma & Gewalt* 4 (1): 18–31.
Janet, P. (1889): L'automatisme psychologique. Paris (Alcan).
Janet, P. (1894): Der Geisteszustand der Hysterischen – Die psychischen Stigmata. Leipzig/Wien (Franz Deuticke).
Jensen, M. P. (2012): Hypnose bei chronischen Schmerzen. Ein Behandlungsmanual. Heidelberg (Carl-Auer).
Kandel, E. (2006): Auf der Suche nach dem Gedächtnis. Die Entstehung einer neuen Wissenschaft des menschlichen Denkens. München (Siedler).
Kardiner, A. (1941): The traumatic neuroses of war. New York (Hoeber).
Kardiner, A. a. H. Spiegel (1947): War stress and neurotic illness. New York (Hoeber).
Keilson, K. (1979): Sequentielle Traumatisierung bei Kindern. Stuttgart (Enke).
Khan, M. (1963): Das kumulative Trauma. München (Kindler).
König-Fuchs, C. (1991): Therapeutischer Erfolg und Mißerfolg. Kausalattributionen von Therapeuten, Klienten und Supervisoren. Europäische Hochschulschriften, Reihe 6: Psychologie, Bd. 336. Frankfurt/M. (Peter Lanf).
Kraepelin, E. (1909): Psychiatrie. Ein Lehrbuch für Studierende und Ärzte. Bd. 1. Leipzig (Barth), 8. Aufl.
Krystal, H. (Ed.) (1968): Massive psychic trauma. New York (International Universities Press).
Lamprecht, F. (Hrsg.) (2003): Behandlung psychotraumatischer Belastungsstörungen mit EMDR. *Zeitschrift für Psychotraumatologie und Psychologische Medizin* 2 (3): 5–6.
Levine, P. (1997): Waking the tiger. Berkeley, CA (North Atlantic Books).
Levine, P. (2012): Sprache ohne Worte. München (Kösel).
Lichtenberg, J. D. (1988): Motivational-funktionale Systeme als psychische Strukturen. Eine Theorie. *Forum Psychoanalyse* (7): 85–97.
Liddell B. J., K. J. Brown, A. H. Kemp, M. J. Barton, P. Das, A. Peduto, E. Gordon a. L. M. Williams (2005): A direct brainstem-amygdala-cortical »alarm« system for subliminal signals of fear. *Neuroimage* 24 (1): 235–243. DOI: 10.1016/j.neuroimage.2004.08.016.
Lindy, J. D. (1993): Focal psychoanalytic psychotherapy of posttraumatic stress disorder. In: J. P. Wilson a. M. L. Raphael (eds.): International handbook of traumatic stress syndromes. New York (Plenum), pp. 803–810.
Martinez-Conde, S. a. S. L. Macknik (2007): Windows of the mind. *Scientific American* 297 (2): 56–63. DOI: 10.1038/scientificamerican0807-56.
Maslow, A. H., H. Geiger a. B. G. Maslow (1993): The farther reaches of human nature. New York (Arkana). Meaney, M. D. (2001): Maternal care, gene expression, and the transmission of individual differences in stress reactivity across generations. *Annual Review of Neuroscience* 24 (1): 1161–1192. DOI: 10.1146/annurev.neuro.24.1.1161.
Mecke, A. (2018): AudioFokus – ein erster Bericht. Heidelberg (unveröffentl. Manuskript).
Mosetter, K. u. R. Mosetter (2000): Myoreflextherapie: Muskelfunktion und Schmerz. Konstanz (Vesalius).

Mosetter, K. u. R. Mosetter (2003): Kraft in der Dehnung. Ein Praxisbuch bei Stress, Dauerbelastung und Trauma. Düsseldorf (Patmos).

Mosetter, K. u. R. Mosetter (2005): Dialektische Neuromuskuläre Traumatherapie. *Zeitschrift für Psychotraumatologie und Psychologische Medizin* (2): 31–45.

Mosetter, K. u. R. Mosetter (2010): Myoreflextherapie. Regulation für Körper, Gehirn und Erleben. Konstanz (Vesalius).

Mosetter, K. u. R. Mosetter (2017): Wie der Rücken die Seele und die Seele den Rücken heilt. München (Arkana).

Niederland, W. G. (1980): Folgen der Verfolgung: Das Überlebenden-Syndrom. Seelenmord. Frankfurt/M. (Suhrkamp).

Oppenheimer, H. (1891): Weitere Mitteilungen in Bezug auf die traumatischen Neurosen mit besonderer Berücksichtigung der Simulationsfrage. Berlin (Hirschwald).

Peichl, J. (2014): Rote Karte für den inneren Kritiker. Wie aus dem ewigen Miesmacher ein Verbündeter wird. München (Kösel).

Peichl, J. (2019): Einführung in die hypnosystemische Teilearbeit. Heidelberg (Carl-Auer).

Perry B. D., R. A. Pollard, T. L. Blakley, W. L. Baker a. D. Vigilante (1995): Childhood trauma, the neurobiology of adaptation, and »dependent« development of the brain: how »states« become »traits«. *Infant Mental Health Journal* 16: 271–291. DOI: 10.1002/1097-0355(199524)16:4<271::AID-IMHJ2280160404>3.0.CO;2-B.

Peters, A. (2012): Das egoistische Gehirn – warum unser Kopf Diäten sabotiert und gegen den eigenen Körper kämpft. Berlin (Ullstein).

Peters, A. (2018): Unsicherheit – Das Gefühl unserer Zeit. München (Bertelsmann).

Piaget, J. (1947): Psychologie der Intelligenz. Zürich (Rascher).

Plassmann, R. (2004): Psychotherapie traumatisierter Patienten. Die Arbeit mit bipolarem EMDR. (Vortrag auf der Tagung der Landesärztekammer Stuttgart am 1. Februar 2004).

Plassmann, R. (2010): Die Kunst des Lassens. Psychotherapie mit EMDR für Erwachsene und Kinder. Gießen (Psychosozial), 2. Aufl.

Porges, S. (2010): Die Polyvagal-Theorie. Neurophysiologische Grundlagen der Therapie. Paderborn (Junfermann).

Raphael, R., T. Lundin a. L. Weisaeth (1989): A Research method for the study of psychological and psychiatric aspects of disaster. *Acta Psychiatrica Scandinavica* Suppl. N. 353, Vol. 88. DOI: 10.1111/j.1600-0447.1989.tb03041.x.

Reddemann, L. u. U. Sachsse (1997): Stabilisierung. *Persönlichkeitsstörungen: Theorie und Therapie* 1 (3): 113–147.

Reddemann, L. u. U. Sachsse (1999): Trauma first! *Persönlichkeitsstörungen: Theorie und Therapie* 1 (3): 16–20.

Roazen, P. (1976): Erik H. Erikson. The power and limits of a vision. New York (The Free Press).

Roth, G. u. N. Strüber (2014): Wie das Gehirn die Seele macht. Stuttgart (Klett-Cotta).

Sachsse, U. (2000): Grundlagen der Traumaforschung (Manuskript für Radio Bremen).
Sachsse, U. (2004): Traumazentrierte Psychotherapie. Stuttgart/New York (Schattauer).
Sachsse, U., U. Venzlaff u. B. Dulz (1997): 100 Jahre Traumaätiologie. *Persönlichkeitsstörungen: Theorie und Therapie* 1 (1): 4–14.
Sack, M., S. Zehl, A. Otti, C. Lahmann, P. Henningsen, J. Kruse a. M. Stingl (2016): A comparison of dual attention, eye movements, and exposure only during eye movement desensitization and reprocessing for posttraumatic stress disorder: results from a randomized clinical trial. *Psychotherapy and Psychosomatics* 85 (6): 357–365. DOI: 10.1159/000447671.
Scaer, R. (2014): Das Trauma-Spektrum: Verborgene Wunden und die Kraft der Resilienz. Lichtenau (Probst).
Schiepek, G. (2013): Grundlagen systemischer Therapie und Beratung. Göttingen (Hogrefe).
Schiffer, F. (2007): Eine Brille für die Seele. Die neue Dual-Brain-Psychologie und ihre Anwendung bei Ängsten, Konflikten und Belastungen. Kirchzarten (VAK).
Schmid, B. G. (2010): Selbstheilung durch Vorstellungskraft. Wien / New York (Springer).
Schmidt, G. (2008): Einführung in die hypnosystemische Therapie und Beratung. Heidelberg (Carl-Auer), 2. Aufl.
Schmucker, M. u. R. Köster (2019): Praxishandbuch IRRT – Imagery Rescripting & Reprocessing Therapy bei Traumafolgestörungen, Angst, Depression und Trauer. Stuttgart (Klett-Cotta), 4. Aufl.
Schore, A. (2007): Affektregulation und die Reorganisation des Selbst. Stuttgart (Klett-Cotta).
Schröder, H., E. Grunwald u. M. Schröder (2023): Der Valebo-Effekt. Warum wir zu Experten unserer eigenen Gesundheit werden sollten. Amerang (Crotona).
Shapiro, F. u. M. S. Forrest (2001): EMDR in Aktion. Paderborn (Junfermann).
Shay, J. (1998): Achill in Vietnam. Kampftrauma und Persönlichkeitsverlust. Hamburg (Hamburger Edition).
Siegel, D. (2010): The Mindful Therapist. New York (Norton),
Spitzer, M. (2018): Einsamkeit – die unerkannte Krankheit. München (Droemer).
Spitzer, M. (2019): Psychotherapie im Mausmodell – Was bei EMDR gegen PTBS im Gehirn passiert (Editorial). *Nervenheilkunde* 38 (5): 231–239. Stuttgart (Schattauer).
Spork, P. (2017): Gesundheit ist kein Zufall – Wie das Leben unsere Gene prägt. Die neuesten Erkenntnisse der Epigenetik. München (DVA).
Stöckl-Drax, T. (2020): Entwicklungsheilkunde – Entwicklungstraumata heilen – Brainspotting mit Eltern und Kinder. In: G. Wolfrum (Hrsg.): Das Lehrbuch Brainspotting – ein neuer Weg in der Traumatherapie. Kröning (Asanger), S. 127–136.

Terr, L. C. (1995): Childhood traumas: An outline and an overview. In: G. S. Everly a. J. M. Lating Psychotraumatology. Key papers and core concepts in post-traumatic stress. Plenum Press (New York), pp. 301–319.
Van der Kolk, B. A. (1999): Das Trauma in der Borderline-Persönlichkeit. *Persönlichkeitsstörungen: Theorie und Therapie* 3 (1): 21–29.
Van der Kolk, B. A. (2007): Untersuchungen zur PTBS. In: F. Lamprecht (Hrsg.): Wohin entwickelt sich die Traumatherapie? Bewährte Ansätze und neue Perspektiven. Stuttgart (Klett-Cotta), S. 212–236.
Van der Kolk, B. A. (2014): Verkörperter Schrecken – Traumaspuren in Gehirn, Geist und Körper und wie man sie heilen kann. Lichtenau (Probst).
Van der Kolk, B. A., A. C. Mc Farlane a. L. Weisaeth (eds.) (1996): Traumatic Stress. New York (Guilford).
Van der Kolk, B. A., A. C. McFarlane u. L. Weisaerth (Hrsg.) (2000): Traumatic Stress. Grundlagen und Behandlungsansätze. Theorie, Praxis und Forschung zu posttraumatischem Streß sowie Traumatherapie. Paderborn (Junfermann).
Venzlaff, U. (1958): Die psychoreaktiven Störungen nach entschädigungspflichtigen Ereignissen. Berlin (Springer).
Watkins, J. u. H. Watkins (2003): Ego-State-Therapie. Ein Handbuch. Heidelberg (Carl-Auer).
Wilson, J. P. (1989): Trauma, transformation and healing. An integrative approach to theory, research and post-traumatic therapy. New York (Brunner & Mazel).
Wolfrum, G. (2013): Neue Bilder braucht das Hirn. Semiotische Progression durch bildhafte Einsicht, Zeugenschaft und feinfühlige Begleitung. *Zeitschrift für Psychotraumatologie und Psychologische Medizin* 11 (1): 75–85.
Wolfrum, G. (2017): Brainspotting – Themenschwerpunkt. *Trauma. Zeitschrift für Psychotraumatologie und ihre Anwendungen* 3d.
Wolfrum, G. (ed.) (2018): The power of Brainspotting. An international anthology. Kröning (Asanger).
Wolfrum, G. (2020): Das Lehrbuch Brainspotting – ein neuer Weg in der Traumatherapie. Kröning (Asanger).
Wolpe, J. (1969): The practice of behaviour therapy. New York (Pergamin).
Zeig, J. K. (2018): Meine Stimme begleitet Sie überallhin. Ein Lehrseminar mit Milton H. Erickson. Stuttgart (Klett-Cotta).
Zeigarnik, B. (1927): Das Behalten erledigter und unerledigter Handlungen. *Psychologische Forschung* 9: 1–85 (Sonderabdruck). Verfügbar unter: https://interruptions.net/literature/Zeigarnik-PsychologischeForschung27.pdf [18.7.2025].
Zurek, G. u. G. Fischer (2003): Übertragung und Gegenübertragung in der Psychotherapie von Patienten mit psychotraumatischen Belastungssyndromen. *Zeitschrift für Psychotraumatologie und Psychologische Medizin* (Themenschwerpunkt: Psychoanalyse und Trauma) 1 (2): 7–18.

Über den Autor

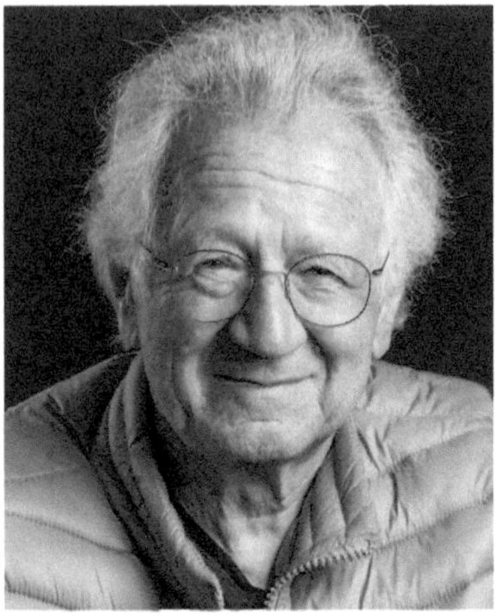

Gerhard Wolfrum, Dipl.-Psych.; Psychologischer Psychotherapeut, Psychoanalytiker, Fach-Psychotherapeut für Traumatherapie, Gruppenpsychotherapeut, Supervisor, Lehr- und Kontrollanalytiker, Brainspotting-Therapeut und Trainer; in eigener Praxis tätig; Arbeitsschwerpunkte: Traumatherapie.

Kontakt: www.gerhard-wolfrum.de,
www.brainspotting-germany.de